GUIDE SANITAIRE

DES

GOUVERNEMENS EUROPÉENS.

IMPRIMERIE DE H. FOURNIER,
RUE DE SEINE Nº 14.

GUIDE SANITAIRE

DES

GOUVERNEMENS EUROPÉENS,

OU

NOUVELLES RECHERCHES

SUR LA FIÈVRE JAUNE ET LE CHOLÉRA-MORBUS,

MALADIES QUI DOIVENT ÊTRE CONSIDÉRÉES AUJOURD'HUI COMME IDENTIQUES, ET SOUMISES AU MÊME RÉGIME QUARANTENAIRE QUE LA PESTE DU LEVANT;

DÉDIÉ A S. E. Mgr LE BARON DE DAMAS,
MINISTRE DES AFFAIRES ÉTRANGÈRES;

PAR L. J. M. ROBERT,

MÉDECIN DU LAZARET DE MARSEILLE, PROFESSEUR D'HYGIÈNE NAVALE ET DES MALADIES DES GENS DE MER, A L'ÉCOLE SECONDAIRE DE MÉDECINE DE LA MÊME VILLE, MÉDECIN DU COLLÉGE ROYAL ET INSPECTEUR DES BAINS DE MER, MEMBRE DU CONSEIL DE SALUBRITÉ DU DÉPARTEMENT DES BOUCHES-DU-RHÔNE, DE L'ACADÉMIE DES SCIENCES, LETTRES ET ARTS, ET DE LA SOCIÉTÉ ACADÉMIQUE DE MÉDECINE DE MARSEILLE, CORRESPONDANT DES SOCIÉTÉS ROYALES DE MÉDECINE DE LYON, DE STOCKHOLM ET DE CADIX, MÉDECIN ORDINAIRE DE FEU S. M. LE ROI CHARLES IV; MÉDECIN CONSULTANT DE S. M. LA REINE DE SUÈDE ET DE NORWÉGE, CHEVALIER DES ORDRES ROYAUX DE L'ÉTOILE POLAIRE DE SUÈDE ET DE CHARLES III D'ESPAGNE

OUVRAGE ORNÉ DE VINGT-DEUX PLANCHES
LITHOGRAPHIÉES ET COLORIÉES.

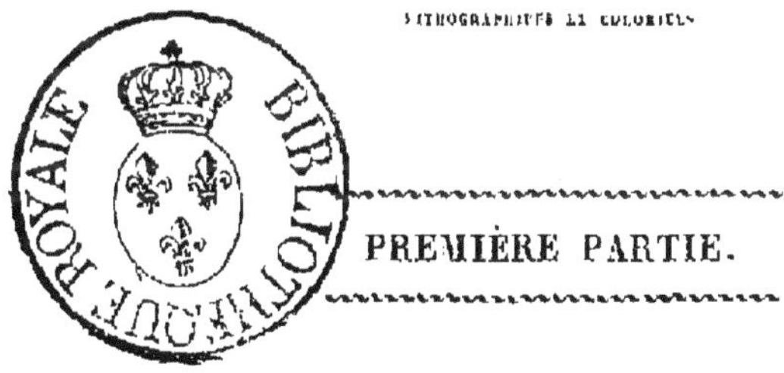

PREMIÈRE PARTIE.

A PARIS,
CHEZ CREVOT, LIBRAIRE,
RUE DE L'ÉCOLE DE MÉDECINE, N° 3.

1826.

A SON EXCELLENCE

MONSEIGNEUR LE BARON DE DAMAS,

Lieutenant-général des armées du Roi, Pair de France, et Ministre secrétaire d'état au département des affaires étrangères.

MONSEIGNEUR,

En m'autorisant à publier, sous vos auspices, un ouvrage spécialement destiné à préserver la France des redoutables contagions de l'Inde et des Antilles, j'ai le bonheur de le voir paraître sous la protection d'un nom illustre et cher aux amis de la religion et de l'humanité. Marseille ne pourra jamais oublier avec quel noble dévouement vous avez concouru, en qualité de commandant de la huitième division, à l'heureuse issue des mesures sanitaires qui l'ont garantie, en 1821, des funestes atteintes de la fièvre jaune, si malheureusement importée, à cette époque, dans la rade de Pomègue.

Le souvenir des services que vous avez rendus, Monseigneur, dans cette périlleuse circonstance, de concert avec les autres autorités chargées du soin si honorable de veiller à la conservation de la santé publique, sera toujours, pour cette grande ville, l'objet particulier d'une vive reconnaissance et d'une juste admiration pour le vainqueur modeste de Lers et de Llado, qu'elle s'enorgueillit aujourd'hui, avec la France entière, de voir placé si haut dans l'estime et la confiance de son roi.

Je suis avec le plus profond respect,

Monseigneur,

De votre Excellence,

Le très-humble et très-obéissant serviteur,

ROBERT.

Paris, 24 juin 1825.

INTRODUCTION.

La lutte qui s'est établie depuis quelques années au sujet de la contagion, ou non-contagion de la fièvre jaune, est loin d'être terminée. Chaque jour amène quelque nouveau champion dans l'arène; et aux yeux de beaucoup de spectateurs, le prix n'est pas encore adjugé. Je viens à mon tour partager l'honneur et les périls du combat; les fonctions que je remplis près le premier lazaret de l'Europe, m'en imposent le devoir. J'estime mes adversaires; mais je ne les crains pas. C'est la sainte cause de l'humanité que je vais défendre; ma devise est *conscience et vérité*.

GUIDE SANITAIRE

DES

GOUVERNEMENS EUROPÉENS.

CHAPITRE I.

Monumens historiques qui prouvent que lors de la découverte du Nouveau-Monde, la fièvre jaune était déjà connue dans les Antilles, ses effets meurtriers et ses ravages sur les premiers Européens qui abordèrent dans ces brûlans et insalubres climats.

Si les productions agricoles varient suivant la température, l'exposition et le sol des différens climats; si les êtres animés si inégalement répartis sur la vaste étendue du globe sont soumis à la même influence, sous le rapport de leur physique et de leur moral; on ne trouvera sans doute point extraordinaire que les habitans des îles découvertes par Christophe Colomb aient eu des maladies jusqu'alors inconnues aux Européens. Aussi tous les historiens contemporains nous attestentils que la fièvre jaune était déjà à cette époque endémique chez ces insulaires. Pour s'en convaincre, il n'y a qu'à lire ce qui a été écrit sur les premiers voyages des Espagnols dans les régions équatoriales. Ce récit nous confirme la vérité de cette assertion; et M. le chevalier Moreau de Jonnès, dans son excellente Monographie de la fièvre jaune, ouvrage si remarquable par l'étonnante érudition qui y règne, et par les aperçus ingénieux qui le distinguent, ne nous laisse rien à désirer sur ce point. Les citations nombreuses que cet auteur rapporte, et qu'il a puisées dans les ouvrages originaux des Herréra, des Oviédo et des Gomara, sont trop précises et trop importantes pour ne pas croire que c'est tout à la fois, et rendre hommage à un savant, et être utile à l'humanité, que de remettre sous les yeux du public des extraits qui, malgré qu'ils soient déjà connus, ne peuvent qu'inspirer un nouveau degré d'intérêt, par les renseignemens positifs qu'ils contiennent sur l'origine d'une maladie qui excite depuis long-temps en Europe de si vives alarmes.

L'endémicité de la fièvre jaune parmi les habitans des Indes occidentales avant l'arrivée des Espagnols est établie et confirmée par ce que rapporte Herréra de la coutume de ces peuples, » qui, tous les huit ans, changeaient de demeure,

» parce que l'air de leurs maisons s'infectait par » l'excès de la chaleur, et qu'il en résultait de » grandes maladies (1). » Une preuve certaine que ces maladies appartenaient à la nature de celle dont il est ici question, c'est que le père Breton, qui avait fait une étude particulière de la langue des Caraibes, dit que ces sauvages désignaient cette maladie par le mot *ibomanhatina*, équivalent du *Cativa aeria* des Italiens; et que celui qui en était atteint disait, *Io poulicaatina*, ce qui dans le langage des premiers colons, signifiait : J'ai le coup de barre (2).

Ce passage est trop littéral et trop précis pour ne pas s'appliquer naturellement à la fièvre jaune indigène des Antilles. Il est impossible en effet de ne pas induire de la dénomination précitée, et si parfaitement synonymique de cette dernière fièvre, son antériorité à l'arrivée des Européens dans les îles. Ce que Herréra nous a dit des naturels de Saint-Domingue, qui changeaient périodiquement de demeure pour fuir la contagion, Rochefort nous le rapporte aussi des habitants des petites Antilles; « et si quelqu'un venait à mourir

(1) Historia general de los hechos de los Castellanos, en las islas y terra firma del Mar. Oceano; liv. IV, ch. 1.

(2) Raymon, Breton, dictionnaire caraibe. — Moreau de Jonnès, pag. 13.

» chez eux, ils délaissaient leur maison, dans la » crainte d'y mourir eux-mêmes; et quelquefois » ils y mettaient le feu, usage si constant parmi » les nations civilisées lorsqu'il s'agit d'arrêter » quelque grande contagion (1). »

Je pense que ce n'est point le temps ni le lieu d'examiner ici si ce sont ces insulaires qui ont transmis leurs maladies aux Européens nouvellement arrivés, ou si ceux-ci n'en ont été atteints que par l'influence du nouveau climat et des autres causes locales ou indigènes. Pour mon objet, il suffit de constater l'origine et les effets meurtriers de leurs maladies avant leur acclimatement. Toute autre discussion m'est étrangère, et ne peut nullement encore arrêter ici, ni fixer mon attention.

Les écrivains du temps, tels qu'Oviédo et Herréra, décrivent en des termes si précis les symptômes de cette funeste épidémie, qu'il est impossible de n'y pas reconnaître tous les caractères de la véritable fièvre jaune. Les malades en effet avaient une couleur jaune de safran, et cette couleur se conservait chez ceux qui, après avoir été guéris, retournaient en Espagne. Aussi étaient-ils désignés alors sous le nom de *assafranados*,

(1) Histoire naturelle et morale des îles Antilles; t. II, p. 47. Moreau de Jonnès, p. 44. Voyez de plus Robertson et Raynal.

ou ensafranés. Christophe Colomb fut atteint lui-même, dans sa relâche à l'île de la Mona, de cette fièvre pestilentielle, et il ne dut son salut qu'à la résolution prompte que prirent ses compagnons, de lever subitement l'ancre et de s'éloigner de ce funeste rivage (1). Les pertes qu'il fit parmi ses troupes furent si grandes, que de quinze cents hommes qu'il avait débarqués à Monte Christo en 1493, son armée fut réduite, deux ans après, à deux cents fantassins et vingt cavaliers; et ce fut avec ce petit nombre de soldats européens, qu'il fut obligé de vaincre dans la plaine de la Vega-Réale, une masse réunie de cent mille Indiens.

Les premiers établissemens formés par les Espagnols après l'abandon d'Isabelle ne furent pas les seuls exposés à la maladie endémique. Les colons de Santo-Domingo, de Porto-Rico, du Darien, de la Jamaïque, etc., furent ensuite également livrés à toutes les horreurs de la fièvre jaune, et la dépopulation devint si grande, que pour ne pas perdre entièrement Saint-Domingue, le gouvernement fut obligé d'y envoyer trois cents malfaiteurs qui avaient été condamnés à mort. Le

(1) C'est à un semblable expédient que le père Labat, La Condamine, le père Feuillée et le naturaliste Leblond, en quittant St.-Pierre au moment de l'invasion de leur maladie pour rentrer dans les terres, durent leur salut.

récit de tant de désastres, et la vue des Espagnols qui étaient retournés des îles avec une si mauvaise couleur qu'ils ressemblaient à des morts, avaient tellement décrié cette terre inhospitalière, qu'aucun vaisseau, selon Oviédo, ne partit d'Espagne pendant le troisième voyage de Colomb, et que cet auteur ajoute, « que si le roi lui avait » donné toutes les Indes à condition d'y aller, il » n'eût jamais pu se résoudre à les acquérir à ce » prix (1). »

Pour avoir une idée des malheurs des Européens dans les autres établissemens qu'ils créèrent dans les îles quelque temps après les conquêtes de Christophe Colomb, il suffit de lire dans Herréra qu'il périt dans la seule ville de Panama quarante mille hommes, et un nombre égal dans celle de Nombre de Dios, avant l'entière pacification du Pérou.

Quelques années auparavant, Davila arrivé au Darien avec une expédition très-considérable, y avait perdu sept cents hommes en un seul mois, sans être exempt lui-même de la maladie; ce qui lui fit abandonner la ville à cause de son insalubrité. Mais par la plus étrange des destinées, la population entière, voulant fuir la contagion,

(1) Oviédo, liv. 16, ch. 3.

se porta sur Panama, et fut assez malheureuse pour entraîner avec elle dans la nouvelle ville les germes pestilentiels de la première, qui était si violemment infectée, et en devint ainsi une seconde fois la déplorable victime.

C'était donc à tort qu'on avait attribué cette grande mortalité des Européens à la disette, à la mauvaise nourriture, aux travaux pénibles et au chagrin d'avoir quitté leur patrie. Le changement de couleur qu'ils éprouvaient, et qui était ordinairement suivi d'une issue funeste, quelquefois peu de jours après leur arrivée, prouve bien clairement qu'ils étaient sous l'influence délétère d'un climat meurtrier, et non sous celle des causes précitées; car, comme le disait Oviédo, « cette » terre ne pardonne à personne de ceux qui y » viennent, et tous doivent être malades au com- » mencement qu'ils l'habitent (1). »

Si le célèbre navigateur parti de Palos n'éprouva dans son premier voyage aucune perte, c'est qu'il n'arriva dans les mers des Antilles que durant la saison sèche, et hors de l'hivernage, dans le temps même où les vents et les brises fraîches repoussent les épidémies. Mais dans son second voyage, la saison n'étant plus la même et

(1) Oviédo, liv. 5, ch. 4

son séjour dans les ports et les mouillages ayant été prolongé sous des circonstances défavorables, la redoutable fièvre jaune ne tarda pas à exercer ses ravages sur *les nouveaux venus*, et Christophe Colomb eut la douleur de voir périr au pied de la montagne de Cibao trois cents hommes, de la même maladie qui en avait enlevé un plus grand nombre à Isabelle et dans les autres stations qu'il avait établies.

Pendant un siècle, le Nouveau-Monde n'étant fréquenté que par des Espagnols, aucun autre peuple n'avait été atteint de la contagion d'outre-mer; mais du moment que les Français et les Anglais s'élancèrent avec leurs flottes dans les mers équatoriales, ils eurent à se plaindre des atteintes du même fléau qui avait déployé tant de fureurs sur leurs premiers conquérans. Ainsi le père Dutertre et plusieurs autres missionnaires nous ont fait connaître tous les malheurs qui affligèrent les premiers colons de la Guadeloupe, de Saint-Christophe, de Sainte-Croix, et plus tard ceux de la Martinique. Les symptômes de la maladie contagieuse qu'ils ont décrite, et qui moissonnait ces colons par milliers, s'accordent parfaitement avec ceux qui appartiennent à la fièvre jaune des Antilles (1).

(1) Il est vraiment curieux de lire dans l'ouvrage de M. Moreau

La Barbade était ravagée par la même maladie lorsque Richard Ligon y aborda en 1647; et depuis cette époque, on peut dire avec M. Moreau

de Jonnès qu'une chapelle fut bâtie au Fort-Royal en 1692, et consacrée à S. Roch comme préservateur de la peste, et qu'une bulle du pape institua une confrérie sous le nom sinistre de la mort, pour invoquer le saint dans les temps de contagion. Une ordonnance du roi de la même année prescrivait une quarantaine aux navires venant de la Martinique aux îles d'Aix; et l'amirauté de Nantes défendit sous peine de mort aux équipages et autres personnes venant des Antilles, d'entrer dans ce port avant la visite sanitaire. *Monographie de la fièvre jaune*, pag. 61 et 62.

Le docteur Gilbert pense que cette maladie a atteint de tout temps dans les colonies les Européens qui y ont abordé. *Histoire médicale de l'armée française à Saint-Domingue*, en 1802.

Le docteur Valentin va plus loin, et il dit en propres termes : « Il paraît que cette maladie s'est manifestée sur les Européens dès l'origine de leur établissement dans les deux Indes, et à la côte méridionale d'Afrique. On l'a vue en Nubie, en Abyssinie, le long de la côte occidentale de la Mer Rouge jusqu'à Babel-Mandel, et même sur l'Euphrate, comme à Bassora et sur les côtes de la Perse, etc., en Egypte, en Syrie, à Alexandrette, Tripoli, Acre, en Chypre, et sur toute cette côte de la Méditerranée, qui est très malsaine; enfin, dans quelques régions chaudes et humides de la Grèce, dans l'île de Sardaigne, dans celle de Minorque. » *Traité de la fièvre jaune d'Amérique*, pag. 60 et 61.

Enfin l'académie de médecine de Philadelphie assure que d'après plusieurs documens cette fièvre a régné autrefois en Italie, en Espagne, en France, en Allemagne, en Hollande, et accidentellement en Angleterre et en Irlande, sous les noms de fièvre putride maligne, bilieuse, et même de *black fever* (maladie du fiel, fièvre noire)· cette dernière dénomination dérivait du vomissement noir, qui est si souvent le symptôme d'une mort prochaine dans les fièvres bilieuses *The medical repository*, p. 323.

Jonnès que cette île est le dépôt général où la marine anglaise vient puiser chaque année les miasmes contagieux qu'elle répand ensuite dans toutes ses autres possessions des Indes occidentales, ou dans les contrées qu'elle fréquente à raisonde ses relations commerciales ou de ses expéditions maritimes.

Il serait inutile sans doute de suivre de siècle en siècle et d'année en année les différentes irruptions de la fièvre jaune qui ont eu lieu dans les Antilles depuis Christophe Colomb. Ses invasions ne furent pas toujours les mêmes. Il y eut des épidémies suivies des effets les plus meurtriers, tandis que beaucoup d'autres furent très-bénignes et de courte durée, remarquables même par leur longue intermittence. C'est ainsi que le docteur Valentin nous assure que la fivre jaune n'avait pas paru à Philadelphie depuis trente et un ans, lors de l'épidémie de 1793, et à Charlestown, depuis quarante ans, lors de celle de 1792.

Ce que je viens de dire dans ce chapitre relativement aux maladies des Européens dans les îles, soit qu'ils aient été les compagnons du grand navigateur ou des autres conquérans qui ont marché sur ses traces, soit que dans les siècles suivans ou de nos jours ils aient été s'y établir comme colons, suffit pour me mettre à même d'avancer avec certitude, d'après le témoignage des différens auteurs précités, qu'avant la découverte du Nouveau-Monde la fièvre jaune était déjà connue des habitans d'Haiti et des autres îles voisines; et qu'à cette époque elle avait déjà sévi avec plus ou moins de violence sur les premiers Européens qui y abordèrent, comme sur ceux qui s'y établirent par la suite pour objet de commerce, lorsqu'ils n'avaient pas encore subi les épreuves de l'acclimatement; d'où l'on peut conclure que le sol des Antilles est le berceau naturel et primitif de la fièvre jaune comme l'Égypte est celui de la peste. Des circonstances de temps et de lieux peuvent seules apporter quelques modifications dans le renouvellement annuel ou périodique de ces deux fléaux. Ce qui a lieu pour certains pays d'outre-mer se remarque également dans quelques contrées de l'Europe, relativement aux fièvres intermittentes. Ainsi, en Italie, le Mantouan et les Marais Pontins sont, chaque année, ravagés par des maladies qui, à leur type périodique ordinaire, réunissent bien souvent un type pernicieux.

CHAPITRE II.

Cause spéciale de la fièvre jaune quant à son origine et à sa fréquente reproduction dans les Antilles. Phénomènes pathologiques qui démontrent que cette cause a son siége primitif dans le foie, d'après l'influence morbide qu'exercent sur ce viscère la chaleur et le climat des tropiques

---

Si, comme l'a si ingénieusement dit M. le docteur Bally, la fièvre jaune est la fille de la zone torride, il est impossible d'en chercher la cause première ailleurs que dans la haute température de l'atmosphère. Les autres causes prédisposantes ou occasionnelles, telles que les effluves des marais, l'humidité du sol, le défaut de fluide électrique dans l'air, l'influence des vents du sud, l'impression subite du froid et de la pluie le corps étant échauffé, les excès de la boisson, les fatigues excessives, l'abus des plaisirs vénériens, le chagrin, la tristesse, la mélancolie, et une infinité d'autres causes morales et physiques, soigneusement rapportées par les auteurs, seraient toutes inertes ou n'agiraient que bien secondairement et sans spécificité particulière, si la chaleur ne concourait pas directement à produire la maladie à laquelle sont exposés les nouveaux habitans des colonies. C'est en réfléchissant sur toutes les circonstances qui précèdent, déterminent, accompagnent et arrêtent brusquement l'invasion, l'accroissement et les effets meurtriers des épidémies de fièvre jaune, que j'ai conçu la nouvelle théorie que je publie sur la cause originelle et productrice de cette fièvre, en l'énonçant dans les termes pathologiques suivans :

L'acrimonie ou la dégénérescence de la bile, provenant de l'irritation du foie, à la suite de l'influence morbifique que le soleil, dans la zone torride, exerce sur cet organe, est, à mon avis, la cause première qui chaque année reproduit sous les tropiques la fièvre jaune des Antilles, en excitant d'abord une phlegmasie sur la membrane muqueuse de l'estomac et des intestins, qui se propage ensuite, dans les cas graves, aux membranes séreuses des trois grandes cavités cérébrale, thoracique et abdominale, et au système nerveux cérébro-spinal, avec tout l'appareil meurtrier de nos fièvres typhodes d'Europe les plus intênses (1).

(1) La prédomination de la bile, nous dit Gardane, est si

On ne pourra disconvenir sans doute que le foie ne soit un de nos organes les plus sujets à devenir le siège de l'inflammation. C'est sans doute ce qui avait fait dire à Boërhaave que sur cent maladies chroniques, il y en avait à peine une seule dans laquelle le foie ne fût pas affecté. La sensibilité particulière dont il jouit, sa structure anatomique, le volume et la nature de son parenchyme, ses attaches, enfin la grande quantité de sang qu'il reçoit de la veine porte de l'artère hépatique, ce qui peut s'évaluer à un cinquième de la masse totale qui circule dans le corps humain, le dispose très-fréquemment aux engorgemens d'une nature sanguine. Parmi toutes les

marqué chez les créoles, que pour rien, et dans la meilleure santé, la peau prend une teinte jaune; *ils mâchent la bile.* Leurs enfans mêmes en sont frappés d'une manière très-sensible... Les Européens qui vont s'établir entre les deux tropiques ne s'acclimatent qu'en devenant excessivement bilieux. Il est rare que le foie revienne de l'impression reçue dans la fièvre d'émigration, surtout lorsque celui qui a été ainsi affecté continue de vivre dans le climat qui en fut la cause. Le moindre des accidens qui menace alors ce viscère, c'est de rester beaucoup trop volumineux, et de séparer toujours plus de bile... Il ne paraîtra donc plus extraordinaire qu'à raison de l'extrême chaleur et de la siccité du sang cette bile devienne plus âcre, plus mordante, qu'elle produise enfin sur ce viscère les effets d'un véritable empoisonnement, manifesté par des irritations, des spasmes, qui rendent la fièvre inflammatoire d'autant plus aiguë que l'état de l'atmosphère ajoute à son intensité. *Maladies des Créoles en Europe*, pag. 21.

causes qui préludent à cette inflammation, ou qui la déterminent sous les tropiques, je ne dois parler que de celle qui est relative à la haute température de l'atmosphère et aux chaleurs excessives qui provoquent son invasion. Le précepte de l'Alcoran qui défend l'usage du vin n'a peut-être eu d'autre vue que de prévenir les inflammations du foie, si communes dans les pays chauds à la suite de l'usage des liqueurs spiritueuses; ce qui nous expliquerait peut-être encore les grands ravages causés par l'hépatite dans l'armée d'Orient. Je suis bien loin d'adopter les idées de M. le docteur Larrey au sujet de la fréquence de cette maladie sous le ciel brûlant de la zone torride. Cet auteur célèbre pense « que la chaleur du soleil liquéfie la graisse, en l'hydrogénisant; que le mouvement spasmodique excité dans la peau et le tissu adipeux la chasse de ses cellules pour la faire repasser en nature ou en principe dans le torrent de la circulation, d'où elle se dépose dans le foie; ce viscère s'engorge par l'afflux extraordinaire des fluides, où l'hydrogène et le carbone sont en excès; il en résulte un foyer de chaleur et d'irritation qui produisent bientôt l'inflammation. »

Cette théorie, quoique admise par le savant Sprengel, ne me paraît pas plus fondée en pathologie que les différentes hypothèses imaginées par Bertrandi, Pouteau, David, Desault, M. Richerand, au sujet de la coïncidence singulière des inflammations du foie et des affections de la tête. Ici, de même que dans l'objet spécial dont je m'occupe, le fait seul nous intéresse, et, comme le dit M. Pinel, la connaissance de sa cause est de pure curiosité.

Nous ignorerons sans doute pendant longtemps encore pourquoi le foie est influencé d'une manière morbifique par la chaleur, de préférence à tout autre organe ; pourquoi les maladies réputées bilieuses naissent et règnent habituellement dans les pays chauds ; pourquoi les Européens qui arrivent dans les colonies sont si promptement atteints de la maladie du nouveau climat, surtout s'ils ont une sensibilité et une activité cérébrale très-prononcées, et un tempérament sanguin exquis.

Nous ne serions pas plus heureux, si nous voulions expliquer la cause de quelques-unes de ces maladies endémiques extraordinaires qui apparaissent journellement ou à des périodes fixes dans certaines contrées de l'Europe. L'imagination se perdrait à créer des hypothèses et des systèmes ; la nature, en nous présentant un grand nombre de phénomènes pathologiques de cette espèce, s'est réservé pour elle seule, la connaissance de leur mystérieux secret.

Selon Sprengel, parmi les maladies qui règnent sur différens points de la terre, les affections des contrées de l'Amérique situées sous les tropiques sont celles qui ont été décrites le plus souvent et avec le plus d'exactitude; aussi Lind, Cleghorn, Saunders, J. Andrée, Crawford, Matheus, Farrer, Griffith, Poupée Desportes, Poissonnier, Gardanne, Chisolm, nous ont-ils parfaitement fait connaître les causes et l'origine de l'inflammation et de l'endurcissement du foie, si fréquens dans les régions équatoriales. Hippocrate, Galien, Fernel, Baillou, Riolan, Bonet, Morgagni, Senac, Haller, Van Swieten, Baader, Lieutaud, Stoll, Cotugno, J.-P. Franck, Hoffman, Bianchi, Cullen, Portal et Ferrier, s'accordent également pour admettre en Europe l'influence d'une haute température de l'atmosphère, sur l'invasion et la multiplicité des hépatites, qui se manifestent ordinairement durant l'été dans les climats méridionaux (1).

Je viens donc d'établir, d'après les auteurs les plus célèbres, que l'inflammation du foie est due à l'influence de la chaleur sous les tropiques, et que les colons non acclimatés en sont fréquem-

(1) *Observations sur la nature et le traitement des maladies du Foie*, par Ant. Portal. Paris, 1813

ment affectés; conséquemment il serait impossible, dans l'état actuel de nos connaissances physiologiques, de ne pas admettre une altération dans la bile, du moment que l'organe qui la sécrète est lui-même altéré dans son mode de sensibilité, dans son tissu, dans ses fonctions vitales et dans ses rapports sympathiques ou de corrélation organique avec les viscères qui l'avoisinent ou qui sont malades. Ce qui se passe dans le coryza, dans le flux dysentérique, dans les écoulemens blennhorroïques, dans l'ophthalmie, où les fluides qui en proviennent acquièrent une si grande acrimonie, doit nous expliquer suffisamment celle que contracte la bile lorsque le foie est irrité ou enflammé. En effet, je dirai avec M. le docteur Godelle « que si l'observation de tous les jours nous apprend que l'irritation d'un organe sécréteur imprime aux liqueurs sécrétées une irritation si vive, qu'elles en deviennent corrosives, un examen attentif nous confirme que les qualités nuisibles que contractent ces humeurs sont le produit d'une sécrétion vicieuse des organes qui détériorent ces humeurs. »

Cullen, qui sans doute ne peut pas être accusé d'être un fougueux humoriste, admet pourtant, d'une manière bien formelle, l'abondance et l'altération de la bile, déterminées par la chaleur du climat et de la saison, dans la fièvre intermittente et le choléra-morbus, car il dit expressément au sujet de ce dernier « que la maladie dépend de la sécrétion augmentée de la bile, et de son épanchement dans le canal alimentaire, où elle excite les mouvemens et les contractions spasmodiques violentes des intestins, qui ont lieu dans ce cas. Ce qui me fait croire, ajoute-t-il, que cette liqueur ainsi épanchée en plus grande quantité que de coutume, acquiert en même temps une âcreté plus considérable (1). »

La célèbre et si antique école de Montpellier, dont M. le docteur Caizergues s'est montré le savant et digne interprète dans le mémoire qu'il a publié sur la fièvre jaune, reconnaît pour cause essentielle et matérielle de cette fièvre, une surabondance et une dégénération de l'humeur bilieuse, qui exerce sa principale action sur l'estomac et sur les premières voies (2).

Je pourrais rapporter ici un plus grand nombre d'autorités en ma faveur; mais ces citations deviendraient superflues et n'annonceraient qu'une abondance stérile. Tout dans cette question me paraît si évidemment démontré, sous le rapport physiologique, que je dois me borner à rappor-

(1) *Élémens de Médecine Pratique.*

(2) *Mémoire sur la contagion de la Fièvre Jaune.*

ter ici ce que dit M. le docteur Pariset de la pratique de M. Florés, proto-medico à Cadix. « Ce qui a conduit ce médecin à cet emploi du mercure doux, si préconisé par les médecins des Etats-Unis, c'est l'intime conviction où il est que le muriate de mercure est *un correctif de la bile;* je cite ses propres paroles; soit que ce remède, agissant sur le système *hépatique,* y porte des élémens de composition qui s'opposent à la *dépravation* de cette humeur, soit qu'au contraire la bile étant *actuellement altérée,* le muriate de mercure se combinant avec elle, en change les conditions et en émousse l'acrimonie (1). » Le même auteur ajoute : « Les ouvertures ont montré une humeur noire semblable à celle que le vomissement a fait rendre, dans l'estomac et les intestins; elle s'est épanchée dans l'abdomen par différentes déchirures. Un liquide analogue s'est déposé dans la vésicule du fiel, si âcre qu'il mord la main de l'anatomiste et la fait enfler (2). »

En parlant d'une ouverture cadavérique faite par M. Mazet, son illustre et malheureux compagnon de voyage en Espagne, le docteur Pariset dit : « Le duodénum et le reste des intestins contenaient une matière muqueuse colorée en vert;

(1) *Observations sur la Fièvre Jaune de Cadix.*
(2) *Ibid.,* pag. 43.

cette matière était diffluente, visqueuse, âcre, irritante. Les mains qui la touchaient en ressentaient un picotement, une démangeaison fort incommode, et même après qu'elles avaient été lavées, il s'y formait des points rouges semblables à des piqûres d'insectes, et ces points étaient le siége d'un prurit désagréable. Dans l'ouvrage qu'il a publié sur la fièvre jaune, M. le docteur Florès rapporte qu'un malade pris du vomissement noir laissa tomber sur sa verge un peu de la matière qu'il vomissait, et que cette partie fut sur-le-champ frappée de gangrène (1). »

Nous lisons encore dans le Journal complémentaire du mois de janvier 1821, que M. Mazet, parmi les altérations qu'il a remarquées chez ceux qui ont succombé aux atteintes de la fièvre jaune, a constamment observé des traces de cette maladie dans la vésicule biliaire, telles qu'un changement de couleur dans la bile, un épaississement des parois membraneuses du réservoir qui la contient, et une infiltration séreuse jaune citrine, dans l'intervalle de ses divers feuillets (2).

D'après les différens faits pathologiques que je viens de citer, qui tous prouvent l'altération, l'a-

(1) *Observations sur la Fièvre Jaune de Cadix*, pag. 99 et 93.
(2) *Ibid.*, pag. 196.

crimonie ou la dégénérescence de la bile dans la fièvre jaune, il ne faudra plus être étonné des grands désordres physiques que cette humeur entraîne lorsque son acrimonie est très-intense, ainsi que de tous les symptômes nerveux et de putridité vivante et scorbutique dont elle est alors la cause matérielle et primitive dans les violentes épidémies, où son caractère de malignité devient si manifeste par ses épouvantables ravages.

Quoiqu'il soit vrai de dire avec le célèbre docteur B. Rush, que les phénomènes offerts par l'autopsie varient suivant les contrées, et, dans la même contrée, selon les épidémies, l'intensité de la maladie, le mode de sa terminaison, et l'âge des individus qui succombent, il conste néanmoins que la gravité des lésions d'organes qui s'observe dans la fièvre jaune, leur constance, leur corrélation avec un ordre déterminé de symptômes toujours les mêmes, ne permettent pas de douter, comme le dit M. Rochoux (1), qu'une ou plusieurs phlegmasies ne soient la cause de tous les accidens qu'éprouvent les malades, soit qu'ils succombent, ou qu'ils guérissent. Parmi les différens organes qui donnent des marques évidentes de lésion, on doit citer le foie, la vésicule biliaire, l'estomac et

(1) *Dissertation sur le Typhus Amaril.*

les intestins, qui, dans le plus grand nombre de cas, présentent des signes irrécusables d'inflammation et de gangrène. Il y a sans doute de nombreuses exceptions, surtout lorsque la maladie a été promptement mortelle, et pour ainsi dire foudroyante. Alors aussi les symptômes communs n'ont pas suivi leur marche ordinaire. mais cette aberration ne change rien au caractère spécifique de la maladie, pas plus que l'absence de certaines lésions cadavériques est dans le cas de combattre avec succès l'étiologie de l'épidémie tropicale, lorsqu'elle règne dans son pays natal, ou qu'elle a été transportée sur le continent européen.

Enfin, puisqu'il est reconnu par l'autopsie cadavérique, que le foie et la vésicule sont affectés dans la fièvre jaune, et que de l'irritation du foie il doit s'ensuivre une dégénérescence acrimonieuse de la bile, d'après tout ce qui se passe en général dans tous les organes qui sont phlogosés, il me semble qu'on peut très-bien expliquer les premiers symptômes spasmodiques qui se passent dans l'estomac et les intestins, et la phlegmasie de la membrane muqueuse qui les accompagne, par l'action âcre et corrosive de la bile altérée par l'état pathologique de l'organe qui la sécrète, et qui dans ce cas, agit comme une liqueur irritante, à la manière des poisons qui brûlent et corrodent les parties qu'ils touchent. Cette action mécanique de la bile me paraît être l'explication la plus naturelle des symptômes inflammatoires et des lésions cadavériques que l'on observe dans la fièvre jaune et dans les individus qui en ont été les victimes. Ici, rien n'est donné à la théorie ; la cause concorde avec les effets, et j'espère donner encore dans les chapitres suivans de nouvelles preuves à l'appui de mon système ; et de montrer que sans rejeter entièrement le concours des autres causes prédisposantes de la fièvre jaune, le simple énoncé de celle que j'adopte peut rendre un très-grand service à l'art et à l'humanité, en mettant les médecins de nos jours sur la voie de travailler tout à la fois avec succès, et à un traitement prophylactique, et à un traitement curatif de cette funeste maladie.

D'où il suit que sans m'abandonner exclusivement à l'adoption d'aucun système, j'emprunte aux anciens et aux modernes tout ce qu'il y a de bon, et qui peut éclairer le jeune médecin dans l'exercice de son art ; et je lui recommanderai toujours d'avoir sans cesse présente à sa pensée cette belle sentence de Baglivi, *scribo in aere romano ;* elle est digne d'Hippocrate.

CHAPITRE III.

Analogie et rapprochement physiologiques de la fièvre jaune des Antilles avec les fièvres bilieuses d'Europe. Leur origine commune paraît dépendre de la même cause excitante, c'est-à-dire d'une haute température atmosphérique, plus ou moins prolongée durant l'été. La première de ces fièvres acquiert, seulement dans les Antilles, le caractère délétère d'un poison spécial, par l'influence locale des régions qui la produisent, sur les Européens non acclimatés. Mais l'autopsie démontre, dans toutes ces affections fébriles, les mêmes lésions pathologiques, quoique à des degrés différens.

Hippocrate, Baillou, Sidenham, Baglivi, Stoll, et tous les médecins qui ont marché sur les traces de ces grands hommes, ont toujours admis l'influence des saisons sur la production des maladies régnantes. Ils notaient avec un soin particulier l'état de l'atmosphère, sous le rapport des vents ou de la température froide ou chaude, sèche ou humide. C'est ainsi que de siècle en siècle se sont formés ces recueils précieux d'observations météorologiques, à l'aide desquels ont été élevés, en dernier lieu, ces beaux monumens de médecine hippocratique, connus sous le nom de *constitutions médicales.*

Les médecins anciens et modernes se sont toujours accordés pour attribuer aux chaleurs de l'été la première cause déterminante des maladies fébriles de cette saison, soit qu'elles appartinssent à la classe des rémittentes bilieuses, soit qu'elles ne fussent que de simples affections gastriques. Les maladies de la même nature, qui se manifestent en automne, paraissent être la suite de la même influence, de l'aveu de tous les praticiens; et leur méthode curative a toujours été basée sur cette étiologie, qu'on peut appeler alors, dans le cas dont il s'agit ici, étiologie vraiment constitutionnelle. C'est ainsi que M. le docteur Audouard, en parlant de l'analogie de la fièvre jaune avec la fièvre remittente, a dit avec beaucoup de raison que, « c'est toujours en suivant l'abaissement de la température australe que les fièvres bilieuses perdent de leur intensité (1). » M. le docteur Bally s'exprime encore d'une manière plus précise : « En assurant que les Européens ont, durant leur été, des jours aussi chauds que ceux des Antilles, et qu'alors on voit paraître

(1) *Recherches sur la contagion des fièvres intermittentes.*

des éruptions à la peau, des fièvres bilicuses, des choléra morbus, etc., qui du reste n'ont pas un caractère aussi insidieux que dans les régions équatoriales; et si ces chaleurs se rapprochent, par leur persévérance, de celles de la zone torride, elles préparent le corps à des *affections analogues*: telle est la disposition des provinces méridionales de l'Europe, où, en raison de leur analogie avec les précédentes, le corps vivant se trouve disposé aux mêmes maladies (1). »

Si pour appuyer ma nouvelle théorie de la fièvre jaune, j'avais dicté à cet auteur célèbre un extrait si littéralement conforme à mon opinion, je ne l'aurais certainement jamais fait dans un sens qui pût m'être plus favorable. Du reste, quel est le médecin de bonne foi qui, dans le traitement des maladies fébriles de l'été, ne se conduit pas toujours comme ayant à combattre une humeur bilieuse abondante ou altérée dans ses propriétés. C'est là un fait pathologique qui doit être non-seulement admis par celui qui tient à l'humorisme des Hippocrate, des Sidenham, des Boërhaave, des Stoll, auxquels on ne refusera pas sans doute quelque talent d'observation, et par celui qui ne reconnaît que des inflammations, doctrine nouvelle si con-

(1) *Du Typhus d'Amérique.*

formé à la philosophie médicale du jour, et qui parfois se trouve néanmoins légèrement amalgamée avec un peu de *fètu* humoral des anciens, puisqu'on lit à l'article FIÈVRE GASTRIQUE du Dictionnaire des Sciences Médicales, t. V, p. 254, « Plus récemment quelques auteurs ont pensé que les phénomènes de la fièvre gastrique résultaient de l'irritation du tube alimentaire et du foie, et que cette irritation devait déterminer une sécrétion plus abondante de la bile, et changer la nature et les propriétés de ce fluide. Cette dernière conséquence ne me paraît pas dénuée de vraisemblance, et mérite peut-être de fixer les recherches des anatomistes. »

Une pléthore bilieuse prédominante dans les maladies d'été n'est donc que le résultat ordinaire et inévitable de la constitution estivale, et c'est surtout dans les pays chauds et sur le littoral de la Méditerranée, que son existence est périodiquement démontrée au retour annuel de la chaleur. Quand même je n'en aurais pas expliqué l'origine dans le chapitre précédent, il me suffirait sans doute, pour n'être pas hors de la ligne des connaissances physiologiques actuelles, de rappeler ici que l'organe hépatique, à raison de son volume, de sa pesanteur, de ses attaches, de ses ligamens, de ses rapports avec la muqueuse des intestins et de l'estomac, de sa structure anatomique, du grand nombre de ses vaisseaux sanguins et de ses fonctions, qui, d'après Bichat, ne sont pas encore toutes connues, peut recevoir des influences primitives ou sympathiques de l'action solaire dans les pays chauds, et donner naissance aux maladies endémiques qui y règnent, et avec plus ou moins d'intensité, suivant certaines conditions particulières de l'atmosphère. Serait-il aussi déraisonnable de croire qu'en été la veine-porte peut avoir un mode de circulation influencé par la saison; ou qu'il puisse exister une pléthore hépatique estivale dépendante des rapports de sympathie et de corrélation pathologique que le foie a d'une manière si évidente avec l'estomac et le cerveau, lors même que ce dernier organe n'est frappé que par l'insolation, et devient par cela seul, durant les jours caniculaires, la cause primitive et mécanique, pour ainsi dire, des fièvres gastriques ou bilieuses qui se développent chaque année dans le Midi, et surtout sur les bords marécageux de la mer.

Indépendamment des causes physiologiques et pathologiques qui établissent *a priori* l'analogie et le rapprochement des fièvres rémittentes et gastriques avec la fièvre jaune, leurs symptômes communs et généraux les placent dans le même cadre nosologique. Les mêmes organes paraissent dans les uns et dans l'autre primitivement et identiquement affectés. Ils offrent les mêmes phénomènes morbides, et qui ne varient que sous le rapport de l'intensité, d'après la cause primordiale, la climature ou la contagion miasmatique qui les a atteints. Le traitement le plus heureusement employé dans ces deux espèces de fièvres indigènes ou exotiques démontre de nouveau l'identité d'action qui les unit pathologiquement.

Cette doctrine a toujours été celle des Fize, des Cullen, des Stoll, des Grimauld, des Portal, des Lieutaud, des Bosquillon, et généralement de tous les médecins qui ont écrit sur les fièvres. Mais les auteurs suivans se sont expliqués encore d'une manière plus précise sur cette importante question. Ainsi Hunter ne considère dans la fièvre jaune qu'une fièvre bilieuse renforcée, et Gilbert soutient que la fièvre jaune n'est que le degré le plus élevé des fièvres bilieuses de différens types et de la fièvre bilieuse rémittente : « De part et d'autre, dit-il, ce sont les mêmes causes, les mêmes symptômes, le même traitement. Leur affinité naturelle fait non-seulement que celle-ci se transforme en celle-là, mais encore qu'elles se servent l'une et l'autre de préservatif. » Lind, Pringle, Franck, Pinkard, Chevalier,

Leblond, Caillot et de Humboldt, si connus par leur séjour dans les îles et au continent de l'Amérique, d'où la fièvre jaune tire son origine, et où elle est perpétuellement endémique, partagent la même opinion. Enfin, M. le docteur Andouard, en dissertant sur les maladies qu'on croyait d'une nature différente, mais qui ont été reconnues appartenir à la même cause morbifique d'après la description exacte qui en a été faite, ajoute : « Nous en avons un exemple dans la fièvre jaune qui, dès les premiers temps où elle fut observée, passa pour une maladie *sui generis*, au lieu qu'aujourd'hui beaucoup de médecins la considèrent comme le *maximum* des fièvres bilieuses. Une telle opinion ne peut être désavouée par la philosophie médicale; elle émane de l'observation, et elle présente en outre le grand avantage de diminuer les craintes que la fièvre d'Amérique inspire, en la rattachant à un ordre de fièvres connu (1). »

Mais pour porter au delà de toute évidence la démonstration de l'homogénéité de cette fièvre avec les fièvres bilieuses d'Europe, je n'ai qu'à rapporter ici ce que disent les auteurs que l'on peut regarder comme classiques sur cette matière,

(1) Ouvrage précité.

au sujet de la chaleur, comme cause préliminaire et spécifique de l'épidémie des Antilles. C'est dans les termes suivans que s'exprime le si estimable M. Dalmas : « Dans les dix années que j'ai passées au continent de l'Amérique, j'ai toujours vu la fièvre jaune succéder aux grandes chaleurs et cesser aux premières gelées. J'ai souvent même annoncé, d'après la seule inspection du thermomètre, sa prochaine apparition; et toujours l'événement a justifié ma prédiction. » Selon M. Deveze, « la fièvre jaune ne s'est jamais montrée en l'absence d'une certaine chaleur atmosphérique; elle ne s'est jamais développée dans les pays froids. Si elle exerce ses ravages dans les régions tempérées, elle choisit celles dont les saisons chaudes sont long-temps prolongées; elle n'y paraît que vers le milieu de ces saisons, et se retire sitôt que l'hiver arrive. » — « Deux conditions sont nécessaires pour le développement de cette fièvre, d'après le docteur Caillot; savoir, le littoral de la mer et la chaleur de l'atmosphère. » — « La chaleur, nous dit encore M. le chevalier Moreau de Jonnès, est une des circonstances les plus favorables au développement de la fièvre jaune; et la mortalité produite par cette maladie s'accroît chaque mois, aux Antilles, dans une proportion correspondante à l'élévation du thermomètre. » Relativement à l'origine de la même maladie, M. Bally s'exprime ainsi : « La chaleur si favorable à la végétation dans la zone torride est funeste à l'homme ; le soleil qui vivifie ces climats en y versant des torrens de lumière et de feu, porte les germes de la destruction dans les sources de la vie. A la Vera-Cruz, les fortes chaleurs commencent au mois de mars, et avec elles le fléau épidémique. » A l'appui de la même opinion sur l'influence morbide de la chaleur, nous lisons dans l'ouvrage de M. Pariset, livre qui renferme tant de renseignemens et de faits précieux sur la terrible épidémie de la Péninsule, cette phrase remarquable : « La constante apparition de la maladie pendant les mois les plus chauds de l'année, son déclin graduel et quelquefois sa disparition brusque à l'approche des premiers froids, ont fait penser aux médecins espagnols, que l'un était le génie du mal et l'autre le génie du bien. » Ailleurs il dit encore : « Peut-être ne se forme-t-elle complètement (la fièvre jaune) en Espagne comme aux États-Unis, que par la longue action de la chaleur (1) ? »

Poissonnier, qui a fait un séjour de trois ans à Saint-Domingue, et a publié un traité sur les maladies qui attaquent les nouveaux débarqués dans cette

(1) Observations sur la fièvre jaune, etc.

île, ne manque pas de les attribuer à la chaleur du climat, qui, suivant son assertion, en est la cause principale; et sa méthode curative n'est qu'une conséquence naturelle de l'opinion qu'il s'était formée relativement à l'action de la chaleur sous les rapports de ses effets morbifiques. Il explique à sa manière, il est vrai, par le défaut des qualités rafraîchissantes de l'air, « tous les désordres qui surviennent dans la respiration et la circulation des non acclimatés, tels que les lassitudes générales, l'étouffement, les anxiétés, les douleurs de tête, le délire, le coma, la distension de la veine cave inférieure et des veines qui y aboutissent; d'où il conclut que les veines diaphragmatiques, les veines gastriques, hépatiques, la veine porte, ne se dégorgeant pas avec facilité, souffriront une distension qui produira des accidens différens, des nausées, des douleurs dans la région du diaphragme, du foie, et dans les régions lombaires. » Mais lors même que sa théorie serait ici erronée, les faits pathologiques n'en n'existent pas moins et on ne peut en méconnaître la cause efficiente; indépendamment de toutes celles qui peuvent agir encore comme auxiliaires, et dont je suis bien loin de vouloir constater l'influence. Rouppe, dont l'ouvrage sur les maladies des marins est si estimé des praticiens, reconnaît également dans la chaleur la première cause productrice des fièvres qui règnent dans les pays chauds et sous la haute température des Antilles. L'expérience clinique, qui, comme on sait, est la véritable boussole des médecins pour tout ce qui concerne le caractère et l'origine des maladies épidémiques, dépose donc ici en faveur de mon opinion.

Je ne dois point taire d'ailleurs une observation qui est de la plus grande importance relativement à l'influence que les climats du midi de l'Europe exercent sur les habitans du Nord qui s'y transportent pour y établir leur résidence, et le caractère particulier que la chaleur donne à leurs maladies. Depuis que j'exerce à Marseille (22 octobre 1806), j'ai observé que les Suisses, les Allemands, et les autres négocians du Nord qui viennent habiter pour la première fois cette ville, ne tardent pas, surtout s'ils y arrivent dans l'été, à éprouver des fièvres bilieuses, des diarrhées et des flux dyssentériques d'une nature plus ou moins maligne, et dont l'intensité est toujours relative à la force de leur tempérament, et à l'état incendiaire introduit depuis long-temps dans leur économie par un long usage ou un abus des liqueurs alcooliques, et des substances animales fortement épicées et de haut goût (1). Les hommes à tempérament sanguin, bilieux et très-irritable sont ceux qui ont les maladies les plus graves, et quelques-uns succombent avec tous les signes des fièvres ardentes des pays chauds. Ils ne jouissent en général d'une santé assurée, qu'après avoir eu des maladies qui les acclimatent sur le sol marseillais, à peu près comme le séjour et les maladies des Antilles acclimatent les Européens après avoir modifié leur économie, et leur avoir donné cette couleur *patate* qui est naturelle aux indigènes et à ceux qui l'ont acquise après avoir éprouvé les maladies qui naissent sous les tropiques. On peut donc dire avec vérité que Marseille est pour les habitans du Nord, le premier degré de la ligne équatoriale; que le soleil de Provence exerce sur eux une influence qui se fait sentir sur leur système biliaire et sur leurs facultés digestives, de la même manière que le soleil des tropiques l'exerce à son tour, quoiqu'à un degré plus éminent, sur les Européens nouvellement débarqués aux colonies; et qu'il faut naturellement conclure de cette identité de causes et

(1) Un riche négociant suisse, établi à Marseille, a été obligé de renvoyer dans leur pays natal trente-cinq jeunes commis, ses compatriotes, parce qu'ils n'ont jamais pu s'accoutumer au climat si ardent de cette ville.

de symptômes, qu'il y a identité morbifique de l'un et l'autre cas, et qu'alors ces maladies réclament sous tous les rapports les mêmes secours médicaux et hygiéniques, en suivant toutefois les modifications qui sont relatives aux différens degrés de leur intensité respective, et toujours analogues avec la nature de l'épidémie et l'influence spéciale du climat.

On pourra me dire sans doute qu'il y a des pays très-chauds sous les tropiques, où la fièvre jaune est inconnue ; mais ces exceptions ne sont-elles pas particulières à quelques plages où la chaleur est tempérée momentanément par les brises de mer, la qualité du sol et le voisinage des montagnes boisées ; où même la chaleur n'est que passagère quoique très-forte. On sait en effet que pour disposer l'économie à la fièvre jaune, il faut à la cause qui l'excite une continuité d'action qui agisse avec lenteur, et prélude pendant plus ou moins de temps à l'incubation du mal, avant qu'il éclate. Que l'on compare le petit nombre de pays privilégiés, à l'immensité des plages qui sous l'équateur est en proie à cette redoutable maladie, ou qui hors des tropiques en est également atteinte. Est-il aucun auteur qui ait méconnu l'influence pernicieuse de la chaleur dans ces climats embrasés, quelque système qu'il adopte relativement à l'origine, au caractère et à la nature de cette fièvre? Si elle n'était la première condition favorable à son développement, pourquoi les hommes du midi de l'Europe, tels que les Espagnols, les Italiens et les Français des bords de la Méditerranée, résisteraient-ils plus long-temps à sa maligne influence dans les colonies, que les Allemands, les Danois, les Suédois et les Russes? Pourquoi l'acclimatement après une maladie quelconque d'une nature bilieuse, ne fût-ce qu'un simple mouvement fébrile, suffirait-il pour mettre les premiers à l'abri de cette maladie? pourquoi cette non-susceptibilité se perdrait-elle ensuite chez ceux qui ont été acclimatés, par une absence plus ou moins longue, ou seulement par un séjour de quelques années dans un pays froid ou plus tempéré que les îles, mais toujours hors des tropiques? Si le soleil n'était pas un agent de destruction, pourquoi verrait-on ceux qui s'exposent imprudemment à l'ardeur de ses rayons être atteints subitement de la fièvre jaune, et tomber comme frappés par la foudre, ainsi que le rapportent Savarési, MM. Bally et Moreau de Jonnès. L'allégorie sous laquelle Homère, qui est un si bon peintre de la nature, nous représente Apollon lançant ses traits envenimés sur le camp des Grecs au siége de Troie, ne nous désigne-t-elle pas les maladies dues à l'influence de la chaleur (1)? L'histoire des épidémies et des maladies épizootiques européennes ne nous apprend-elle pas que c'est toujours après les fortes chaleurs de l'été qu'elles se manifestent? Si Humboldt a remarqué que l'Indoustan, la province de Cumana, la côte de Coro, et les plaines de Caracas, ne connaissent point la fièvre jaune, quoique tous ces pays soient très-chauds, ce sont là des cas exceptionnels qui ne pourront jamais détruire l'opinion qui est si généralement admise au sujet de la chaleur regardée comme cause primitive et indispensable de la fièvre jaune. Il est sans doute certaines circonstances atmosphériques et quelque chose d'inconnu qui tient à la topographie de ces lieux pour les garantir de la contagion. Ne pourrait-on pas établir avec un certain fondement une analogie naturelle entre les germes de cette fièvre, et ceux de quelques végétaux qui ne fructifient jamais, quoique sous la même latitude, dès qu'ils sont transportés hors de leur sol natal, ou même lorsqu'ils n'en sont séparés que par un seul point astronomique? La bonté de certains fruits, leur précoce maturité, la beauté de quelques arbres

(1) ....*Sirius ardor*
Ille, sitim morbosque ferens mortalibus ægris.
VIRG. *Æneid.*

et de quelques fleurs, ne tiennent-elles pas à la nature du terrain, à l'exposition du sol, encore plus qu'aux soins de la culture? À la Providence seule il est réservé de connaître ces impénétrables mystères : leur développement est au-dessus de notre faible organisation, qu'un grain de sable ou un ciron arrêtent dans la recherche et la connaissance des merveilleux élémens qui les composent, et qui forment tout le secret de la nature.

Si l'on opposait à mon système de l'influence délétère de la chaleur, que les effluves marécageux sont une condition toujours nécessaire pour le développement de la fièvre jaune, je répondrais avec tous les voyageurs que la Vera-Cruz, un des foyers principaux de cette maladie, et exposée à une chaleur habituelle de 14 degrés du thermomètre de Réaumur, est située sur une plage d'une aridité affreuse, et entourée par des montagnes de sables mouvans d'une hauteur prodigieuse, et où se trouve concentrée une chaleur de 45 degrés. Où trouvera-t-on ici des marais infectans, et des centres de putréfaction de substances végétales et animales comme les veut M. Devèze? La Havane, où règne constamment la fièvre jaune, et d'où elle part pour se disséminer dans les ports de l'Europe qui en sont si souvent infectés, n'offre également ni marécages, ni aucune cause locale d'insalubrité. Elle a un port magnifique et des quais très-beaux; la chaleur est donc la seule cause qui y entretient la maladie, et n'en a pas laissé éteindre le germe depuis vingt ans. On sait que le môle Saint-Nicolas à Saint-Domingue, la Barbade et beaucoup d'autres îles des Antilles, offrent des sites renommés pour la salubrité de l'air, et sont dépourvus de marais; cependant les étrangers n'y peuvent aborder sans recevoir l'atteinte de la contagion. Ici, comme à la Vera-Cruz et à la Havane, il n'y a donc habituellement que la chaleur qui agisse comme un poison septique sur l'économie vivante, par l'irritation qu'elle porte, comme nous l'avons dit précédemment, sur le foie, et d'où la bile acquiert toutes les qualités délétères qui lui font produire les maladies d'été en Europe, et la fièvre jaune dans les Antilles.

En jetant les yeux sur l'Espagne nous pouvons nous convaincre également que si l'épidémie s'est développée d'abord dans les villes qui sont sur le bord de la mer, et entourées de marécages, elle s'est aussi élancée sur des montagnes et des plateaux battus par le vent du Nord, et dans une position la plus éminemment salubre; telles sont Médina-Sidonia, la Carlota, Asco et Carmona. Cadix lui-même, bâti sur un rocher élevé, est une ville des plus propres du monde. Xérès de la Frontera, l'île de Léon et Chiclana, offrent les sites les plus favorisés de la nature; cependant leurs malheurs sont connus......

Mais si je nie que la fièvre jaune trouve son premier et unique aliment dans les exhalaisons des marais et dans les miasmes putrides qui s'élèvent des eaux stagnantes et corrompues, et qui produisent dans le midi de l'Europe tant de fièvres intermittentes, simples ou pernicieuses, je suis loin de ne pas reconnaître que ces mêmes causes peuvent, dans les colonies, donner plus d'intensité à la fièvre jaune, et lui faire quelquefois prendre dans certaines épidémies un caractère même pestilentiel, puisqu'elle s'accompagne alors d'anthrax et de bubons, ainsi que le rapportent beaucoup d'auteurs. L'observation journalière nous prouve en effet que nos simples fièvres d'Europe s'aggravent par le voisinage des marais, et prennent le caractère typhode; à plus forte raison je suis disposé à admettre toutes les complications que des foyers d'infection de cette nature doivent faire naître; mais ils ne sont point l'élément primitif ni constitutif de la fièvre jaune, puisque sans l'influence de la chaleur ils ne peuvent donner lieu qu'à des maladies qui lui sont étrangères (1). Voyez ce qui se passe dans les pays marécageux du Nord : on y rencontre des fièvres adynamiques, des typhus et le scorbut, et jamais aucun symptôme de fièvre équinoxiale. En effet, si cette maladie pouvait reconnaître une autre cause primitive et déterminante que la chaleur, pourquoi le froid l'éteindrait-il presque subitement, d'après la belle observation faite par Moultrie, qui, visitant les malades de son père, s'aperçut que les symptômes s'étaient calmés le lendemain d'un froid glacial, survenu le 12 septembre à Charlestown, et que par la suite personne ne fut plus frappé de mort, parce que le froid continua. Dans toutes les épidémies des États-Unis et de l'Espagne, dans celles de Livourne et de Pommègue, la contagion s'est arrêtée dès que l'atmosphère s'est refroidie. C'est ce qui nous explique pourquoi l'Angleterre n'en a jamais été atteinte, malgré la fréquence de ses relations commerciales avec les pays infectés, et le peu de rigueur de ses lois sanitaires; pourquoi aussi cette fièvre n'a jamais dépassé le

(1) Il sera toujours digne de remarque qu'Acapulco, qui est le lieu le plus malsain de la terre, au rapport de Humboldt, n'ait jamais connu cette fièvre. Ce fait rentre dans les exceptions dont il a été parlé ci-dessus, et dont on ne peut pas expliquer la cause d'une manière raisonnable, tant elle est inconnue et cachée.

46e deg. latitude Nord, et s'éteint avec rapidité sur mer, en quittant les contrées tropicales où elle est endémique, lorsqu'on s'avance vers les hautes régions du pôle boréal : ce qui me suggère l'idée que s'il était possible de faire construire un hôpital souterrain pour la fièvre jaune, dans lequel on abaisserait la température des salles à 12 degrés de Réaumur et au-dessous, on obtiendrait de suite la cessation du fléau épidémique, et la guérison de tous ceux qui en seraient atteints (1).

Il serait sans doute inutile de chercher ici comment le froid arrête ou détruit subitement les progrès de cette fièvre d'un caractère aussi funeste dans les pays chauds, et contribue spontanément à l'heureuse guérison des malades : personne n'i-

(1) On observa, en 1741, à Malaga, qu'un vent frais et pluvieux fit évanouir subitement cette maladie. Une remarque importante et que l'on peut considérer comme caractéristique, c'est que tant que le soleil s'élève sur l'horizon, la fièvre jaune ne se montre pas. Mais dès que le soleil commence à rétrograder la fièvre jaune paraît. A mesure qu'il décline elle s'élève, et quand il s'arrête au solstice d'hiver pour revenir, elle s'arrête elle-même comme si elle redoutait le retour de l'astre. *Pariset, Obs. sur la fièvre jaune.*

Ce fait, conforme à l'expérience, s'explique très-bien d'après mon nouveau système sur l'influence mécanique de la chaleur pour le développement de cette maladie. En effet, son action ne peut se manifester qu'après une prédisposition qui élabore en quelque sorte le germe morbifique, et ne le fait éclore que lorsque le principe générateur a tout préparé pour le produire.

gnore ni ne conteste en pareil cas les bienfaits d'une température froide ou boréale, ce qui, sans que nous puissions en connaître la cause particulière et occulte, devient cependant un argument de plus en faveur de l'action directe et spéciale de la chaleur comme cause efficiente de cette fièvre des Antilles, et des rapports naturels qui la lient avec nos fièvres bilieuses rémittentes d'Europe, puisqu'elles présentent des causes identiques et des symptômes communs dans leur début, leurs progrès et leur terminaison, et jusqu'à une même conformité dans les résultats des autopsies cadavériques. Ce qui nous engage à terminer ce chapitre par quelques nouvelles citations qui, indépendamment de celles que nous avons déjà rapportées, et qui sont si confirmatives de notre système, achèvent de confirmer les rapprochemens que beaucoup d'auteurs avaient entrevus, mais que nous venons d'établir d'une manière aussi claire que démonstrative.

Dans une question aussi importante, et qui, malheureusement pour l'humanité et les progrès de la science, excitera encore pendant si long-temps des controverses et des discussions parmi les gens de l'art, qui pourrait avoir le droit de se plaindre d'une trop grande abondance d'autorités et de preuves, lorsqu'elles tendent toutes à concourir au triomphe de la vérité, et à encombrer le chemin de l'erreur battu aujourd'hui par une classe si nombreuse d'hommes si ardens à propager de faux systèmes.

« Presque tous les étrangers qui viennent à Saint-Domingue, dit M. Chevalier, soit d'Europe, soit de l'Amérique septentrionale, sont attaqués, immédiatement après leur arrivée, d'une fièvre maligne autrefois appelée *mal de Siam*, qui ne diffère de la fièvre automnale connue en France, qu'en ce qu'elle est plus violente et plus dangereuse. » Cette assertion est également avancée par le docteur Caillot, qui dit aussi, « que lorsque la fièvre jaune sévissait le plus fortement contre les nouveaux débarqués, les anciens colons étaient attaqués de fièvres bilieuses doubles tierces; ces dernières prenaient parfois chez les nouveaux arrivés le caractère de la première, et souvent on les confondait dans le début. » Je citerai encore un fait qui met hors de tout doute la thèse que je soutiens contre tant d'opposans, dont quelques-uns osent nier ce qu'ils n'ont jamais vu. « C'est ainsi qu'à Rome, en 1807, la fièvre intermittente était simple pour les habitans, plus intense et voisine de l'état pernicieux pour les Italiens et les Français, et enfin pernicieuse au plus haut degré, et ayant tous les traits de la fièvre jaune, chez les soldats allemands du régiment d'Isembourg, de même que dans les régions équatoriales de l'Amérique, les naturels du pays sont sujets à la fièvre intermittente, et les étrangers à la fièvre jaune (1). » Enfin, B. Rush, dont l'autorité est d'un si grand poids, a assuré dans sa lettre à Thomas Miffling, gouverneur de la Pensilvanie, « que la fièvre jaune n'est que la fièvre rémittente bilieuse des autres climats portée à un haut degré de malignité, et rendue contagieuse par les circonstances aggravantes qui viennent de l'atmosphère ou de la disposition des individus. »

En empruntant ici à l'ancienne nosologie sa classification, pour ce qui concerne les maladies de l'été, je suis loin de ne pas admettre les effets pathologiques qui en sont la suite. Les lésions du tube intestinal et de quelques viscères abdominaux sont trop évidentes en pareils cas, pour n'en pas reconnaître l'existence et même toute l'intensité lorsque ces fièvres ont eu une issue funeste.

(1) Recherches sur la contagion des fièvres intermittentes, par M. Audouard.

CHAPITRE IV.

Le Choléra-morbus de l'Inde et des pays méridionaux de l'Europe n'est qu'une modification de la véritable fièvre jaune des Antilles, et provient originairement de la même cause morbifique. Tout nous prouve aujourd'hui que la fameuse peste noire qui ravagea l'Europe en 1347 et dans les seize années suivantes, n'était qu'un choléra-morbus importé de l'Inde par la voie du commerce d'Asie, ainsi que cela vient d'avoir lieu pour celui qui, né à Jessore en 1817, est déjà parvenu, en 1823, sur les bords de la Méditerranée et de la mer Caspienne.

Le nom donné par le père de la médecine à cette maladie désigne sa véritable nature. Les auteurs qui s'en sont occupés après lui avec cette profondeur de génie qui caractérise leurs écrits, tels que Aretée, Cœlius Aurélianus, Forestus, Hoffman, Rivière, Baillou, Sidenham, Lieutaud et Cullen, se sont généralement accordés, malgré la différence de leurs théories, sur la cause première de ce flux bilieux. M. Pinel lui-même n'a pas balancé à le classer dans l'ordre de ses fièvres bilieuses, en en faisant une variété de l'embarras gastrique.

Si l'on considère que c'est toujours après les fortes chaleurs de l'été, surtout dans les mois de juillet et d'août, que le choléra-morbus attaque les individus les plus forts et à tempérament bilieux, d'une manière brusque et sans prélude; que selon la constitution atmosphérique qui a précédé, il règne épidémiquement et prolonge sa durée tant que la température est chaude et brûlante, mais qu'il disparaît dès qu'elle se refroidit, ce qui arrive pour l'ordinaire, dans nos climats, au mois de septembre; si on examine ensuite les symptômes qui accompagnent l'invasion de cette maladie, dont les rapides progrès sont quelquefois si effrayans et si promptement funestes, il est impossible, sans se refuser à l'évidence, de ne pas reconnaître que la cause matérielle qui la produit est la même que celle qui détermine le développement de la terrible maladie des Antilles, et que l'une et l'autre doivent leur origine à l'influence de la chaleur, en admettant toutefois les modifications qui naissent de la différence des climats, et de quelques autres circonstances particulières qui conservent à chacune d'elles leur type spécial dans leur reproduction, de la même manière que la nature, dans le règne végétal, n'intervertit jamais l'ordre des genres et des espèces, quoiqu'elle crée tous les jours un grand nombre de variétés.

Le premier symptôme que l'on remarque au début de cette maladie, est une évacuation abondante de matières bilieuses, par le haut et par le bas; ces matières ne tardent pas à acquérir un certain degré d'acrimonie, d'où provient ensuite la phlogose de la membrane muqueuse de l'estomac et des intestins, ce qui nous explique la cause de ces vomissemens abondans de matières d'abord jaunes, puis verdâtres et très-souvent noires; ces crampes nerveuses de l'estomac, ces tortillemens des intestins, ces douleurs atroces des lombes (1), ces tiraillemens des extrémités, ces anxiétés, ces angoisses, ces hoquets, ces défaillances, ces syncopes, et cette prostration totale des forces, qui annoncent toujours la gravité de la maladie, et, lorsqu'ils persistent, une terminaison funeste. Les symptômes que je viens d'énumérer ici, et que tous les praticiens peuvent reconnaître dans un choléra-morbus intense, ne sont-ils pas ceux qui appartiennent en propre au typhus d'Amérique, si l'on en excepte l'ictère et la fièvre? Ne voit-on pas, dans l'une et dans l'autre les mêmes circonstances atmosphériques déterminer leur

(1) La douleur des lombes et la suppression des urines, signes caractéristiques de la fièvre jaune, se retrouvent encore dans le choléra morbus, et concourent à établir de plus en plus l'analogie que je reconnais dans ces deux maladies, dont la nature m'est démontrée être parfaitement identique.

invasion, et leurs diverses périodes présenter une succession de mêmes symptômes pathognomoniques?

L'autopsie cadavérique ne nous démontre-t-elle pas enfin que le choléra-morbus a, comme la fièvre jaune, son siège dans le foie et dans le canal digestif? En effet, lorsqu'il a été assez intense pour amener la mort, l'ouverture des cadavres offre souvent l'inflammation et la gangrène de l'estomac et des intestins; une altération visible du foie et de la vésicule biliaire, des épanchemens de matières noirâtres dans le tube alimentaire et digestif, semblables à celles qui ont été rendues par le vomissement. Outre ces lésions qui lui sont communes avec la fièvre jaune, le choléra-morbus a encore cette particularité, lorsqu'il a été promptement funeste comme chez ces malheureux Indiens que M. Denans a vu succomber à Calcutta, en 1818, après une ou deux heures de maladie, de ne laisser aucune altération dans les organes; ce qui se présente de même lorsque la fièvre jaune a été foudroyánte.

Dans le rapport fait au conseil supérieur de santé, sur les maladies pestilentielles désignées sous le nom de choléra-morbus de l'Inde et de Syrie, M. Moreau de Jonnès décrit ainsi les résultats de l'autopsie : Estomac contracté, sa substance est dure et épaissie ; sa capacité est vide, et remplie d'un fluide de couleur et de consistance très-diverses, clair ou grumeleux, blanc, vert ou noir; des ulcérations ou des taches rouges se trouvent parfois dans sa membrane, ainsi que dans les intestins. Le foie présente des inflammations, des congestions et une couleur plus sombre qu'à l'ordinaire. Le cerveau et les autres organes nécessaires à la vie semblent n'avoir éprouvé aucune altération. La particularité la plus remarquable des organes internes, est l'existence, dans le canal alimentaire, d'une substance argileuse qui est en assez grande quantité pour plâtrer le drap sur lequel le corps est enveloppé, quand le fluide trouble qui la contient s'est écoulé à travers. Ce singulier produit de la maladie ne la caractérise pas moins que ne le fait pour la fièvre jaune la matière du vomissement noir.

Pour ce qui concerne le rapprochement physiologique des deux maladies dont je m'occupe ici, on doit voir que j'assigne à la bile le même excès d'abondance, le même degré d'acrimonie et de causticité que je lui ai attribué dans la fièvre jaune. Son effet sur l'estomac et les intestins doit être, dans ce cas, assimilé à celui d'un poison irritant, à l'aide de quoi on explique d'une manière satisfaisante tous les symptômes nerveux et pathologiques qui caractérisent cette maladie, ainsi que les résultats particuliers que la lésion des organes ou viscères abdominaux nous présente par l'autopsie cadavérique.

Je sais que les auteurs détaillent très-longuement les causes prédisposantes et occasionelles de cette maladie. Les premières sont relatives au climat, aux saisons, à l'âge, au sexe et au tempérament des individus; et parmi les dernières on compte les alimens indigestes pris en excès, les fruits acides et non mûrs, ceux mêmes qui sont trop relâchans, comme les pêches, les melons, les concombres, les ananas, les bananes, les vins doux et nouveaux, ceux qui sont acides, la bière, les boisons froides ou à la glace lorsque le corps est échauffé, l'impression subite du froid, les substances vénéneuses, soit animales, soit végétales, soit minérales, introduites dans l'estomac ou les intestins, la présence des vers, des fatigues excessives, des courses trop long-temps prolongées, la répercussion de quelque humeur cutanée, un accès violent de colère, enfin une chaleur intense succédant brusquement à une température froide, *et vice versa.* Je conviens de bonne foi que toutes ces causes peuvent avoir une influence plus ou moins marquée et directe, selon les circonstances, sur le développement de cette maladie dans quelques cas isolés; mais toutes les fois que ce fléau sera épidémique, toutes les fois que son invasion sera en rapport avec une haute température ou avec les mois les plus chauds de l'année, alors je n'admettrai d'autre cause matérielle de son développement, que la bile devenue trop abondante par l'effet de la saison, ou ayant subi des altérations dans l'organe qui la sécrète, organe si morbifiquement influencé par la chaleur sous les tropiques, dans les Indes orientales et dans le midi de l'Europe, comme je l'ai déjà dit ci-dessus en faisant connaître son état pathologique, pour expliquer l'origine de la fièvre jaune des Antilles. C'est à l'appui de cette opinion que je rapporterai ici ce que le docteur Bally dit de l'action de la chaleur rayonnante comme cause déterminante de la maladie. « Nous avons déjà parlé, dit-il, d'un jeune homme mort en fort peu de temps de la fièvre jaune qui avait revêtu les formes d'un *choléra-morbus*. La veille, dans une course à la campagne, il avait été vivement frappé par les rayons perpendiculaires du soleil. ».

L'opinion que j'émets ici sur la cause existante la plus ordinaire et la plus essentielle du choléra-morbus, se trouve confirmée par celle des plus grands praticiens. Ainsi Sidenham, qu'on a surnommé à si juste titre l'Hippocrate anglais, et qui a décrit avec son talent ordinaire le choléra-morbus qui fut épidémique à Londres en 1669 et 1676, dit, en commençant ses observations : « Cette maladie arrive presque aussi constamment sur la fin de l'été et aux approches de l'automne que les hirondelles au commencement du printemps, et le coucou vers le milieu de l'été. » Il la définit une contraction spasmodique de l'estomac et des intestins, causée par une matière âcre et caustique, accompagnée d'une évacuation prodigieuse de matières bilieuses par haut et par bas. Le traitement qu'il conseille consiste à corriger l'acrimonie et la chaleur de la bile, et à délayer son abondance par une ample boisson d'eau de poulet, d'eau d'orge, de gruau, ce qui prouve de plus en plus combien sa pratique était une conséquence naturelle de sa doctrine. Cullen, qui, dans son système de médecine, a tout accordé au spasme, et si peu aux humeurs, s'exprime néanmoins ainsi : « La matière évacuée par haut et par bas paraît évidemment être particulièrement de la bile. Je conclus de cette dernière circonstance, que la maladie dépend de la sécrétion augmentée de la bile, et de son épanchement abondant dans le canal alimentaire, où elle excite et détermine les mouvemens dont j'ai parlé ci-dessus; ce qui me donne lieu de croire que cette liqueur ainsi épanchée en plus grande quantité que de coutume, acquiert en même temps une âcreté plus considérable. Cela paraît vraisemblable par les tranchées violentes et douloureuses qui accompagnent la maladie, et qu'on ne peut attribuer qu'aux contractions spasmodiques et violentes des intestins qui ont lieu dans ce cas. Cette maladie règne dans les plus grandes chaleurs; elle peut, dans les climats très-chauds, paraître quelquefois dans tous les temps de l'année; mais dans ces climats mêmes, elle est plus fréquente pendant les saisons les plus chaudes. Il est, à ce que je crois, très-évident, par toutes ces circonstances, que cette maladie est l'effet de la chaleur de l'atmosphère, qui produit quelque changement dans l'état de la bile; ce changement consiste peut-être en ce que la matière de la bile acquiert plus d'âcreté et devient plus propre à déterminer une sécrétion abondante; or, cette matière est préparée de manière qu'elle coule en plus grande quantité que de coutume (1). »

Le célèbre M. Portal, premier médecin du roi, nous dit que tous les anciens médecins, et

(1) On voit ici que Cullen a été sur le point de reconnaître l'état pathologique du foie par l'influence de la chaleur. Il en a très-bien décrit les effets, mais il s'est arrêté lorsqu'il n'avait plus qu'un seul mot à écrire pour énoncer la cause qui les produit.

ceux qui leur ont succédé, ont reconnu dans la bile la cause fréquente du choléra-morbus, soit qu'elle fût trop abondante, soit qu'elle eût acquis trop d'acrimonie; la bile, en découlant avec trop grande abondance dans le canal intestinal, pouvait refluer dans l'estomac et l'irriter en même temps qu'il irritait aussi les intestins, d'où résultait une espèce de convulsion avec une disposition plus ou moins grande à l'inflammation. Souvent, après le choléra-morbus, l'estomac et les intestins sont réduits au dernier degré de putréfaction, de gangrène, percés en quelques endroits, leur membrane interne étant excoriée, détruite par la bile plus ou moins âcre, et quelquefois avec épanchement d'une portion de cette bile dans la cavité abdominale. C'est par la seule acrimonie de cette bile que les parois du canal alimentaire peuvent être atteintes d'érosion.... Elle a fait périr quelquefois des animaux du choléra, bientôt après qu'on leur en a fait avaler une certaine quantité extraite des cadavres de personnes mortes de diverses fièvres malignes. D'autres animaux sont aussi morts dans des convulsions, après qu'on leur avait insinué quelques gouttes de bile sous la peau par une légère piqûre. C'est à l'appui de son assertion sur les ravages que peut occasioner la bile dans le choléra-morbus, que le même praticien cite l'observation suivante : Le sieur Caire, qui avait été mon instituteur, vint de Gaillac en Albigeois, à Paris, à l'âge d'environ cinquante ans. Il parut d'abord jouir de la meilleure santé; cependant il lui survint quelques légères coliques environ un an après son arrivée dans cette capitale; il devint jaune; il fit quelques remèdes, et il paraissait entièrement rétabli, lorsqu'il éprouva une douleur affreuse dans la région épigastrique; des vomissemens horribles survinrent, il rendit par les selles une grande quantité de matières très-jaunes, et ensuite très-noires et fétides; il tomba dans des syncopes fréquentes, il eut des convulsions; ses extrémités se refroidirent; enfin son corps se couvrit d'une sueur froide, qui fut celle de la mort.

A l'ouverture du corps, on trouva la vésicule du fiel pleine d'une bile noirâtre, de même que le canal cholédoque, l'intestin duodénum, et l'estomac; le foie était enflammé vers son bord antérieur; l'estomac était très-rouge, et sa membrane interne détachée et corrodée en divers endroits, les intestins grêles, et surtout le duodénum, gangrénés et percés; les gros intestins n'étaient pas exempts d'inflammation, surtout le colon; les autres viscères étaient dans l'état naturel..... M. Portal ajoute : « Nous nous abstenons de rapporter diverses autres observations avec ouverture des corps, sur le choléra-morbus dont les ulcérations du foie ont été la cause bien reconnue. On en trouvera plusieurs autres dans les ouvrages de Morgagni, de Lieutaud, et dans la Collection des thèses pathologiques de Haller, tom. II (1).

Les résultats que nous offre ici cette autopsie cadavérique donnent une nouvelle démonstration aux funestes effets que peut occasioner l'acrimonie de la bile. L'inflammation et la gangrène en ont été évidemment la suite. A quelle autre cause pourrait-on attribuer cette redoutable et si rapide désorganisation ? Une substance corrosive a seule pu agir *a priori* sur les intestins, et où chercherons-nous cette substance si ce n'est dans celle qui est si abondante en contact immédiat et perpétuel avec le canal alimentaire, et qui, dans ses qualités naturelles, peut éprouver encore de si grandes altérations, selon les circonstances physiologiques qui sont propres

(1) Morgagni, lib. IV, Epist. LIX, art. 18, 20.—Portal, Traitement des personnes empoisonnées, et Observations sur les maladies du foie, pag. 387, 388 et 590. Suivant les expériences de M. Deidier, dans la peste de Marseille de 1720, la bile tirée de la vésicule du fiel des cadavres pestiférés et inoculée à des chiens, a toujours communiqué la maladie, tandis que la chair et le sang dévorés par quelques-uns de ces animaux n'ont pas altéré leur santé. *Journal des Savans*, mars 1722, pag. 541.

à influencer morbifiquement l'organe qui la sécrète.

Cleghorn et tous les médecins anglais qui ont habité long-temps les Indes et ont été témoins de ces grandes épidémies de choléra-morbus, qui y sont si fréquentes parmi les naturels du pays et les troupes européennes, sont d'un avis unanime pour en attribuer la cause à la surabondance de la bile et aux altérations physiques qu'elle éprouve par l'effet de la chaleur. « Les gens ardens et colères, dit Lieutaud, qu'on sait être tourmentés par la bile, sont les plus sujets au choléra-morbus. La bile joue un très-grand rôle dans cette maladie : elle est tantôt d'un jaune verdâtre, tantôt érugineuse noire, et quelquefois dans un état de putridité acide. Le choléra est souvent épidémique dans la canicule, et plus commun à la fin de l'été que dans aucune autre saison de l'année. » Poissonnier, dans son Traité des maladies des gens de mer, reconnaît aussi dans la colique bilieuse des pays chauds, qu'il confond avec le choléra-morbus, « l'existence d'une bile acrimonieuse et presque corrosive, qui, agissant tant sur le plexus hépatique lui-même que sur le gastrique et le mésentérique supérieur, jette les parties dans lesquelles ils se distribuent dans un état de resserrement convulsif, qui produit à la fois le vomissement et les douleurs vives qui caractérisent cette colique. L'acrimonie bilieuse n'étant qu'un excès de tendance à la putréfaction, dont la bile est très-susceptible, et la chaleur des climats la favorisant, la colique, qui en est le résultat, doit être, comme elle l'est effectivement, plus commune et plus dangereuse dans les pays chauds que dans les pays froids ou tempérés. » Enfin, on lit ce passage remarquable dans l'ouvrage de M. le docteur Audouard, dont j'ai déjà parlé : « Ce serait s'inscrire contre les faits d'observations que de ne pas reconnaître une essence bilieuse à la fièvre intermittente aussi-bien qu'à la fièvre jaune. Nées des mêmes causes, ces maladies existent conjointement et dans les mêmes circonstances. On pourra observer une intermittente bénigne ou pernicieuse, *un choléra-morbus,* ou la fièvre jaune. Toutes ces nuances n'expriment que les différentes impressions du climat. »

Tous les journaux ont parlé, l'an passé, de l'épouvantable contagion qui, transportée de l'Inde à Bagdad, y fit périr dans moins de vingt jours quinze mille individus. Cette contagion a été reconnue pour être de la même nature que le choléra-morbus, qui, depuis sept ans environ, exerce de si grands ravages dans l'Indoustan, où il a embrassé un territoire dont l'étendue est de onze degrés de latitude, et la surface de plus de mille lieues carrées. M. le docteur Denans, de Marseille, ayant fait, en 1818, un voyage au Bengale, en qualité de chirurgien sur l'*Epaminondas*, vaisseau marchand parti de Marseille, a eu l'occasion favorable de voir et d'étudier cette maladie à Calcutta. Il a consigné dans une thèse présentée à la Faculté de Paris, le 11 août 1820, les observations qu'il a recueillies sur cette épidémie. La description qu'il en donne nous offre une similitude parfaite avec le choléra-morbus d'Europe, soit qu'on considère l'un et l'autre dans leurs causes prédisposantes et occasionelles, soit qu'on les compare dans leur invasion, leur marche, leur durée, et dans leurs diverses périodes, et jusque dans leur traitement curatif et prophylactique. C'est en décrivant les phénomènes morbides qui marquent la troisième période, qu'il dit littéralement : « C'est dans cette période que les symptômes acquièrent un degré d'intensité qui caractérise cette maladie, les douleurs deviennent plus vives, les vomissemens plus fréquens, plus difficiles, de nature bilieuse, comme dans le commencement de la fièvre jaune, avec laquelle le choléra-morbus, dans les pays chauds, a beaucoup d'analogie. Les médecins anglais de Calcutta jugent, d'après la fréquence des vomissemens et la grande quantité des matières bilieuses évacuées, que la bile est viciée, qu'elle est la seule cause de la maladie. En conséquence, pour rendre son expulsion par le haut plus facile, ils gorgent leurs malades d'eau de tamarin, et provoquent celles d'en bas par des doses répétées de calomel; puis, quand la maladie est très-avancée, ils donnent le laudanum à des doses excessivement élevées, en y associant toujours le calomel. »

Ce fut au mois de novembre 1819, qu'une frégate anglaise venant de Calcutta avec cette maladie à bord, la communiqua à l'Ile de France, où elle fit les plus terribles ravages. Malgré toutes les précautions prises par le gouverneur de l'île Bourbon, pour la repousser et pour s'en défendre, une cupidité criminelle ayant favorisé le débarquement clandestin de plusieurs nègres de traite, la contagion éclata à Saint-Denis, capitale de cette île, où elle fit périr, depuis le 14 janvier jusqu'aux premiers jours de mars 1820, cent soixante-dix-huit personnes, parmi lesquelles on compte cent cinquante-quatre nègres. C'est dans la notice intéressante lue à l'Académie des Sciences, le 16 avril 1821, par M. le chevalier Moreau de Jonnès, que l'on trouve tous les documens précieux qui concernent l'historique de cette redoutable contagion et de ses funestes ravages dans l'Inde (1). M. Moreau de Jonnès est un de ces philanthropes éclairés qui, sans avoir reçu le bonnet de docteur, en possèdent toute la science; et il est trop avantageusement connu dans le monde médical par l'étendue de ses connaissances, son talent d'observation, et la rectitude de son jugement, pour que je donne ici la nomenclature de ses nombreux ouvrages. Il suffit de prononcer son nom pour savoir qu'il n'y aura

(1) C'est au mois d'août 1817, que cette maladie meurtrière parut dans l'Indoustan. On croit que sa première irruption eut lieu à Jessore, ville située à trente-trois lieues au N.-E. de Calcutta, dans le delta du Gange. Après avoir détruit le plus grand nombre des habitans de Jessore et des villages voisins, elle envahit tout le territoire compris entre les différentes branches du Gange, s'étendit en remontant leur cours, et atteignit Bénarès, qui est à plus de trois cents lieues de Calcutta. C'est dans la première semaine de septembre que cette dernière ville, capitale de l'Inde britannique, fut infectée. Elle n'attaqua d'abord que peu de personnes, et bientôt l'armée anglaise fut assaillie par cet ennemi formidable. Le 18 novembre, la division du centre en fut attaquée; elle était tout au plus de dix mille hommes, et en douze jours trois mille succombèrent : plusieurs autorités élèvent sa perte beaucoup plus, et la portent de cinq à huit mille. Des lettres de Canton, du 18 octobre, annoncent que les bâtimens anglais mouillés dans ce port étaient attaqués du choléra-morbus de l'Inde, et que cette maladie, qui avait pénétré dans les provinces méridionales de la Chine, y faisait les plus grands ravages : les habitans périssaient par milliers.—*Notice sur la maladie pestilentielle importée aux îles de France et de Bourbon, et désignée sous le nom de cholera-morbus de l'Inde*; par M. Moreau de Jonnès.

jamais d'entreprise utile à l'humanité, à laquelle il ne se trouve heureusement associé.

Il me semble que l'analogie que j'ai voulu établir, dans les pays chauds, entre le choléra-morbus et la fièvre jaune, repose sur des faits trop authentiques et sur des argumens trop irrésistibles pour que j'appelle de nouvelles autorités au secours de mon opinion. Si quelque chose doit étonner sur ce point, c'est que cette analogie dans les causes et cette identité dans les symptômes de ces deux maladies n'aient pas été prononcées depuis long-temps, puisque l'une et l'autre sont si apparentes aux yeux des praticiens, qu'il n'est aucun d'eux qui ne les reconnaisse dans le premier malade de ce genre soumis à son examen. Si cependant je ne craignais d'affaiblir trop les preuves en les multipliant, je rappellerais ici ce qu'a rapporté l'estimable auteur de la notice sur la maladie pestilentielle de l'Inde, et qui vient toujours à l'appui du rapprochement que j'ai cherché à établir dans ce chapitre, entre deux maladies si terribles dans leurs symptômes, et si effrayantes et désastreuses dans leurs résultats. « On a fait usage, dit-il, à l'Ile de France, d'huile d'olive prise intérieurement à grandes doses, et mêlée au camphre et à l'éther. On prétend en avoir obtenu d'étonnans succès ; on assure même qu'un M. Gaurdemar, l'ayant employée pour tâcher d'arracher à la mort trente-six nègres de son habitation, qui étaient atteints de la contagion, il n'en perdit que deux. Il est digne de remarque que le même moyen médical dont on s'est servi, en 1819, à l'Ile de France, contre la maladie pestilentielle désignée sous le nom de choléra-morbus, ait été employé avec un pareil succès, dans le cours de la même année, à la Havane contre la fièvre jaune, et à Tanger contre la peste du Levant. » Qu'aurait dit le même auteur, si, en traçant ces lignes, il avait pu avoir connaissance des cures miraculeuses qui ont été obtenues au lazaret de Marseille, en 1821, par l'administration, de potions huileuses, aux malades atteints de la fièvre jaune, puisque les deux tiers de ces malades ont été guéris, ce qui surpasse de beaucoup toutes les chances les plus heureuses que l'on ait jamais pu obtenir dans cette maladie.

Dans son rapport au conseil supérieur de santé, le même auteur établit d'une manière bien plus démonstrative encore l'analogie qui existe entre la fièvre jaune et le nouveau fléau pestilentiel qui s'avance de l'Inde vers l'Europe. Quand on a lu ce rapport, qui donne tant à craindre à l'humanité, et qui annonce un si grand talent d'observation, on reconnaît « que la maladie s'est propagée de proche en proche, depuis 1817 jusqu'en 1823, en l'espace de sept ans, depuis les Moluques jusqu'aux rivages de la Syrie, et depuis l'embouchure du Volga dans la mer Caspienne, jusqu'aux îles de France et de Bourbon, dans la mer d'Afrique; ce qui place les points extrêmes de ces ravages à une distance de treize cent quarante lieues dans la direction du nord au sud, et de dix-neuf cents lieues dans celle de l'est à l'ouest; qu'elle attaque tous les âges, tous les sexes, tous les tempéramens, toutes les races, l'Indien, le Chinois, le Malais, l'Arabe, le nègre, le Turc, et l'Européen; qu'elle règne dans toutes les saisons de l'année, soit que la température atmosphérique soit froide ou chaude, sévissant avec une égale violence dans les hautes montagnes de Népaul, dans les mornes élevés de l'Ile de France, dans les déserts du Diabékir et les steppes de la Tartarie. Cette formidable maladie se propage d'une manière analogue à celle des contagions, s'étendant de proche en proche par les communications, remontant les fleuves, et pénétrant dans les provinces les plus reculées au moyen de la navigation intérieure; suivant les armées dans leurs marches, les Indiens dans leurs pèlerinages, les bâtimens de guerre et du commerce dans leurs expéditions, et traversant les mers avec les navigateurs, les déserts avec les caravanes, et les chaînes des montagnes avec les voyageurs ou les fuyards. On estime enfin que cette maladie ayant enlevé au Bengale, à Madras, à Bombay et dans leurs dépendances deux millions et demi d'individus, ce nombre doit être encore doublé par les autres contrées où elle a également porté ses ravages. »

Ce n'est pas sans doute sur une pure hypothèse que j'établis l'identité de la fameuse peste noire du quatorzième siècle et du choléra pestilentiel de l'Inde. On n'a qu'à lire le point de départ de cette première peste, d'après les historiens, les contrées qu'elle parcourut avant de dévaster l'Europe pendant seize ans, le nombre des victimes qu'elle y enleva, et l'on pourra juger si le fléau moderne de l'Inde n'a pas une origine commune, une marche égale et un venin également destructeur. En effet, « suivant les auteurs, nous dit Papon, elle partit du royaume de Catay, au nord de la Chine, en 1346, se glissa dans l'Inde, parcourut la Turquie d'Asie et d'Europe, pénétra en Egypte et dans une partie de l'Afrique, fut portée en Sicile en 1347; elle passa de là à Pise et à Gênes; infecta en 1348 toute l'Italie, excepté Milan; franchit les Alpes la même année, désola la Savoie, la Bourgogne, le Dauphiné, la Provence, le Languedoc; pénétra en Catalogne, et parcourut presque toute l'Espagne. Elle ravagea ensuite l'Angleterre, l'Écosse, l'Irlande et la Flandre, à l'exception du Brabant, où elle fit peu de mal; porta en 1350 ses fureurs en Allemagne, dans la Hongrie, le Danemarck, et dans presque tout le nord de l'Europe, d'où elle revint pour ainsi dire sur ses pas, dévasta la partie de la France qu'elle avait laissée intacte; désola de nouveau, en 1361, celle qu'elle avait déjà attaquée; retomba sur l'Italie, qu'elle dépeupla; et finit en 1363, après avoir emporté, s'il faut en croire Villani et d'autres historiens, tels que l'Inarins et Boccace, témoins oculaires, les quatre cinquièmes des habitans de l'Europe (1). » Qui peut méconnaître ici la marche actuelle du choléra-morbus qui, né à Jessore en 1817, est déjà parvenu sur les bords de la Méditerranée et de la mer Caspienne en 1823, après avoir parcouru, durant cet intervalle, des contrées aussi vastes que celles qui ont été désignées ci-dessus dans son itinéraire, et dont la seule étendue effraie l'imagination.

(1) *De la peste, ou Époques mémorables de ce fléau*, par J.-J. Papon. Au rapport de Boccace, Florence seule compta cent mille victimes enlevées par ce fléau.

Quant à l'identité des symptômes de cette formidable maladie du quatorzième siècle, avec ceux de la fièvre jaune et du choléra de l'Inde, elle ne laisse rien à désirer au médecin observateur. On voit dans l'une et dans les autres des vomissemens affreux et perpétuels, des hémorrhagies par le nez, le poumon, les intestins et les reins; des évacuations alvines jaunes, noires et cendrées; des exanthèmes rouges, noirs, ou bleuâtres sur la peau, et des tumeurs aux aisselles et aux aînes. Tous ces différens symptômes se retrouvent également dans les trois maladies que je viens de mentionner, c'est-à-dire la fièvre jaune ordinaire, le choléra-morbus actuel de l'Inde, et la peste noire du quatorzième siècle, que je considérerai toujours, au reste, comme identiques, quoiqu'elles puissent être différenciées à la rigueur par quelques nuances légères, sous le rapport de leurs symptômes d'après l'influence diverse des siècles, des climats, du tempérament particulier des individus qui en sont atteints, et surtout de l'état des lieux qu'ils habitent, lorsque ceux-ci sont insalubres ou marécageux.

Mais, avant de terminer ce chapitre, je crois devoir mettre dans la dernière évidence les rapports d'analogie qui existent entre le choléra-morbus du midi et celui de l'Inde, en insérant ici diverses observations recueillies dans ces deux différens climats, et par lesquelles on pourra juger que la maladie de cette dernière contrée a été quelquefois plus bénigne et moins meurtrière que celle de notre continent, ce qui doit exciter de plus en plus la sollicitude du gouvernement et des intendances sanitaires du royaume, pour ne pas laisser pénétrer sur le sol français le nouveau germe pestilentiel des bords du Gange, d'après la crainte trop justement fondée que l'affection analogue que ce germe exotique y rencontrerait, ne lui facilitât les moyens d'un prompt acclimatement, ainsi que l'on voit souvent, en économie rurale, des graines étrangères fructifier au centuple dans le nouveau terrain qu'on leur présente.

C'est à l'obligeance de M. le docteur Reymonet, de Marseille, que je dois l'observation suivante. Comme il l'a rédigée sous le nom de gastro-duodénohépatite, j'ai la faculté de la classer ou parmi les fièvres jaunes sporadiques, ou parmi les choléra de même nature, d'après l'identité pathologique que je reconnais à ces deux maladies. Cependant la marche si rapide d'une affection qui a été mortelle dans le court espace de vingt-cinq heures, après avoir eu des symptômes aussi effrayans que ceux d'une cardialgie active, d'une suffusion ictérique générale de la peau, d'une suppression d'urines, de vomissemens noirs, d'ongles violets et d'extrémités de la même couleur, m'ont porté à lui assigner une place parmi les choléra qui, quoique nés sporadiquement en Europe, n'ont pas moins quelquefois de malignité, comme je l'ai déjà dit, que ceux de l'Indoustan :

Le sieur M**, âgé de cinquante ans, peseur public à Marseille, d'une constitution maigre, disposé, par son organisation et son caractère. aux émotions vives, avait depuis plusieurs années son appétit diminué. Il ne trouvait le moyen de l'exciter que dans l'usage des substances fortement assaisonnées. Ses digestions se faisaient mal et donnaient souvent lieu à la diarrhée, ainsi qu'à des gaz qu'il rendait le plus souvent par la bouche. Quand ces rapports le fatiguaient, qu'ils distendaient le ventre (ce qu'il appelait des vapeurs), il achetait sa tranquillité en prenant divers condimens ou infusions aromatiques, mais ces remèdes le laissaient abattu, mélancolique et même irascible pendant quelques jours.

Le 8 août 1824, il prit en se levant une tasse de café pur et sans sucre : il avait peu mangé la veille, et il resta à jeun jusqu'à midi, époque où il commença à éprouver de violentes coliques. Avant de poursuivre, il est important de signaler que le sieur M** était demeuré exposé à un soleil très-chaud toute la matinée, ce qui lui arrivait souvent quand il cultivait son jardin, genre de distraction qu'il aimait. A ces coliques succèdent des vomissemens verdâtres avec sentiment d'ardeur à la gorge; arrivé près de lui, je le trouve dans un état d'abattement difficile à dépeindre; le pouls était concentré, la langue un peu rouge, comme d'habitude, sans pourtant être sèche, les extrémités refroidies. — Limonade à la glace, lavement avec le pavot et la graine de lin, frictions huileuses chaudes sur l'abdomen. La chaleur est rappelée et entretenue aux extrémités.

A quatre heures, le vomissement et les tranchées continuent, le pouls est toujours concentré, les angoisses sont insupportables; le malade dit ressentir un déchirement dans l'estomac, la région ombilicale est déprimée; son découragement est extrême, ce qui est loin de son naturel. — Opium administré sous plusieurs formes et rejeté à l'instant même, fomentations sur le ventre, eau glacée et lavement huileux.

Dix heures du soir. — Il est survenu de la réaction; le pouls bat fréquemment, mais il est facile à déprimer; peau chaude, langue sèche, joues colorées, yeux brillans, tête pesante; d'autre part absence du vomissement, des tranchées, mais la douleur épigastrique, quoique moins vive, persiste, et l'agitation est extrême. — Trente sangsues sur l'épigastre, même boisson.

Six heures du matin. — Les sangsues ont peu donné, cependant l'affaissement est général; le malade a vomi noir plusieurs fois dans la nuit, qu'il a passée dans les angoisses; il y a légère suffusion jaune à la peau, surtout aux tempes, aux paupières inférieures, au cou et à l'abdomen; pouls petit et fréquent. Le malade n'a point uriné depuis près de vingt-quatre heures, et l'hypogastre est affaissé. — Le bain tiède est proposé, mais la prostration des forces, l'état d'accablement et la répugnance que les parens et le malade lui-même manifestent, font différer l'emploi de ce moyen. On se borne à faire des fomentations chaudes et légèrement sinapisées sur les membres inférieurs, dont la température est basse.

Onze heures du matin. — Une légère réaction s'est manifestée; il n'y a que très-peu de teinte jaune à la peau et point de vomissemens; le malade paraît tranquille, quant au physique, mais la crainte d'une mort prochaine ne l'abandonne pas; je fais part de mes craintes aux parens, le docteur Roubaud m'est adjoint. Nous demeurons convenus de profiter de cette courte opportunité que doit nous donner cette faible réaction, pour tâcher d'arrêter les progrès alarmans d'une phlegmasie si violente. Quelque forte que nous paraisse la concentration des forces, cinquante sangsues sont répandues sur l'abdomen. Le pouls tombe aussitôt, avant même que l'on puisse admettre la moindre déplétion des capillaires, d'ailleurs quelques sangsues seulement ont piqué et se détachent un instant après.

Midi. — Le sieur M** est sans pouls, son corps se refroidit et se couvre de sueur, les traits se décomposent, les ongles et les extrémités ont une teinte noirâtre; il conserve cependant le libre usage de ses facultés; il paraît sensible aux exhortations de son directeur et aux dernières preuves de sollicitude que lui prodigue sa famille; il expire avec calme et résignation vers les trois heures de relevée, ayant conservé dès le principe la conviction qu'il succomberait rapidement à cette douloureuse maladie.

Réflexions de M. le docteur Reymonet. — Des considérations particulières ont mis empêchement à ce que le cadavre du sieur M** fût ouvert, mais n'est-on pas en droit de penser que le siège probable de l'affection était dans les premières voies et l'appareil biliaire, qu'elle a commencé par l'estomac, qu'elle s'est propagée au duodénum et de là au foie, par la communication des conduits biliaires? Ne doit-on pas rapporter l'excessive acuité de cette phlegmasie à l'irritation chronique de cette portion de la muqueuse digestive? Ne nous est-il pas démontré qu'une inflammation aiguë entée sur une chronique devient quelquefois mortelle en peu d'heures? L'histoire de toutes les épidémies en a fourni de nombreux exemples, et la plupart des médecins qui ont séjourné aux colonies ont fait ces remarques sur les individus morts en peu de temps du typhus ictérode. On a pu se convaincre qu'ils étaient affectés de gastrite et d'entérite chroniques, et que c'est à cette cause que l'on devait attribuer la rapidité des troubles sympathiques qui s'opéraient. Si dans les cas de perforations spontanées de l'estomac et du tube digestif, et des choléra-morbus violens qui se terminent promptement par la mort, on a recours aux signes commémoratifs, on s'assure que les malades qui y ont succombé entretenaient sur leurs organes digestifs, par une nourriture excitante et habituelle, une stimulation permanente. D'après les faits de cette nature, rapportés par des médecins physiologistes, n'est-il pas permis de poser en thèse générale qu'une phlegmasie aiguë entée sur une irritation chronique est presque toujours et rapidement mortelle. Cette observation, quoique peu probante par le défaut d'autopsie cadavérique, ne laisse pas que de déposer en faveur de cette assertion.

Le 16 juillet 1824, le sieur Poudret, jeune négociant établi à Marseille, a l'imprudence de boire une carafe de limonade à la glace, après avoir fait des courses qui l'avaient beaucoup échauffé. Bientôt après, il éprouve des tranchées violentes, puis des vomissemens bilieux, suivis d'évacuations alvines de la même nature; les symptômes d'un choléra-morbus intense se prononcent; la nuit est marquée par de très-vives angoisses, et le malade appela à son secours M. le docteur Roubaud. Cet estimable praticien combat par les remèdes ordinaires, tels que l'opium, les sangsues, les délayans, les révulsifs, cette affection, qui acquiert d'un moment à l'autre un caractère plus grave, et nécessite la présence d'un second médecin, M. le docteur Ducros. La cardialgie et le tortillement des intestins donnent au malade un état de souffrance extraordinaire; la journée et la nuit du 17 sont également mauvaises par la fréquence des vomissemens et des déjections alvines. Tous les symptômes s'éxaspèrent le 18, et laissent le malade dans un état désespéré pour la nuit. Dans la matinée du 19, il expira. Les facultés intellectuelles ont été intactes jusqu'à la mort. Les soins les plus éclairés et les plus prompts ont été ici inutiles ; l'art n'a pu triompher d'une maladie qui, dès son début, s'est annoncée avec des symptômes nouveaux et inflammatoires, de la plus pernicieuse intensité.

L'autopsie cadavérique, faite par MM. les docteurs Roubaud, Ducros et leurs élèves, a donné pour résultat une inflammation qui se prolongeait de l'estomac aux intestins grêles, et même jusqu'au colon transverse ; la muqueuse était rouge, gonflée, mais ne présentait aucune altération dans son tissu.

Il est bon d'observer ici que, dès les premiers jours du mois de juillet, le thermomètre de Réaumur s'était élevé et soutenu de 24 à 26 degrés ; et que le sieur Jacquinet, homme d'un âge avancé, avait été déjà rapidement enlevé, à cette époque, par un choléra-morbus accompagné de déjections noires.

Les trois observations suivantes sont extraites de l'intéressante notice sur le choléra-morbus, ou mordelhi, publiée récemment par M. le docteur Keraudren, connu par ses savantes recherches sur l'hygiène navale, les maladies des gens de mer et des colonies, et ses autres travaux si en rapport avec ses fonctions d'inspecteur-général du service de santé de la marine royale, et de membre du conseil supérieur de santé du royaume (1).

Première observation. — Madame S...., d'un tempérament lymphatique nerveux, d'une constitution grêle et débile, atteinte d'une affection de la matrice, avait déjeuné le matin, selon sa coutume, avec du riz. Elle éprouva bientôt une tension à l'épigastre, suivie de tous les symptômes du choléra-morbus, qui persistaient depuis dix heures du matin. Je fus appelé à dix heures du soir; cette dame avait été vue par un médecin bengali qui lui avait fait prendre de l'eau-de-vie, et avait aussi administré, à plusieurs reprises, l'alcool de menthe et l'alcool de lavande, sans plus de succès. La malade avait alors vomi huit fois et avait eu vingt selles; les déjections étaient involontaires. Voici l'état dans lequel je la trouvai : douleurs vives à l'épigastre, soif ardente, avec sentiment d'ustion à l'estomac et dans les intestins, respiration entrecoupée, face hippocratique, pouls petit, intermittent, presque insensible, crampes dans les membres abdominaux, prostration des forces, immobilité, supination, excepté dans les crampes, extrémités froides, sécheresse de la peau, selles visqueuses et noirâtres.

Je prescrivis une potion avec le laudanum et

(1) *Du Choléra-morbus de l'Inde*, ou *Mordéhu*, par P.-F. Keraudren; 1824.

le camphre, à prendre par cuillerée tous les quarts d'heure.

Le lendemain matin, le pouls était relevé, la chaleur rétablie, la malade transpirait abondamment, les évacuations étaient suspendues; la même potion fut continuée d'heure en heure. Le soir tout était dans l'état naturel, il y avait eu une selle assez liée; il ne restait que de la faiblesse; la malade prit pour boisson du vin de Madère dans de l'eau.

Le troisième jour, convalescence, la malade fut nourrie avec le sagou aromatisé avec la canelle : on lui donnait, avant de manger, un petit verre de vin amer.

Deuxième observation.— Madame C..., d'une constitution grêle et débile, d'un tempérament lymphatique, avait déjeuné avec du riz sec; une demi-heure après le choléra-morbus se déclare. On administre à plusieurs reprises l'alcool de menthe et de lavande. Je suis appelé à cinq heures du soir; il y avait eu dix à douze selles; j'observai : vive sensibilité de l'épigastre, nausées très-douloureuses, respiration lente, pouls fréquent, petit, changement presque continuel de position.

Je fais préparer, avec l'éther et l'eau de fleur d'oranger une potion à prendre par cuillerée chaque demi-heure.

A dix heures du soir, violentes douleurs épigastriques, point de vomissemens, respiration entre-coupée, pouls petit, sentiment d'ustion dans l'abdomen, soif ardente, crampes dans les membres, prostration, supination, défaillances fréquentes, déjections involontaires, extrémités froides, face hippocratique.

Potion avec le laudanum, le camphre et l'éther sulfurique, dont la malade prend une cuillerée tous les quarts d'heure.

Le lendemain, plus de choléra; faiblesse assez grande, maigreur, pâleur du visage : on permet le sagou aromatisé avec la cannelle, et, après deux jours, la santé est parfaite. (Ces deux observations ont été recueillies dans l'Inde, par M. Saint-Yves, chirurgien de la marine royale.)

Troisième observation. — Henri Caledec, matelot, âgé de 47 ans, d'une constitution faible, usée, éprouve dans la nuit du 1er au 2 février des vomissemens de matières amères, et des déjections considérables, accompagnées de douleurs vives à l'estomac et au ventre, et d'une grande faiblesse. Il ne prévient personne : je le vois à six heures du matin. Alors, débilité extrême, sueurs froides, traits décomposés, douleur très-forte à la région épigastrique et dans l'abdomen, très-sensible à la pression; urines supprimées; vomissemens de temps en temps de matières muqueuses, amères ; déjections de mêmes matières peu fréquentes ; hoquets, crampes dans les extrémités abdominales et aux mains ; pouls extrêmement petit, accéléré, intermittent ; respiration pénible et courte. (Potion composée de quinze gouttes d'éther et dix de laudanum, dans deux onces d'eau sucrée, pour une seule dose.) La potion est rejetée ; le malade fait de grands efforts pour vomir. (Même dose d'éther et de laudanum, à prendre par cuillerée ; eau de riz tiède, deux lavemens émolliens.) Les vomissemens, les hoquets et les crampes continuent ; la faiblesse est extrême. (Potion composée de deux gros d'eau de menthe, quinze gouttes d'éther et de laudanum, vingt de teinture aloétique, dans trois onces d'infusion de camomille, à prendre par cuillerée de quart d'heure en quart d'heure ; frictions sèches sur les membres.) A midi, il n'y a pas d'amélioration. (Embrocation d'huile et d'alcali volatil sur la région épigastrique, suivie de l'application d'un vésicatoire deux heures après.) A quatre heures, le malade paraît sans ressources, rien n'a produit de soulagement ; les traits sont tout-à-fait décomposés, le pouls est imperceptible, la voix nulle : mort à sept heures du soir. (Cette observation a été recueillie par

M. Lefebvre, chirurgien-major de la frégate du roi *la Cléopatre*, pendant sa relâche à Marseille.)

Les observations recueillies par M. Denans, aux îles de Nicobar, dans l'Inde, n'offrent pas moins d'intérêt, et doivent faire suite aux précédentes.

Louis Delmas, matelot, âgé de 23 ans, d'une faible constitution et d'un tempérament nerveux, fut pris, le 5 novembre 1817, premier jour de notre relâche aux îles Tricity, Naitcovery et Coury, de violentes douleurs dans le bas-ventre, suivies de vomissemens et de selles abondantes; pouls petit, fréquent, irrégulier, ventre dur et météorisé; boissons adoucissantes, lavemens émolliens, fomentations; quinze gouttes de laudanum sont données dans une potion aromatisée avec l'eau de fleurs d'oranger. A dix heures, langue sèche, sueur froide partout le corps, crampes dans les membres. Linges chauds appliqués aux pieds. Quinze gouttes d'éther, et vingt gouttes de laudanum, dans un demi-verre de tisane. A dix heures et demie, respiration plus libre, les vomissemens et les selles diminuent. Le pouls reprend de la force; la chaleur du corps revient; le malade s'endort; et deux heures après, il s'éveille sans douleur. Le lendemain, il est en convalescence.

—Louis Robin, contre-maître, âgé de 38 ans, d'une bonne constitution et d'un tempérament nervoso-bilieux, étant de garde durant la nuit, et par un temps d'orage, eut ses habits mouillés pendant trois heures. En descendant de garde, il fut se coucher, et demi-heure après il fut pris de vomissemens et de violentes douleurs d'estomac. Les matières rendues étaient verdâtres, la face était grippée, les yeux fixes, hagards, le pouls petit, intermittent, pieds froids, et sueur froide au visage. Tisane de guimauve, linges chauds aux pieds. Le malade refusait de boire de la tisane, disant que les Indiens y avaient touché. Je prescrivis vingt gouttes de laudanum dans un peu d'eau de fleurs d'oranger. A six heures, hoquet et crampes vives; les vomissemens et les selles se succédaient avec rapidité; j'eus recours au même mélange d'éther, de laudanum et de sucre, que dans l'observation précédente; deux lavemens opiacés diminuèrent les vomissemens et les selles. Ces douleurs calmées, le pouls se développa, la peau devint moite; les crampes cessèrent; il s'endormit et ne s'éveilla qu'après plusieurs heures, tout inondé de sueur. La convalescence fut très-courte. Il continua à percevoir l'odeur des Indiens, plus de huit jours après que nous les eûmes quittés.

—Le 6 février 1818, je fus appelé vers les dix heures du soir pour aller voir M***, chirurgien d'un navire de Bordeaux, mouillé à Calcuta. Anxiétés extrêmes, vomissemens verdâtres, douleurs vives à l'abdomen, pouls presque insensible, face pâle, décomposée, ventre dur, tendu, douloureux, sueur froide et visqueuse sur tout le corps, crampe aux extrémités, qui étaient froides; tisane de graine de lin, fomentations sur l'abdomen, et linges chauds aux extrémités. Potion avec le laudanum liquide; les symptômes persistent. Nouvelle dose de laudanum; soulagement marqué; le pouls se relève; un grain d'opium amène la guérison, en faisant cesser tous les symptômes fâcheux.

CHAPITRE V.

Peut-on admettre dans le midi de l'Europe le développement spontané de quelques fièvres jaunes sporadiques, dépendantes de la seule influence du climat, sans aucune importation antérieure ? Faits authentiques rapportés par les auteurs, qui prouvent l'existence de ces fièvres, pour l'ordinaire non contagieuses, mais qui pourraient accidentellement le devenir, par l'effet de quelques circonstances extraordinaires et imprévues. A mon avis, le *causus* d'Hippocrate ne doit plus être considéré aujourd'hui que comme une fièvre jaune sporadique sans contagion.

Ce serait se refuser à l'évidence, que de nier aujourd'hui l'apparition spontanée de ces fièvres sur les bords de la Méditerranée dans quelques circonstances particulières, et surtout après une haute température atmosphérique. Nul doute qu'on ne rencontre désormais et qu'on ne découvre de jour en jour un plus grand nombre de ces fièvres, dès qu'on les observera avec plus de soin. Ce sont les exemples de ce genre que j'ai vus à Marseille en 1811, qui m'ont conduit par analogie à conclure que, puisque cette fièvre s'était développée spontanément dans nos climats, sans aucun germe précédemment importé, sans aucun foyer d'infection locale, et par la seule influence de la chaleur, on pouvait bien assigner la même cause à la fièvre jaune des Antilles, renforcée de son virus spécifique.

Les médecins espagnols qui, depuis 1800, ont eu de si fréquentes occasions d'observer des épidémies de cette nature, admettent, dans certains cas, des fièvres jaunes dont l'origine ne peut être attribuée à aucune importation; d'où nous devons conclure que ces fièvres sont alors évidemment sporadiques. C'est dans les ouvrages de MM. les docteurs Pariset et Mazet que l'on trouve une exposition fidèle de la doctrine des médecins de la Péninsule sur ce nouveau fait de médecine pratique; et un grand nombre d'observations recueillies par les médecins français dans les climats chauds de l'Europe justifient complètement cette assertion. A ce sujet M. le docteur Pariset s'exprime ainsi : « Il est certain que l'on pourrait puiser de précieux matériaux dans l'histoire de la fièvre d'Andalousie, et pour compléter cette histoire, je dois raconter ici ce qu'ont observé des médecins très-éclairés, et très-dignes de foi, entre autres M. Piguillem de Barcelone, et M. Arejula de Cadix, hommes si profondément versés dans la connaissance de la fièvre jaune européenne. Outre quelques exemples épars de cette fièvre que M. Arejula m'a dit avoir vus à Cadix, en 1784, 1790 et 1792, dernière année où deux sujets pris de vomissemens noirs furent guéris sous ses yeux ; il m'a assuré que sa petite-fille, enfant âgé de 5 ans, est morte de la fièvre jaune en trois jours ; et cela, dans le mois de juillet ou d'août de l'année 1817, c'est-à-dire à une époque où, depuis quatre ans, Cadix était délivré de toute épidémie. Il n'y avait plus de contagion, la petite fille n'avait communiqué avec personne ; d'où l'on serait forcé de conclure qu'au moins cette fois la fièvre aurait été spontanée, et que l'opinion qui rejette comme impossibles tous les cas de cette espèce est au moins trop absolue. De son côté, M. le docteur Piguillem, que j'ai eu l'honneur de voir à Barcelone, et dont le nom est devenu célèbre par une pratique heureuse et d'excellens écrits, me disait qu'au mois de juillet 1819, un ancien chirurgien d'armée, veuf et indisposé contre toute sa famille, prend le parti de se remarier ; mais bientôt il tombe malade, et meurt avec tous les symptômes de la fièvre jaune. Or, cette maladie, plus encore que la précédente, ne fut ni effet ni cause de la contagion. Dans le petit traité sur la fièvre jaune à la rédaction duquel le docteur Piguillem a concouru, il parle de la perte qu'il fit de son père, habile médecin qui, dans la dernière guerre, visitant l'hôpital de Puycerda, y contracta une maladie mortelle, laquelle offrit parmi ses symptômes beaucoup de ceux qui caractérisent la fièvre jaune; une grande prostration des forces, des vomissemens continuels, des convulsions, un hoquet déchirant, l'ictericie, une dissolution totale et une gangrène presque universelle. »

M. Pariset ajoute : « Le seul exemple donné par la petite fille de M. Arejula prouverait que la fièvre jaune peut être sporadique et spontanée en Espagne; et ce fait une fois établi par une expérience assez souvent répétée, il en résulterait que cette fièvre se naturalise en Espagne, et tend à y devenir épidémique, exactement de la même manière que la petite-vérole l'est devenue dans les contrées, dont sa propriété contagieuse lui a ouvert les portes. Tel est le sentiment de quelques médecins de Cadix, en particulier de M. Gonzalèz; tel est celui du docteur Civat de Barcelone, et probablement tel est encore celui de M. Arejula lui-même; car après qu'il m'eut raconté la mort de sa petite-fille, comme je le pressais vivement sur ses conséquences, cet homme, à la fois si hardi et si mesuré, ne me répondit pas une parole (1). A mon avis, on ne peut attribuer ici la réserve et le silence du célèbre praticien de Cadix, qu'à une extrême circonspection. Convaincu que la fièvre jaune peut, dans quelques cas particuliers, mais très-rares, être sporadique en Espagne, il s'est bien gardé d'énoncer cette triste vérité pour ne pas alarmer ses concitoyens et le gouvernement; il n'ignorait point à quels dangers avait été exposé le docteur Florès, pour avoir parlé avec franchise lors de l'épidémie de Léon; et, pour ne pas mentir à sa conscience et à sa raison, il s'est tu, et a laissé les interpellations de M. Pariset sans réponse. Mais aux yeux des gens clairvoyans, son opinion sur cette matière est évidente; et son silence me paraît ici très-expressif et très-éloquent.

L'infortuné Mazet, dont l'héroïsme et la mort sont déjà devenus pour lui les titres assurés d'une gloire immortelle, rapporte qu'il avait vu dans son voyage à Cadix (2) « des médecins d'un grand mérite qui, s'étant spécialement attachés à l'étude de la fièvre jaune, se sont fait une doctrine particulière, au moyen de laquelle ils expliquent le développement d'une épidémie sans

(1) Ouvrage cité, pag. 104 et 105.

(2) Relation abrégée d'un voyage fait en Andalousie pendant l'épidémie de 1819.

qu'il y ait eu importation. Ces médecins reconnaissent avec tout le monde, que la fièvre jaune est originaire d'Amérique, et qu'elle a été apportée en Europe; conséquemment, ils admettent l'importation : de plus, ils ont observé que souvent en été l'on rencontre des exemples de *fièvres jaunes sporadiques*, dans des cas où tout soupçon d'importation est impossible. Dès lors, ils disent que jamais le germe de cette maladie n'est complètement détruit, ni par un intervalle de plusieurs mois, ni par la saison froide. Ils pensent que ce germe reste caché quelque part et en puissance de produire des effets, jusqu'à ce que des circonstances, encore peu connues à la vérité, viennent favoriser son développement. Parmi ces circonstances, celle qu'ils regardent comme la plus active est une température élevée; ils vont même jusqu'à dire que le vingt-septième degré de chaleur, thermomètre de Réaumur, étant donné, la fièvre peut se développer spontanément et donner lieu à une épidémie. »

On voit très-clairement ici que les médecins espagnols dont parle Mazet croient à l'existence de la fièvre jaune spontanée dans quelques cas; j'admets comme eux que les récidives qui ont lieu dans l'année qui suit la première invasion de l'épidémie paraissent dépendantes des germes contagieux conservés dans les meubles, les vêtemens et les effets, et que l'hiver n'a pu détruire. Ainsi, en 1721, la peste de 1720 se renouvela à Marseille, par la même cause sans doute qui fit renaître à Malaga en 1804 la fièvre jaune de 1803. Mais je suis loin de regarder comme réelle la persistance des germes dans les organisations; comme le pense M. Pariset en s'appuyant des exemples que lui fournissent quelques inoculations varioliques, vacciniques et même rabifiques, qui, introduites dans le corps humain, ne se développent quelquefois qu'au bout d'une année. Ce système est subversif de toutes les mesures sanitaires, qui, pour être de quelque effet préservatif, devraient être indéfinies, puisqu'il resterait toujours en doute si un individu sorti d'une ville infectée ne pourrait pas, malgré la quarantaine la plus rigoureuse faite pendant la saison de l'hiver, être atteint de l'épidémie au retour des chaleurs de l'été, et en devenir un instrument propagateur. Cette idée peut être très-ingénieuse, mais elle tombe devant la naissance spontanée des fièvres jaunes sporadiques, dans les pays où on ne peut supposer aucun germe contagieux préexistant ou importé, parce qu'on explique très-bien alors les accidens de fièvre jaune qui apparaissent de temps en temps, comme celui de la petite-fille de M. Arejula, par l'influence d'une seule cause atmosphérique, c'est-à-dire par la chaleur; ce qui nous prouve qu'un phénomème qu'on a cru dépendre jusqu'ici d'un germe préexistant dans l'économie n'est que le résultat d'une cause naturelle et physique qui agit isolément en Europe, de la même manière qu'elle agit épidémiquement en Amérique. Du moment que l'on reconnaîtra que la fièvre jaune peut naître spontanément dans quelques cas particuliers, et sans aucune importation, on pourra résoudre alors des difficultés qui paraissent insurmontables, et pour la solution desquelles il avait fallu recourir à la supposition de la persistance annuelle ou bis-annuelle des germes, lorsque rien ne pouvait annoncer que dans quelques circonstances il eût préexisté un levain contagieux. Ainsi, une fièvre jaune sporadique rend très-bien raison du fait qui a tant embarrassé Mazet, et qu'il rapporte de la manière suivante : « Une épidémie de fièvre jaune se développa à Séville. Avant que la ville fût mise en séquestre, plusieurs habitans se retirèrent à la campagne pour se soustraire à l'épidémie; ils y restèrent jusqu'à la saison froide, époque à laquelle ils purent rentrer dans leurs foyers sans aucun danger pour leur santé. L'hiver se passa; la belle saison revint; et la fièvre jaune ne reparut, plus dans Séville. Cependant la plupart des individus qui s'étaient exilés furent, à l'époque des grandes chaleurs, atteints d'une maladie offrant tous les symptômes de la fièvre jaune, et marchant absolument comme elle; mais cette fièvre jaune n'était plus contagieuse, elle n'existait que pour l'individu qui s'était exilé, et était tout-à-fait sans danger pour tous ceux qui entouraient cet individu, ou qui le soignaient pendant sa maladie.

Ce seul fait, examiné dans tous les points contradictoires qu'il présente, fourniraient matière à une discussion très-étendue. On se demanderait d'abord, si les individus en question avaient contracté la maladie par voie de contagion? s'ils l'avaient contractée avant leur départ pour la campagne où après leur retour dans leurs foyers? S'ils l'avaient contractée avant, comment s'était-il fait qu'un an se fût écoulé avant qu'elle se manifestât, et quelle influence l'air avait-il eu dans la production de ce singulier phénomène? Si au contraire ils ne l'avaient contractée qu'après leur retour, pourquoi étaient-ils atteints seuls de la fièvre jaune? et pourquoi cette maladie n'était-elle plus contagieuse? Elle l'était pourtant quand ils la contractèrent.... Que de questions encore l'on pourrait se faire! mais je ne veux point les pousser plus loin. Ce fait prouve que non-seulement la fièvre jaune n'est pas la même en Amérique et en Europe, mais qu'encore elle diffère dans la même ville, et cela me suffit (1). » Par l'admission d'une fièvre jaune sporadique, tout s'explique ici naturellement pour ce qui concerne les individus de Séville, qui, loin d'avoir contracté, à une époque quelconque, aucun germe contagieux, ont été atteints sporadiquement d'une fièvre qui a simulé la même marche que celle qui avait eu lieu durant l'épidémie de l'année précédente, mais qui n'a point eu de contagion, parceque étant individuelle et spontanée, elle n'a pas dû avoir des qualités différentes des fièvres de cette nature, qui pour l'ordinaire ne sont jamais contagieuses, à moins qu'elles ne fussent aggravées par quelques circonstances particulières, telles qu'elles peuvent se rencontrer accidentellement dans les villes populeuses, chez les habitans pauvres qui, entassés dans des maisons mal aérées, réuniraient encore à cette condition défavorable toutes les autres causes d'insalubrité; d'ailleurs ne pourrait-on pas dire que ces individus, par leur fuite, avaient perdu les avantages d'une espèce d'indigénat.

(1) Ouvrage précité.

Les observations rapportées par M. le docteur Larrey (1) concernant la fièvre qui a fait périr deux cent soixante blessés, sur les six cents qu'il avait eus à soigner après la prise du Caire et de Boulaq, ne laissent aucun doute sur le caractère de cette maladie. Il suffit d'en lire les symptômes pour reconnaître avec cet auteur qu'une véritable fièvre jaune avait apparu sur les bords du Nil, et avait fait malheureusement un grand nombre de victimes parmi les soldats français. « Dans l'invasion, dit M. Larrey, les yeux étaient tristes, la conjonctive jaunâtre, le visage *cuivré*, et le pouls lent et comprimé. Le malade ressentait des douleurs à l'hypocondre droit, et les plaies restaient sèches, ou ne donnaient qu'une sérosité roussâtre. Ces symptômes étaient suivis d'une chaleur vive et générale, d'une soif ardente, de violentes douleurs d'entrailles et de tête, accompagnées chez quelques-uns de délire, de frénésie, d'oppression et de fréquens soupirs ; une hémorrhagie nasale, qui survenait quelquefois, calmait ces derniers accidens ; et favorisait les vomissemens bilieux, qui s'établissaient avec peine avant cette précieuse évacuation. Quelquefois aussi les hémorrhagies, suivies de vomissemens copieux et de déjections

(1) Mém. de Ch. militaire, pag. 20 et suiv.

alvines, faisaient avorter la maladie, et produisaient une crise salutaire; mais le plus souvent la soif augmentait, la langue était sèche, comme brûlée, les yeux étaient rouges, les urines rares et comme enflammées, quelquefois totalement supprimées ou retenues dans la vessie. La peau prenait une teinte jaune; les douleurs de l'hypocondre devenaient plus fortes, le bas-ventre était douloureux et tuméfié; enfin le malade jetait des cris lugubres, était privé de sommeil, s'agitait sans cesse, sans pouvoir goûter un instant de calme et de repos.

« L'ouverture des cadavres nous a fait reconnaître les effets de la maladie: sérosité roussâtre dans les cavités du ventre et de la poitrine; météorisme et phlogose aux intestins; engorgement du foie et de la rate; la vésicule ne contenait que très-peu de bile de couleur noirâtre et épaisse; des affections gangréneuses existaient dans différentes parties du corps, surtout dans les substances adipeuses. »

A la suite de ces observations, qui s'accordent si bien avec les principaux symptômes, que l'on retrouve avec des couleurs variées dans le *typhus icterodes* des nosologistes français et anglais, où le *vomito prieto* des Espagnols, le docteur Larrey rapporte un extrait littéral du journal du docteur

Witman, médecin à la suite de la mission militaire anglaise venue en Syrie et en Égypte après le départ des Français. « D'après ce médecin anglais, dans le cours de l'automne 1800, pendant le séjour que la mission militaire fit sur la côte de Jaffa, où elle était campée avec l'armée du grand-visir, il se déclara une fièvre rémittente accompagnée de malignité. Elle commença à la mi-août et continua pendant les mois de septembre et d'octobre. Le temps était brumeux et très-chaud, le thermomètre de Fahrenheit, à l'ombre, allait de 90 à 95 degrés; les nuits étaient fraîches et humides. Les deux premières victimes furent deux artificiers de la mission; elle se répandit bientôt, et gagna le camp des Turcs, où elle fit, par la suite, de grands ravages.

« Les symptômes qui se manifestaient dans cette maladie, continue le docteur Witman, furent d'abord les frissons, le mal de tête, la prostration des forces, puis une douleur brûlante à l'estomac et à l'abdomen, des nausées et un goût d'amertume dans la bouche avec d'abondans vomissemens de matières sanguinolentes et bilieuses, une diarrhée de même nature, la langue d'un jaune noir, une soif ardente, le pouls vif et élevé, la peau jaune, brûlante, et la respiration précipitée. Lorsque la fièvre prenait un mauvais caractère, elle était accompagnée de délire, les yeux étaient enflammés, et la peau souvent parsemée de taches noirâtres. Cette maladie avait une marche plus ou moins rapide; ce qui dépendait de l'état physique et moral du malade, de son âge, de son régime particulier, et de plusieurs circonstances locales et atmosphériques. — L'épouse du général Kochler, commandant la mission, fut, après les deux artificiers, une des premières, attaquée de cette *fièvre jaune maligne*, dont elle mourut le septième jour. Le général son mari, qui lui avait donné des soins particuliers, fut, quelques semaines après, atteint du même mal, auquel il succomba le troisième jour. Il est vrai, dit le docteur Witman, que M. Kochler n'avait cessé de déplorer la perte de son épouse. Dans les mois de novembre et de décembre, la température ayant sensiblement baissé, cette fièvre disparut pour faire place à la peste, et cette maladie se développa avec d'autant plus de force, que la saison était celle du khamprem, qui, comme on sait, est chaude et humide, par conséquent pernicieuse à la santé. C'est aussi alors que règne la peste, et l'on peut dire que la fièvre jaune, sous le rapport de ses effets et de sa prompte terminaison, a quelque analogie avec ce fléau. Le célèbre Humboldt, qui a eu occasion de voir ces deux maladies, la première en Turquie, en Syrie et en Afrique, et la deuxième dans la Nouvelle-Espagne, surtout à la Vera-Cruz, a fait la même remarque. »

James Mac-Grégor, l'un des médecins de l'expédition militaire anglaise de l'Inde en Égypte, a fait la même observation que M. de Humboldt; et il assure que lorsque la peste commença à se manifester dans les hôpitaux très-encombrés, elle eut tous les caractères du typhus, ou fièvre maligne nerveuse, quand l'armée campa sur le terrain marécageux d'El-Hammed, elle eut ceux des fièvres intermittentes et rémittentes; que, pendant les mois de décembre et de janvier, elle avait une apparence inflammatoire telle que toutes les maladies présentèrent les symptômes d'une inflammation de poitrine, et que, dans la saison tempérée, elle ressemblait à une fièvre continue assez bénigne. Dans un assez grand nombre de cas, ajoute-t-il, elle parut avoir des rapports frappans avec la *fièvre des Indes occidentales* (1). »

Un médecin qui a dit « que dans les pays d'Amérique qui sont entre les tropiques, la complication bilieuse est rendue plus intense par la chaleur, à laquelle les étrangers ne sont point faits, et que de là vient la fièvre jaune, est sans doute

(1) Esquisse médicale de l'expédition de l'armée de l'Inde en Egypte.

très-disposé à admettre dans les pays méridionaux la naissance spontanée de ces fièvres, pendant la canicule, et il a pu lire sans étonnement ce que le docteur Calliot et M. de Humboldt rapportent pour prouver que le *vomito* n'est point limité à l'Amérique, que dans la Campagne de Rome on a vu mourir des hommes de fièvres qui s'accompagnaient des symptômes qui caractérisent la fièvre jaune. En effet, celle-ci n'est ni plus rapide, ni plus meurtrière en Amérique que la fièvre intermittente ictéro-apoplectique des états romains. J'en parle d'après ce que j'ai vu, et j'ose dire qu'il suffirait d'augmenter d'un faible degré la chaleur de l'atmosphère de ce pays, pour qu'il réunît toutes les conditions qui favorisent le développement spontané de la fièvre jaune en Amérique. Je ne doute pas qu'un été extrêmement chaud ne puisse y exaspérer les symptômes de la fièvre intermittente, au point d'en faire une véritable fièvre jaune, ou se rapprocher tellement d'elle par sa forme ou par sa marche, qu'il soit impossible d'en faire la distinction (1). » Quand on pratique dans les pays chauds, on est à même de voir le rôle important que la bile joue dans les maladies de ces contrées, et les formes différentes qu'elle

(1) Audouard, *Recherches sur la contagion des fièvres intermittentes.*

leur fait prendre selon la latitude des lieux où elles règnent, ou le tempérament des individus qui en sont atteints. D'où il suit que la fièvre jaune des Antilles n'est plus, jusqu'à uncertain point, la même que celle des États-Unis, et que le typhus de la Péninsule doit encore varier, et présenter des modifications différentes, à raison du climat et des autres circonstances locales qui peuvent l'aggraver ou la rendre plus bénigne, quoique la cause première qui produit les unes et les autres soit identique, et dépende presque toujours des désordres de la bile, et du caractère particulier que la chaleur imprime à cette humeur, qui, dans nombre de cas, agit comme un fluide délétère ou corrosif, et ne tarde point, selon les circonstances à faire naître une complication miasmatique.

Quelque nouveau système que l'on adopte en médecine, il sera toujours honorable pour un praticien moderne qui, tout en reconnaissant des phlegmasies fréquentes dans les cadavres, veut remonter néanmoins à la source et à la cause de ces phlegmasies, en suivant les traces et la doctrine des Sydenham, des Magrave, des Bianchi, des Morgagni, des Lieutand et des Portal. Ces grands médecins n'ont point ignoré qu'Hippocrate, vivant dans un pays chaud, avait attribué l'origine de toutes les fièvres à la bile, quel que fût leur type, soit continu, soit intermittent. On peut donc être encore fondé aujourd'hui, malgré que l'on semble abandonner toute théorie ancienne, à admettre que dans les maladies qui surviennent le plus ordinairement durant les fortes chaleurs de l'été, la bile est la cause matérielle de ces affections, soit qu'elle pèche par son abondance ou par son âcreté, d'après la plus ou moins grande altération de l'organe qui la sécrète. Si c'est surtout dans ce que les anciens appelaient la fièvre bilieuse, et la colique de la même nature, que l'on trouve souvent, après la mort, la vésicule du fiel pleine d'une bile noire et d'une grande âcreté propre à détruire la couleur de quelques étoffes, et à produire des excoriations aux doigts des anatomistes, selon le rapport de Morgagni, il ne faut pas être surpris qu'elle produise, en pareil cas, des inflammations et la gangrène du canal digestif, et qu'elle donne naissance, dans certaines contrées du midi, à des maladies analogues à celle des Antilles, mais qui heureusement n'ont pas encore contracté la férocité, et surtout le caractère contagieux de cette dernière, lorsqu'elle nous est importée de son pays natal, sous l'empire de circonstances défavorables (1).

(1) On peut voir encore, dans l'ouvrage sur les *Maladies du*

Ce n'est pas seulement dans des pays très-chauds, que l'on peut rencontrer quelques exemples isolés de fièvre jaune sporadique : on en trouve dans les zones tempérées même. Ainsi M. le docteur Portal, premier médecin du roi, si digne de la réputation européenne qu'il s'est acquise depuis plus de soixante ans, par ses travaux et son heureuse pratique, a vu, à Paris, deux cas de fièvre jaune; c'est lui-même qui m'a raconté ce fait, le 9 juillet 1825, dans son cabinet. M. Broussonet a traité dans l'hôpital de Montpellier onze soldats atteints de cette fièvre, et qui l'avaient contractée sur le littoral de la Catalogne (1). Le grand Haller lui-même a observé deux fois des fièvres jaunes en Suisse, en 1763 et 1768; et M. Pariset a dit : » Souvenons-nous que des exemples de fièvre jaune ont paru à Bordeaux, à Rochefort, à Brest. » Il aurait pu ajouter, et à Marseille en 1811. Cette année fut remarquable par un été excessivement chaud; les blés et les plantes légumineuses furent desséchés, avant leur maturité, par le soleil; et la

foie, par M. le docteur Portal, ce vénérable doyen de la médecine française, toute l'influence que ce médecin, si justement celèbre, attribue au foie et à la bile altérée, dans une infinité de maladies qui deviennent épidémiques durant l'été. C'est un recueil de faits infiniment précieux et qui concourent à établir ma nouvelle théorie sur la cause spéciale et matérielle de la fièvre jaune.

(1) Devèze, *Mém. au Roi*, pag. 14.

terre y devint momentanément aussi aride et aussi embrasée que celle qui est soumise aux plus fortes chaleurs de l'équateur. Aussi les apoplexies foudroyantes, les diarrhées bilieuses et les choléra-morbus, furent très-fréquens. A Marseille, on vit également des fièvres intermittentes et des fièvres adynamiques très-meurtrières. C'est sous cet état insolite de l'atmosphère, que j'eus occasion d'observer, pour la première fois, quelques exemples d'une fièvre jaune sporadique, qui fit dans la ville onze victimes parmi lesquelles on doit compter le grand chambellan de S. M. le roi Charles IV, et un de ses aumôniers, deux malades auxquels je donnai des soins journaliers, en ma qualité de médecin ordinaire de ce roi infortuné. On verra, par les observations que je rapporterai ci-après, que les symptômes de cette fièvre ont été notés heure à heure, au lit des malades, et qu'ils sont identiques avec ceux qui appartiennent à la fièvre jaune des Antilles. Le ciel de Marseille étant devenu momentanément le ciel d'airain de l'Amérique, il n'est pas étonnant qu'une maladie de cette dernière contrée ait apparu dans notre climat, et y soit devenue meurtrière pour quelques individus. Les faits cliniques que l'on va lire seront sans doute plus que suffisans pour faire reconnaître la véritable nature de cette fièvre, dont la naissance sporadique à Marseille n'avait été encore constatée par aucun auteur. Cependant elle me paraît devoir être très-commune sur les bords de la Méditerranée, puisqu'il ne faut que des circonstances atmosphériques semblables à celles qui ont été rapportées ci-dessus, pour la produire spontanément. C'est aux praticiens exacts dans leurs recherches, qu'il appartiendra désormais d'en recueillir de nombreuses observations; car je ne doute nullement que, selon certaines années, cette maladie ne soit fréquemment sporadique dans le midi de l'Europe, principalement sur les bords maritimes de l'Italie et de la Provence, où elle pourrait devenir endémique si la nature y faisait naître des causes accidentelles ou permanentes d'une très-grande insalubrité; mais jusqu'ici la Providence a écarté de ces deux contrées, une si effrayante calamité.

En consignant ici un extrait du Journal météorologique tenu par mon ami le docteur Beraud, pendant le trimestre d'été de l'an 1811, à Marseille, on verra quel a été l'état de l'atmosphère pendant cette brûlante saison, et son influence sur la nature des maladies qui en ont été la suite. Les observations que je vais rapporter ont été recueillies avant d'avoir formé aucun système sur l'origine et les causes occasionelles de la redoutable fièvre jaune des colonies ; témoin de quelques maladies qui m'avaient paru, sous tous les rapports, avoir quelque chose d'extraordinaire, je n'avais pas cru devoir les laisser dans l'oubli ; je les réservais comme des matériaux qui pouvaient un jour être utiles à la science, lorsque l'épidémie de Barcelone est venue frapper Marseille d'épouvante, et a vivement alarmé tout le midi. Réfléchissant alors sur cette terrible contagion, et sur les ravages affreux qu'elle a faits dans la Péninsule depuis 1800, je conçus l'idée de remonter à sa source, et d'examiner son acclimatement et son importation. Telle est l'origine de mon système sur cette maladie; c'est aux observations que j'eus occasion de recueillir à la cour de S. M. le roi Charles IV, à cette époque en exil et en captivité à Marseille, que je dois les premiers élémens de cet ouvrage, fondé sur une théorie appuyée sur des faits authentiques, et qui me paraissent plus que décisifs et concluans, par l'analogie qu'ils présentent avec les faits observés au delà des mers.

EXTRAIT

DU JOURNAL MÉTÉOROLOGIQUE DE L'ANNÉE 1811,

Par M. le Docteur Beraud, à Marseille.

Observations thermométriques faites pendant les mois de juin, juillet et août de l'année 1811 mètre de Réaumur).

Mois de Juin.		Mois de Juillet.		Mois d'Août.	
Jours du mois.	Degrés du thermomètre.	Jours du mois.	Degrés du thermomètre.	Jours du mois.	Degrés du thermomètre.
1	23	1	20 1/2	1	21 1/2
2	22 1/2	2	21	2	22 1/2
3	21 1/2	3	21 1/2	3	24
4	22	4	21 1/2	4	23 1/2
5	22 1/2	5	22	5	20
6	23	6	21	6	22
7	23	7	20	7	22 1/2
8	23	8	19 1/4	8	21
9	23	9	20	9	21 1/4
10	23	10	19 1/2	10	17
11	23	11	21 1/2	11	20

Mois de Juin.		Mois de Juillet.		Mois d'Août.	
Jours du mois.	Degrés du thermomètre.	Jours du mois.	Degrés du thermomètre.	Jours du mois.	Degrés du thermomètre.
12	23 1/2	12	22	12	20
13	23	13	23	13	21
14	21 1/2	14	23	14	21
15	22 1/2	15	23	15	21 1/2
16	23	16	24	16	22
17	23	17	24	17	22
18	24	18	24 1/2	18	22
19	24 1/2	19	26 1/2	19	22
20	24	20	27 1/2	20	22
21	22 1/2	21	23	21	22 1/2
22	21	22	24	22	22 1/2
23	18	23	25	23	21
24	18	24	26	24	21
25	19	25	25 1/2	25	19
26	20	26	26	26	19
27	20	27	25 1/2	27	20
28	21	28	25	28	22
29	21	29	25	29	22
30	20	30	22 1/2	30	23
		31	20	31	23 1/2

Résumé des observations météorologiques pendant le trimestre d'été 1811.

JUIN.

Plus grande élévation de la colonne de mercure dans le baromètre.......... 28 p. 4 l.
Moindre élévation...*id*... *id*... 27 11
Élévation moyenne..*id*....*id*... 28 3

Plus grand degré de chaleur d'après le thermomètre de Réaumur..*id*... 24 3/4
Moindre degré.....*id*....*id*... 13
Moyen degré.......*id*....*id*... 17 3/4

Nombre de jours secs.......... 16
Nombre de jours humides...... 14
Nombre de jours de pluie dont 4 orageux.................... 10
Nombre de jours avec un beau ciel. 15
Nombre de jours avec un ciel couvert ou très-nuageux.......... . 15

Le vent a soufflé du S. E. et du S.O. 18 jours
id.. du N. O., de l'O. N. O., et du N. 12 *id*.

Maladies régnantes pendant ce mois.

Rougeole avec un caractère épidémique bien marqué, généralement bénigne.

Vers la fin du mois, plusieurs apoplexies foudroyantes, beaucoup de diarrhées bilieuses, et quelques rhumes d'été.

Fruits à noyaux très-abondans et plus encore les fruits rouges.

JUILLET.

Plus grande élévation de la colonne de mercure dans le baromètre.	28 p.	4 l. 1/2
Moindre élévation. . . *id*. . . . *id*. . .	28	1
Élévation moyenne. . *id*. . . . *id*. .	28	5
Plus grand degré de chaleur d'après le thermomètre de Réaumur.	27	1/2
Moindre degré. . . . . *id*. . . . *id*. . .	14	
Moyen degré. . . . . . *id*. . . . *id*. . . .	20	3/4

Nombre de jours secs.	20
Nombre de jours humides.	11
Nombre de jours de pluie dont un de fort orage.	2
Nombre de jours avec un beau ciel.	16
Nombre de jours avec un ciel couvert ou très-nuageux.	16

Le vent a soufflé du S. E. et du S.	12 jours
id. . . . . . . du N. O.	10 *id*.

Variable du S.-E., N.E., S.-S. O.. 9 *id.*

Le 30, le tonnerre est tombé trois fois dans le terroir, et a tué une femme. Le 8, il y a eu un suicide.

Maladies régnantes pendant ce mois.

Le choléra-morbus a sévi pendant tout ce mois sur un grand nombre de personnes de tout âge, de tout sexe et de toute condition. Les apoplexies foudroyantes et celles qui n'ont eu d'autres résultats que des hémiplégies ont été aussi fréquentes que le mois précédent. Les accouchemens ont été en général laborieux, et plusieurs femmes ont succombé, soit pendant le travail, soit après l'accouchement. Quelques fièvres intermittentes se sont montrées ainsi que quelques fièvres adynamico-ataxiques.

Fruits de toute espèce très-abondans. La récolte du bled a totalement manqué; la tige avait été séchée avant la granaison par les chaleurs précoces et continues du mois de juin.

AOUT.

Plus grande élévation de la colonne de mercure dans le baromètre............... 28 p. 5 l.

Moindre élévation...*id*....*id*... 27 11

Moyenne élévation..*id*....*id*... 28 4

Plus grand degré de chaleur d'après le thermomètre de Réaumur......	24
Moindre degré...............	12
Moyen degré................	18

Nombre de jours secs.........	11 jours.
Nombre de jours humides.....	20 *id.*
Nombre de jours de pluie......	6 *id.*
Nombre de jours avec un beau ciel.	13 *id.*
Nombre de jours avec un ciel couvert ou très-nuageux.............	18 *id.*

Le vent a soufflé du S. du S.-O. et du S.-E	14 jours.
id..... du N.-O..............	7 *id.*
id.... .. variable de l'O. au N...	10 *id.*

Le 10, il y a eu un suicide. Le 28 apparition d'une comète chevelue vers le N.-O. à la queue de la grande ourse.

Maladies régnantes pendant ce mois.

Le choléra-morbus moins fort, mais aussi fréquent, fièvres intermittentes plus communes que dans le mois précédent, et les fièvres adynamiques plus meurtrières et plus répandues.

Divers accidens de fièvre jaune sporadique. Le grand chambellan de S. M. le roi Charles IV et un de ses aumôniers en périssent ainsi que onze autres personnes.

Observations de fièvre jaune sporadique, (recueillies à Marseille en 1811).

Première observation. — Le dimanche 4 août 1811, à neuf heures du matin, S. E. M. Joachim-Emmanuël de Villena. maréchal-de-camp et grand chambellan de S. M. le roi Charles IV, et Baltazar Fernandès, prêtre attaché à l'aumônerie du roi, revinrent ensemble de la cour, en se plaignant chacun d'un mal de tête, de frissons et de faiblesse. Ils se séparèrent sur la place Saint-Ferriol, en se serrant la main, pour aller se mettre au lit. Ces deux serviteurs fidèles d'un roi si malheureux par la plus lâche et la plus machiavélique des trahisons, ne songèrent sans doute pas en se quittant dans cette matinée, qu'ils ne se reverraient plus que dans l'éternité.

M. de Villena, âgé de cinquante-six ans, d'une taille moyenne, sourcils et cheveux noirs, teint basané, avait un tempérament ardent, bilieux, un caractère irritable et très-colérique. Les événemens d'Espagne l'avaient beaucoup affecté; et il était attaché à son roi, autant par le sentiment d'une fidélité à toute épreuve, que par celui d'un dévouement personnel. Durant son séjour à Marseille, il avait eu encore des chagrins particuliers d'une nature accablante, et qui avaient été suscités par les ennemis de son maître : telles étaient les circonstances qui avaient précédé de plusieurs mois l'invasion de la maladie aux atteintes de laquelle il succomba. L'observation que je donne ici a été rédigée jour par jour au lit du malade, ayant été chargé par le roi Charles IV de ne pas quitter son grand chambellan, afin de le soigner conjointement avec MM. les docteurs Soria et Lacaba, médecins espagnols, qui, à raison de leur âge, ne pouvaient pas remplir des fonctions aussi pénibles que celles qui nécessitaient leur présence continuelle auprès du malade.

Premier jour (4 août). M. de Villena se plaignit d'une grande douleur de tête frontale. Langue sale, blanchâtre ; faiblesse, frisson, fièvre légère ; pouls fort, plein et tendu, lassitudes. Limonade, infusion théiforme de fleurs de mauve et de tilleul.

Deuxième jour. Envie de vomir, soif intense, chaleur intérieure brûlante, douleur de tête plus violente, yeux injectés, pouls développé, fréquent et parfois nerveux, douleurs aux reins. Les médecins espagnols prescrivent un vomitif avec le tartrate de potasse et d'antimoine. Déjections abondantes d'une matière blanche visqueuse, avec un mélange bilieux ; augmentation de l'ardeur de l'épigastre et des reins, crises, angoisses. Boisson mucilagineuse, potions calmantes, anti-spasmodiques, lavemens émolliens.

Troisième jour. Calme de quelques heures dans la matinée; le pouls semble naturel, mais les envies de vomir se renouvellent avec fréquence l'après-midi. Le cou, la face et les yeux prennent une couleur jaune. L'estomac est très-douloureux, et paraît travaillé par des crampes violentes; les urines sont rares; continuation des mêmes boissons tempérantes et de potions analogues.

Quatrième jour. Agitation extrême, ardeur brûlante qui dévore le malade; efforts extraordinaires pour vomir, vomissemens bilieux d'un jaune verdâtre. L'ictéricie se répand sur tout le corps; les facultés intellectuelles sont intactes; les urines âcres et peu abondantes. Même régime que la veille; le bouillon gras répugne au malade, et provoque le vomissement.

Cinquième jour. Douleurs vives aux reins, urines rares et difficiles; les vomissemens redoublent à chaque cuillerée de boisson; la potion de Rivière, les juleps anodins, l'opium, sont administrés sans succès; l'agitation devient toujours plus grande, le malade change à chaque instant de place dans son lit, sa respiration est courte, suspirieuse, il se plaint d'une chaleur qui le brûle ; la langue est sèche, brune et comme fendillée ; des soubresauts des tendons se manifestent ; le pouls est intermittent, convulsif. Potions toniques avec le quinquina, le camphre et l'éther ; vésicatoires aux jambes. Le hoquet se manifeste à différens intervalles.

Sixième jour. Tous les symptômes fâcheux augmentent ; l'ataxie paraît parvenue au plus haut période ; les mêmes mouvemens nerveux sont continuels, ainsi que les vomissemens, qui prennent une teinte brunâtre ; hoquet violent ; douleur des reins vive, pouls faible.

Septième jour. Les urines sont de plus en plus rares et âcres ; les plaies des vésicatoires sont sèches et noirâtres ; l'inquiétude et l'agitation sont extrêmes ; le malade repousse à chaque instant les couvertures. Avant la fin de la journée la matière des vomissemens ressemble à du marc de café ; le hoquet persiste sans interruption, suppression des urines ; pouls convulsif et précipité.

Huitième jour. Les vomissemens sont toujours noirs et fréquens ; les urines sont supprimées depuis la nuit ; le pouls est petit, parfois insensible ; des évacuations alvines, couleur de marc de café, amènent pendant quelques minutes un calme apparent, mais qui est bientôt remplacé par les angoisses de l'agonie ; les yeux s'éteignent, la figure s'altère, et la prostration est extrême; les selles sont involontaires, les vomissemens sont plus rares, mais toujours couleur d'atrabile. Le malade expire enfin, à sept heures du matin, après un violent état ataxique, ayant rendu quelques gouttes d'un sang noirâtre par le nez, et la peau étant d'un jaune de citron. La putréfaction a été très-prompte.

Deuxième observation. — Le père Balthazar Fernandès, d'un tempérament bilieux lympathique, se plaignit au retour de chez le roi, après avoir dit la messe le dimanche 4 août, d'une céphalalgie violente, accompagnée de faiblesses, de frissons, et de la fièvre : le pouls était dur et fréquent. Limonade, eau de veau.

Deuxième jour. Douleur vive à l'estomac, envies fréquentes de vomir, chaleur vive à l'intérieur; le pouls est toujours fort et plein; un vomitif qu'il prend par les ordres des médecins espagnols aggrave son état; le pouls devient accéléré et petit; boissons tempérantes.

Troisième jour. Yeux injectés, la douleur de tête est toujours violente, et les envies de vomir continuelles; les vomissemens sont bilieux, mais brûlants; la langue est sèche et comme gercée, le ventre est tendu, l'état du pouls est le même que les jours précédens : fomentations émollientes, lavemens et boissons mucilagineuses. julep anodin.

Quatrième jour. Rémission légère des symptômes; le pouls devient régulier et comme non fébrile, mais les angoisses, l'ardeur à l'épigastre, se prononcent, quelques heures après, avec plus d'intensité qu'auparavant, et les vomissemens amènent des douleurs atroces dans l'estomac, ils sont toujours bilieux; les conjonctives sont jaunes ainsi que le cou et la poitrine. Mêmes prescriptions que la veille.

Cinquième jour. La peau et la langue sont très-sèches, cette dernière est brunâtre; la région épigastrique est toujours douloureuse et le pouls petit et précipité, toute la surface du corps est d'une couleur jaune très-prononcée; le malade est très-agité dans son lit, le poids des couvertures l'incommode, et il se déplace continuellement; il urine avec peine et cuissons; la région lombaire est pesante et douloureuse; les vomissemens sont toujours fréquens et accompagnés de crampes à l'estomac. Des vésicatoires sont placés aux jambes et des sinapismes à l'intérieur des cuisses; potions toniques, quinquina et camphre, limonade.

Sixième jour. Ventre serré, tendu, douleurs vives à l'épigastre, et à la région du foie; vomissemens noirâtres, abattement extrême. pouls déprimé et irrégulier. Lavemens émolliens, fomentations, potion tonique.

Septième jour. Pouls faible et intermittent, urines très-rares, soubresauts des tendons, déjections alvines couleur de café, ainsi que les vomissemens; le pouls devient misérable, et l'habitude générale du malade prend un aspect alarmant; la couleur jaune de tout le corps continue. Mêmes remèdes que la veille.

Huitième jour. Urines supprimées, vomissemens noirs très-fréquens; selles involontaires de de même couleur; abattement général des forces, ventre ballonné; pouls convulsif, intermittent, et parfois insensible. Le malade refuse tous les remèdes.

Neuvième jour. Exaspération de tous les symptômes; décomposition de la face; vomissemens et selles de la couleur d'une encre brunâtre; pouls insensible, froid des extrémités. Mort, à neuf heures du matin, sans perte des facultés intellectuelles; le cadavre prit une couleur de safran.

Réflexions et traitement.

L'ouverture cadavérique de ces deux corps n'a point été faite, parce que l'heure de l'enterrement a été devancée à cause de la putréfaction, qui a été prompte. Avec les mêmes symptômes fondamentaux et caractéristiques de la fièvre jaune, ces deux maladies offrent néanmoins chez le grand chambellan un état ataxique qui ne se rencontre pas chez l'aumônier, qui, à son tour, a présenté un état complet d'adynamie ; la différence du tempérament de l'un et de l'autre a dû amener cette diversité dans les symptômes ; mais le type dominant et spécifique n'a point varié depuis l'invasion de la maladie jusqu'à la mort ; l'intensité de la jaunisse était extrême chez tous les deux, mais surtout chez l'aumônier ; et il a précédé le vomissement noir.

Aucun des remèdes administrés n'a procuré de soulagement ; l'émétique a paru avoir été évidemment nuisible chez tous les deux ; la phlegmasie de l'estomac, les douleurs et les crampes de cet organe ont été exaspérées après l'usage du tartre stibié ; les potions avec le quinquina, le camphre et l'éther, ont aussi augmenté le spasme et l'irritation des viscères enflammés ; les mucilagineux, les antiphlogistiques auraient sans doute été mieux indiqués ; mais les médecins espagnols prescrivaient eux-mêmes les remèdes à la pharmacie du roi, et comment aurais-je pu résister à deux docteurs de Salamanque ?

On verra, dans l'observation qui suit, les heureux effets de la méthode rafraîchissante, et combien elle a amendé dès le principe la maladie, quoiqu'elle débutât avec de fâcheux symptômes, qui me firent craindre pour l'infortuné père de famille qui réclamait mes soins; mais, éclairé par les deux funestes exemples que j'avais sous les yeux, je voulus changer de régime, et je n'ai eu qu'à m'en louer.

Troisième observation.—Le 27 août 1811, le nommé Joseph Chaix, tanneur, âgé de quarante-deux ans, d'un tempérament nerveux et bilieux, demeurant rue petite Roquebarbe, n° 18, se plaignit d'une faiblesse dans les jambes et d'un grand mal de tête; sa langue était couverte d'un enduit blanchâtre, le pouls fébrile. Appelé auprès de lui, comme médecin des dispensaires, je lui prescrivis le petit-lait et la diète la plus sévère.

Deuxième jour. Envies de vomir, douleurs vives à l'épigastre et à la tête, sensibilité à la région du foie et aux reins; pouls fréquent et vif. Même prescription que la veille.

Troisième jour. Jaunisse très-prononcée au cou, au visage, sur la poitrine et aux bras; vomissemens bilieux; douleur vive à l'estomac et aux lombes, pouls petit, fréquent, accéléré; sur le soir, rémission des symptômes fébriles et nerveux. Petit-lait, émulsions.

Quatrième jour. Urines rares et difficiles ; les vomissemens bilieux continuent ainsi que l'ardeur intérieure de l'estomac ; le pouls est dur, et la peau très-chaude. Cataplasmes émolliens sur l'estomac, julep anodin, boisson mucilagineuse abondante, crême de riz très-légère.

Cinquième jour. Les vomissemens ne se renouvellent plus qu'à de longs intervalles ; des lavemens émolliens amènent des selles bilieuses très-âcres ; le ventre s'assouplit ; légère moiteur à la peau, qui continue toujours à être très-jaune ; le pouls est mou et régulier, mêmes boissons que la veille, et crême de riz.

Sixième jour. La couleur jaune de la peau diminue, les urines passent avec plus de facilité et sont moins âcres, le pouls se régularise, la chaleur de la peau diminue, les vomissemens cessent. Eau de riz, limonade, crême de riz.

Septième jour. Selles bilieuses très-abondantes, et évidemment critiques ; le pouls revient à son rhythme naturel ; le malade annonce lui-même sa guérison, il demande à manger.

Les 3, 4, 5, 6, 7, 8, 9 et 10 septembre, la convalescence continue et le malade fait des progrès rapides vers son rétablissement. Son teint reste long-temps couleur de citron.

Réflexions et traitement.

On reconnaît ici, dès le début, tous les élémens d'une véritable fièvre jaune sporadique. A la vérité elle a été très-peu intense ; mais qui sait si elle ne serait pas devenue plus grave et même mortelle, si, au lieu de recourir aux boissons rafraîchissantes et mucilagineuses, j'eusse administré l'émétique et des potions incendiaires comme dans les deux cas précédens. La phlegmasie de l'estomac, son irritation, étaient ici évidentes. Pour les exaspérer, il ne fallait sans doute qu'un régime échauffant, d'où seraient survenus ensuite tous les autres symptômes d'une inflammation interne portée au plus haut degré d'intensité, et conséquemment celle des différens tissus et membranes séreuses qui sont en rapport avec le tube intestinal, et finalement le vomissement noir, qui termine tout cet appareil de symptômes ictériques dans l'espèce présente.

L'observation dont on va lire les détails a été rédigée avec le plus grand soin par mon ami le docteur Beraud ; elle a été communiquée à la société académique de médecine de Marseille en 1813, et le malade fut visité en consultation par M. le docteur Giraud, qui, ayant long-temps pratiqué dans les colonies, reconnut de prime abord une véritable fièvre jaune, dont l'issue ne pouvait être que funeste. Nous aurions cru en abrégeant l'historique de cette observation lui enlever quelque chose de son authenticité, car chaque point descriptif annonce d'une manière indubitable un fait clinique recueilli au lit du malade, avec autant de soin que de talent et de précision.

Quatrième observation.-- M. Perier, âgé de trente-huit ans, d'un tempérament mucoso-bilieux, jouissant d'un embonpoint remarquable, d'un caractère inquiet et mélancolique, et fortement enclin à l'hypocondrie, supporte une forte averse de pluie. Il sèche ses vêtemens, dont il n'avait pu se dépouiller, auprès d'un bon feu, dîne et soupe avec appétit, et pendant toute la nuit se livre à un sommeil tranquille. Le lendemain, il a autant d'appétit que la veille. Le surlendemain, 26 septembre, après avoir mangé une grande quantité de figues et de raisins, il se met en route, fait deux lieues et demie à pied, arrive chez lui un peu fatigué, et vaque à ses affaires. Il éprouve, le soir, une forte envie d'aller à la selle; il rend une grande quantité de matières fétides et fort claires. La nuit est calme, le sommeil paisible. Le 27, M. Périer se lève se plaignant d'une légère cephalée, il est dans un état de malaise et d'anxiété qui le force de se mettre au lit; de fortes douleurs se font sentir aux jambes; rapports nidoreux, soif, nausées, vomituritions accompagnées de sueur. Il boit une infusion de tilleul. Un médecin est appelé, il ne voit dans tous ces symptômes qu'une simple suppression de transpiration insensible. Tisane sudorifique; nuit agitée.

Le 28, troisième jour de la maladie. Les symptômes prennent plus d'intensité, le bas-ventre est tendu, météorisé; les hypocondres gorgés et douloureux, la face jaunâtre. Le hoquet se manifeste. Douleurs à l'épigastre et aux membres inférieurs. Le médecin ne voit plus alors qu'une affection ictérique: *sulfate de soude 2 onces dans un verre de tisane de chiendent.* Une heure après, malaise et douleurs plus fortes; pendant toute la journée, anxiétés et vomissemens bilieux, hoquet plus fréquent, soif ardente, ventre douloureux, urines jaunes, deux selles bilieuses, la jaunisse fait des progrès.

Le 29, quatrième jour. Même intensité des symptômes, jaunisse complète, nuit orageuse: Bouillons aux herbes chicoracés, à l'usage.

Le cinquième et le sixième jours, il y a plus de gravité dans les symptômes. Cardialgies fréquentes. Je suis appelé *le septième jour.* Le malade était dans l'état suivant: face d'un jaunecuivre; yeux humides et saillans; langue noire, sèche et rugueuse; dents noirâtres et fuligineuses; pouls irrégulier, fort et fréquent; bas-ventre tendu et météorisé; hypocondres très-douloureux, dyspnée; hoquet opiniâtre, céphalée, soif ardente; bouche mauvaise et puante, loquacité délirante, peu de chaleur à la peau; urines jaunes, matières fécales claires et fétides. D'après tous ces symptômes, je déclare aux parens que le malade est atteint de la véritable fièvre jaune... Dans la matinée : *une pinte peti-lait avec gr. j. tartre stibié.— Limonade cuite.— Bouillons de 4 en 4 heures :* Evacuations alvines abondantes selles jaunâtres, toute la journée, vomissemens bilieux, moins de fréquence dans le pouls, langue sèche et rugueuse. *Emulsion nitrée le soir* : Nuit plus calme que la précédente.

Le huitième jour, à 6 h. du soir, langue un peu humectée, bas-ventre moins tendu, pouls moins fréquent et plus égal; hoquet moins incommode, selles toujours bilieuses..... *Petit-lait, émulsions nitrées.*

Le neuvième jour. Dents et langue fuligineuses, diminution sensible dans la gravité des symptômes. *Petit-lait avec crême de tartre soluble, tisane de chiendent.* Le soir selles et urines abondantes, pouls un peu plus fréquent : nuit calme.

Le dixième jour. Borborygmes fréquens; rapports; point de selles dans la nuit. Pouls mou et presque naturel, langue humectée, bas-ventre peu douloureux. *Purgatif avec rhubarbe, tamarin, manne.* Plusieurs selles de couleur bilieuse noirâtre. A midi le malade prend une panade. *Même tisane.* Deux heures de sommeil pendant la nuit.

Le onzième jour. Prurit incommode aux extrémités inférieures, éruptions pareilles aux échauboulures d'été à ces parties; langue toujours noire, pouls faible et presque naturel. *Panades.* Urines toujours hépatiques; selles d'un jaune noirâtre. Le soir l'éruption avait fait des progrès, les fesses et les cuisses en étaient recouvertes.

Le douzième jour. Diminution des symptômes, à proportion que l'éruption augmente. 25 *grains crême de tartre soluble*, 10 *gr. rhubarbe à prendre de* 3 *en* 3 heures. Selles épaisses et moins noirâtres après 18 heures de constipation; urines troubles et sédimenteuses. Hoquet moins fréquent. 2 *panades.* Aphexie complète le soir.

Le treizième jour, le malade a l'imprudence de manger trois poires cuites. Il tombe dans le même état que le septième jour. Tous les symptômes s'aggravent comme au début de la maladie; *Petit-lait légèrement stibié, une pinte.* Vomissement de bile noire et fort épaisse; selles de même nature. Urines troubles et baveuses. La nuit fut assez calme.

Le quatorzième jour. Langue sèche; hoquet fréquent; dypsnée; bas-ventre tendu; pouls fréquent, assez égal; selles rares et jaunâtres. *Petit-lait, limonade, bouillons.* A deux heures après-midi, consultation avec M. Giraud, qui reconnaît tous les symptômes de la fièvre jaune; il est décidé qu'on entretiendra le ventre libre et qu'on soutiendra les forces du malade (1). *Potion éthérée à cuillérées.* Pendant la nuit le hoquet le fatigue.

Le quinzième jour. Jaunisse toujours intense, langue et humectée et noirâtre; hoquet fort par intervalles; pouls égal; bas-ventre moins tendu; hypocondres moins douloureux; vomissement de bile noire; selles noirâtres; urines sédimenteuses et jaunâtres. *Petit-lait coupé avec la crême de tartre et chicorée amère; tisane de pruneaux et de citrons bouillis, bouillon de 3 en 3 h.; potion éthérée.* A deux heures après midi, paroxismes, hoquet plus fort; pouls dur, plein, et fréquent; délire sombre et fugace; langue moins humectée et urines

(1) L'opinion de cet estimable praticien était d'autant plus digne de remarque, qu'il avait long-temps exercé dans les colonies.

noires; deux selles de matière jaune et poisseuse; urines copieuses et hépatiques, limpides; coliques; éruption moins prononcée. Bas-ventre souple, nuit agitée par le hoquet.

Le seizième jour. Trois selles épaisses et jaunâtres; urines hépatiques un peu troubles; pouls dur, assez fréquent. *Huile de ricin, une once; sirop de chicorée, une once; petit-lait chicoracé, même tisane, crême de riz et bouillons alternativement.* Vomissemens bilieux dans la journée; selles jaunâtres; l'éruption s'efface; la jaunisse est moins foncée; les urines moins jaunes et plus limpides; le hoquet moins fort; le pouls souple, mou et égal; demi-heure de sommeil; nuit calme.

Le dix-septième jour. Exacerbation à deux heures du matin; hoquet plus fort et plus incommode; deux selles noirâtres; urines abondantes, peu sédimenteuses et moins jaunes; pouls dur, plein, fréquent et régulier; langue toujours noire, humectée; à midi, l'exacerbation dure encore, le ventre est souple. *Petit-lait, même tisane.* A six heures du soir, l'exacerbation est sur son déclin; il y a eu vomissement bilieux après le bouillon; toux, expectoration muqueuse, nuit agitée.

Le dix-huitième jour. Selles abondantes noirâtres, depuis la veille surtout; toux fréquente, expectoration; vomissemens bilieux, sueurs;

urines en petite quantité ; pouls plein, mou, moins fréquent, éruption presque effacée ; teint d'un jaune fort clair, langue toujours noire ; ventre souple, sans douleur ; hoquet moins fort ; rémission à dix heures du matin. *Purgatif avec rhubarbe et manne ; looch avec kermès et oximel scillitique.* Le soir, vomissemens bilieux assez abondans ; hypocondre peu douloureux et peu gorgé ; plusieurs selles épaisses et jaunâtres ; froid général ; pouls petit et concentré ; affaissement marqué ; nuit très-orageuse ; hoquet suivi de vomissemens.

Le dix-neuvième jour. Le pouls s'est relevé ; le vomissement persiste ; le malade est très-affaissé ; le ventre est plat, tendu ; le hoquet profond est moins sonore ; il y a dyspnée, anxiété bien caractérisée. *Embrocation huileuse sur le bas-ventre ; lavement laxatif ; potion tonique et éthérée ; looch kermétisé, petit-lait avec 2 onces créme de tartre soluble.* Selles noirâtres en petite quantité. A midi, le pouls s'affaiblit, suppression des urines et des selles ; face grippée, ventre tendu, hoquet moins fort ; râle, assoupissement ; l'éruption a tout-à-fait disparu ; la jaunisse laisse à peine quelques indices. *Demi-lavement purgatif, fomentations.* Selle de couleur noirâtre, urines assez abondantes, froid cutanée par intervalles, pouls dans le même état. *Lavement purgatif; bouillon de deux en deux heures*. Demi-heure de repos pendant la nuit.

Le vingtième jour. Râle, langue recouverte d'une fausse membrane, assez épaisse; vomissement bilieux, ventre tendu et douloureux à l'hypogastre; plusieurs selles, expectoration assez abondante; le hoquet cesse quelques instans pour reparaître plus fort; l'hypocondre droit est plus sensible et plus douloureux; il est tendu, il y a suffocation; urines limpides, pouls petit, dur, légèrement irrégulier. *Looch incisif camphré et musqué; crême de tartre, rhubarbe et mercure doux de trois en trois heures*.

Le vingt-unième jour. Frissons, pouls petit, concentré et profond; membres supérieurs froids; hoquet fort et fréquent; délire fugace; suffocation; vomissemens et crachats noirâtres, plusieurs selles de même couleur; urines limpides en petite quantité; le malade se refuse à prendre les remèdes; langue sèche, noire et fendillée; râle, peau sèche, face plombée et hypocratique, sueurs partielles; ventre douloureureux, surtout vers l'hypocondre droit, yeux humides et larmoyans, prostration absolue des forces. *Petit-lait avec demi-once de crême de tartre soluble; looch camphré et musqué*. Mort à minuit; l'ouverture du cadavre n'a pu être faite, par l'opposition des parens.

Quatrième observation.—Un douanier âgé d'environ quarante-cinq ans, demeurant à Marseille, rue des Moulins, n° 18, et soigné par M. le docteur André, succomba dans le courant du mois d'août 1811, à une maladie qui eut pour symptômes, une fièvre intense, une céphalalgie vive, des crampes à l'estomac, des vomissemens bilieux, la jaunisse, des douleurs à la région lombaire, la suppression des urines, ensuite des vomissemens noirs et des selles noires.

L'autopsie fut pratiquée en présence de MM. les docteurs André, Roubaud et Robert, et de plusieurs élèves de l'hôpital.

La surface du corps était d'un jaune citron, semée de diverses taches où ecchymoses d'un rouge foncé; l'estomac offrait des traces d'une inflammation violente; une partie de la membrane muqueuse avait été détruite; l'autre, d'une couleur noire et sphacélée, était répandue sur divers points, flottante comme une toile d'araignée; les gros et les petits intestins étaient également marqués par diverses ecchymoses violacées, et des points inflammatoires et gangréneux.

Cinquième observation (1).—Je fus appelé, le

(1) Cette observation a été recueillie par M. Flory, D. M.,

6 octobre au soir, 1821, pour donner mes soins à la nommée Virginie, âgée de vingt-trois ans, fortement constituée, employée en qualité de blanchisseuse dans le lavoir public dit de la Palud, où elle demeurait. La malade présentait les symptômes suivans : abattement excessif du système musculaire, rougeur du visage et des yeux, forte céphalalgie, vomissemens de matières verdâtres, répétés à peu près toutes les demi-heures; la malade était couchée sur le dos, et répondait par des monosyllabes; sa peau était sèche et brûlante, son pouls très-plein et d'une dureté remarquable, la langue rouge, peu humectée; l'épigastre était sensible au toucher, le ventre dans un état ordinaire, et la région des reins douloureuse. J'appris que la malade avait fait depuis quelques jours des excès dans son travail, soit en lavant une grande quantité de linge, soit en restant longtemps exposée à l'ardeur du soleil, et que, depuis la matinée du 6, elle s'était mise au lit, se plaignant d'un violent frisson, dont la durée avait été de trois heures.

L'état de la malade, qui n'inquiétait nullement les gens qui l'entouraient, me parut être

à Marseille. Elle a été insérée, ainsi que la suivante, recueillie par M. Forcade, D. M., dans les bulletins de la Société Royale de médecine de Marseille. Décembre 1822.

au premier coup d'œil d'une nature très-grave, par la ressemblance que je crus y trouver avec la maladie des Antilles; je les désabusai tous sur la sécurité dans laquelle ils étaient, et je rejetai l'émétique, que la plupart proposaient comme un souverain spécifique.

Je pratiquai sur-le-champ une large et copieuse saignée du bras, je fis appliquer sur le front des compresses trempées dans l'oxicrat et renouvelées fréquemment; la malade fut mise à l'usage de la limonade froide, et j'ordonnai qu'on entr'ouvrît une petite fenêtre, la seule qui se trouvât dans sa chambre.

Le 7, la nuit a été assez calme, la malade a goûté quelques instans de repos; mais le matin, les symptômes de la veille reparurent tout aussi formidables. Douleur à l'épigastre plus forte, assoupissement plus marqué, ne cessant que pour faire place à des vomissemens plus foncés que les précédens; peau brûlante, pouls voisin du naturel, suppression des urines : la peau offrait une couleur jaune, semblable à celle qui se manifeste dans les maladies qui affectent les Européens à leur arrivée aux Antilles. — Huit sangsues à chaque tempe, que j'ai laissé couler pendant six heures. L'assoupissement parut diminuer; la malade put articuler quelques paroles et elle se plaignit d'une forte douleur à la région des reins. — Quinze sangsues sur l'épigastre, qui était toujours sensible. — L'état de la malade sembla s'améliorer. Pendant la nuit, limonade, application des compresses froides sur le front.

Le 8, l'assoupissement était redevenu considérable, les vomissemens moins fréquens, mais d'une couleur brunâtre; l'épigastre ne paraissait plus douloureux, mais le ventre, devenu dur et tendu, l'était beaucoup; l'ictère était plus prononcé, et la suppression d'urine persistait. Consultation avec M. le docteur Rey; application sur le ventre, qui paraissait le siège d'une vive inflammation, de quarante sangsues, qui coulèrent jusqu'à midi. — Ce moyen n'amenant pas de résultat avantageux, quelques momens après vésicatoire à chaque jambe, et un fort sinapisme aux pieds : mais l'inflammation du ventre avait été si violente, que le passage à la gangrène fut extrêmement rapide; et la malade succomba vers les cinq heures du soir.

La nécropsie fut empêchée par les parens: j'observai seulement que le cadavre offrait une teinte fort noire.

Sixième observation. — Le sieur *Damian*, âgé de 52 ans, d'une forte complexion, sans profession, et n'ayant jamais éprouvé de maladies graves, but, le 7 août 1822, plusieurs verres d'eau froide, pendant qu'il éprouvait une sueur abondante. Il eut dans la soirée du même jour des maux de ventre, une violente douleur de tête, une fièvre forte, qui l'obligèrent de s'aliter.

Le 8 au matin, assoupissement, yeux légèrement injectés, face animée, langue épaisse bien humectée, respiration un peu pénible, ventre légèrement tendu sans épigastralgie, pouls accéléré, dur, résistant à la pression, urines chargées, lassitudes des membres. (Diète sévère, tisane délayante, saignée, lavement le soir.) La saignée dégagea presque subitement la tête.

Le 9 au matin, l'assoupissement avait reparu; pouls plus souple, mais irrégulier; langue épaisse, limoneuse et parfaitement humectée, ventre un peu tendu, sans douleur fixe, urines très-chargées. (Un grain de tartre stibié dans une cafetière de tisane à boire dans la matinée). Le soir, il y avait eu cinq selles copieuses, ce qui parut soulager sensiblement, et fit totalement disparaître l'assoupissement; le pouls était toujours irrégulier, et conserva ce caractère jusqu'à la fin.

Le 10 au matin, la nuit avait été extrêmement agitée; tête libre, langue toujours épaisse et humectée, respiration un peu pénible, pouls irrégulier et mou, ventre dans un état d'endolorissement, urines chargées. (Diète, limonade, lavement). Le soir, même état du pouls, affaissement marqué, bas-ventre un peu tendu, toux. (Fomentations émollientes sur le bas-ventre, lavement).

Le 11 au matin, nuit moins agitée, quoique le paroxysme eût eu lieu; tête libre, langue humectée, pouls toujours irrégulier, mollissant un peu par la pression, ventre un peu tendu, urines rares, selles nulles, chaleur sèche à la peau, abattement et malaise quand le malade veut se dresser sur son lit; toux peu fréquente mais profonde, amenant une difficile expectoration de mucosités. (Tisane de chiendent, potion avec l'huile d'amandes douces, le sirop de gomme, deux grains de camphre, à prendre par cuillerées).

Le 12, nuit agitée, quelques déjections de selles bilieuses et fétides; jaunisse générale, envies de vomir, ventre balloné, urines nulles, pouls irrégulier. (Large cataplasme de mauve et de graine de lin sur le bas-ventre, tisane de chiendent dans la matinée). Le soir, le malade avait vomi à plusieurs reprises et avec de grands efforts des matières roussâtres et glaireuses; urines nulles sans ballonement ni douleur à la région de la vessie, point de selles. (Même cataplasme, même potion que la précédente, tisane acidulée avec l'acide sulfurique affaibli).

Le 13, jaunisse, vomissement moindre, point d'urines ni de selles, pouls irrégulier, tête libre, langue humectée et épaisse. (Même prescription).

Le 14, la nuit avait été agitée; vomissement noirâtre, hoquet, un peu d'urines très-épaisses après une suppression de trente heures. (Tisane fortement acidulée, même potion). Le soir le vomissement a cessé pour ne plus reparaître; point d'urines, le hoquet a augmenté.

Le 15, nuit orageuse par la violence du hoquet, jaunisse forte, pouls irrégulier, un peu d'urines, selles bilieuses et fétides, prostration des forces. (Sinapisme sur l'épigastre et à la plante des pieds, cataplasme de graine de lin sur la vessie, tisane fortement acidulée, potion camphrée). Le soir le hoquet a cessé, beaucoup de selles bilieuses, les urines ont reparu.

Le 16, langue sèche, hoquet plus intense, selles copieuses, urines plus abondantes, expectoration de matières muqueuses, malaise et angoisses. (Renouvellement du sinapisme à l'épigastre).

Le 17, langue toujours sèche, hoquet, jaunisse forte et beaucoup plus foncée, pouls petit et irrégulier, sueurs partielles, ventre balloné, grande agitation et souffrance du malade, mouvement continuel de tout le corps, sans trouver une bonne place. (Potion avec le kina et le camphre). Continuation des mêmes symptômes, mort survenue le soir, au milieu d'une agitation et d'un état de souffrance générale que le malade ne peut décrire ni préciser, sans aucune espèce de délire.

Septième observation (1). — Mme Pascal, âgée de 62 ans, d'une constitution pléthorique, fut saisie, dans la nuit du 16 juillet 1823, de frissons avec douleurs aiguës dans les hyppocondres ; elle attribua cet état à une indigestion, et crut obtenir du soulagement en avalant plusieurs verres d'eau tiède.

Le matin à huit heures, je trouvai la malade dans un état d'anxiété extrême ; un sentiment de gêne, d'oppression dans la région antérieure de l'abdomen, et sur toute la partie latérale droite de la poitrine, paraissait seul fixer son attention ; le pouls était dur, fort et lent ; la langue, rouge sur les bords, était couverte d'un enduit jaunâtre et très-épais ; la respiration libre, mais parfois entrecoupée par des soupirs ; la chaleur de la peau, très-vive au tronc et dans les membres supérieurs, était moins élevée vers les membres

(1) Je dois cette observation et celle qui suit des deux soldats de la légion du Tarn, à l'amitié de M. le docteur Ducros, professeur à l'école secondaire de médecine de Marseille.

abdominaux ; la conjonctive très-rouge, et les pommettes plus vivement colorées, laissaient apercevoir sur les ailes du nez et sur le front une pâleur extrême. *Saignée du bras, fomentations sur l'abdomen; boissons délayantes.*

17 juillet. Délire, soubresauts des tendons ; déjections involontaires très-liquides et jaunâtres. *Application de vingt sangsues à l'épigastre.*

18. Jaunisse apparente sur la conjonctive, et sur les tégumens de la face et du cou; vomissemens, avec beaucoup d'efforts, de matières verdâtres. *Bains tiède; vingt sangsues à l'anus.*

19. Pouls fréquent, ictère général; langue brune et très-humectée, enduit plus épais sur les dents et sur les gencives, lèvres sèches, arides, fendillées. *Boissons acidules, lavemens.*

Les 20 et 21, la jaunisse devient plus intense, des taches livides sur la poitrine et à la partie interne des membres se manifestent, et deviennent cohérentes dans quelques points, tandis qu'elles sont séparées par des intervalles dans d'autres endroits. *Limonade; lavemens émolliens; fomentations sur l'abdomen.*

22 et 25. Décubitus dorsal, peau aride, respiration difficile, contraction spasmodique des membres, carphologie, vomissemens brûnâtres et sanguinolens, selles de matières noirâtres, sup-

pression d'urine. *Décoction de colombo; bouillons; frictions sèches sur l'abdomen ; sinapismes aux jambes, cathétérisme sans évacuation d'urine.*

26—30. Tension de l'abdomen, ecchymoses noirâtres occupant toutes les régions de la surface extérieure, excepté la face et le dos; vomissement et crachotement d'un sang brunâtre ; sortie d'une demi-pinte d'urine, d'une couleur très-foncée, et fétide. *Continuation des mêmes moyens.*

31—6 août. Syncopes, faiblesse de la vue, déglutition difficile, par contraction spasmodique du pharynx, écartement des mâchoires difficile; émission involontaire des urines, selles noirâtres, langue sèche et brune, altération du derme dans quelques points correspondans aux ecchymoses, et notamment dans les parties exposées aux frottemens et à la pression par le décubitus. Mort le 7 août à trois heures du soir. — Les parens empêchèrent que l'on fît l'autopsie du cadavre.

Nota. J'ai vu cette malade, deux jours avant sa mort, en consultation avec le docteur Ducros, son médecin ordinaire.

Huitième observation. — Au mois de juillet 1820, deux soldats de la légion du Tarn, faisant partie d'un cordon sanitaire placé sur les bords de la mer, aux environs des Martigues, pays marécageux et où les fièvres intermittentes sont endémiques, furent transportés à l'hôtel-dieu de Marseille, et y succombèrent en peu de jours, en présentant les symptômes de la fièvre jaune des Antilles.

J'assistai à l'ouverture du corps de ces deux militaires, sur lesquels on remarquait les particularités suivantes :

Couleur bronzée de la peau avec taches, vibices et ecchymoses, sur la partie antérieure du tronc et des membres ; bave écumeuse et sanglante, sortant par la bouche ; jaunisse intense de toute la surface des organes thoraciques et abdominaux, envahissant le parenchyme des viscères, et se présentant à la surface interne des gros vaisseaux de l'abdomen et de la poitrine ; l'estomac, le duodénum et le commencement de l'intestin grêle renfermaient une matière brunâtre et colorant le linge d'un rouge sale ; la surface muqueuse des intestins était évidemment enflammée ; la vessie ne contenait pas d'urine.

Ainsi, d'après les différens exemples que je viens de rapporter, les faits particuliers consignés dans les auteurs, et surtout les opinions émises tout récemment par MM. les docteurs Aréjula, Piguilem, Gonzalés, Cibat, Larrey, Mazet et Parizet, il paraît bien reconnu que la fièvre jaune peut se développer spontanément, et sans la préexistence d'aucun germe contagieux, sous différentes latitudes méridionales. Il paraît encore constaté généralement par tous ces auteurs, que cette fièvre, lorsqu'elle est sporadique en Europe, n'est point contagieuse; mais si l'on observe que c'est toujours après de fortes chaleurs qu'elle se développe, on doit être alors disposé à admettre, par une analogie toute naturelle, l'existence de la cause matérielle que j'attribue à sa reproduction annuelle dans les Antilles et à son apparition, heureusement très-rare, dans quelques contrées du midi, apparition qui doit néanmoins nous inspirer les plus vives craintes sur les dangers de sa naturalisation, ou l'existence d'un germe résultant de plusieurs apparitions successives qui, par la force des circonstances, pussent lui donner, dans la suite, un caractère endémique; car, d'après M. Pariset, « que faut-il pour que la fièvre jaune s'introduise parmi nous? les trois choses qui l'ont introduite en Andalousie. Des dispositions personnelles, nous ne les avons que trop; une chaleur forte et soutenue, elle peut-être telle dans les parties méridionales de la France, à Marseille, à Toulon, dans les petits ports de la Méditerranée; dans ceux de l'Océan, à Bayonne, et même à Bordeaux. Par une température vive de trois mois, en mai, juin et juillet, les organisations auraient reçu la préparation nécessaire. Cela posé, que la troisième chose se présente, et la fièvre jaune éclatera. Quelle est cette troisième chose? on le sait d'avance : un principe contagieux, un germe, un miasme, des malades déjà frappés. »

Mais je vais ici beaucoup plus loin que M. Pariset, qui, malgré toutes les conditions données, croit que la fièvre jaune a besoin d'un germe préexistant pour se développer en France. Je pense, et l'exemple que j'ai donné de la fièvre jaune sporadique qui a éclaté à Marseille en 1811, après que le thermomètre se fut élevé à vingt-sept degrés et demi, prouve qu'il ne faut qu'une haute température pour la faire naître spontanément, sans aucun principe de contagion antérieure. Certaines circonstances atmosphériques, et une élaboration particulière dans les humeurs et les tempéramens, résultant d'une chaleur inaccoutumée, sont les seules causes primitives de cette fièvre, qui, généralement alors, quoique dans certains cas mortelle, n'a rien offert cependant jusqu'ici de contagieux. Mais si malheureusement cette maladie naissait au moment où elle trouverait des causes locales d'insalubrité, générales ou particulières, des élémens de putridité dans les corps, des terreurs vives dans les esprits, enfin une population tout entière plongée dans les conditions les plus favorables à être atteinte des maladies suspectes, auxquelles se réuniraient encore la misère et l'entassement; je ne doute point que la fièvre jaune ne prît, quoique sporadique dans son origine, un mauvais caractère, et qu'elle ne devînt peut-être épidémique et contagieuse. Or, qui peut nous répondre que les côtes marécageuses de certaines villes de la Provence et leurs habitans ne seront jamais dans le cas d'éprouver cet horrible malheur, surtout si l'on pouvait soupçonner l'influence antérieure et cachée de quelque germe exotique? Ainsi, ce n'est pas à tort que les médecins, amis de l'humanité, doivent sonner le tocsin en France, afin de repousser non-seulement cette funeste contagion, mais même de la prévenir dans son premier germe sporadique, puisque, suivant les circonstances calamiteuses que j'ai fait connaître, elle pourrait, par la suite des temps, se montrer dans notre climat avec tout l'appareil d'un des fléaux les plus dépopulateurs.

Si les médecins anciens et modernes reconnaissent pour cause de la fièvre ardente, la chaleur du soleil, les longs voyages, le grand travail, la soif trop long-temps supportée, l'usage des remèdes et des alimens échauffans, des liqueurs spiritueuses, l'acte vénérien trop souvent répété; si les symptômes principaux qui caractérisent cette maladie, depuis Hippocrate, Galien, Aretée, Boerhaave, et tous les autres grands nosologistes, sont une chaleur presque brûlante qu'on sent en touchant le malade, l'air qui sort du poumon enflammé, la peau, les narines, la bouche, et la langue d'une sécheresse extrême; celle-ci noire, brûlée et raboteuse; une soif inextinguible; des douleurs dans la région du diaphragme et des lombes; des nausées, des vomissemens, des anxiétés, des inquiétudes; une douleur de tête violente, le délire et la frénésie; des yeux larmoyans, l'insomnie, les convulsions; si dans cette espèce de fièvre, la bile noire, le vomissement noir et la suppression des urines sont d'un pronostic funeste et ordinairement mortel; si enfin les symptômes précités, et qui sont caractéristiques de la fièvre ardente d'Europe, appartiennent aussi à la redoutable épidémie des Antilles; si même on peut dire que la chaleur de ces brûlans climats supplée elle seule à toutes les causes ci-dessus mentionnées pour la production de cette fièvre, alors il me semble que je suis autorisé à regarder le *causus* des anciens comme une vraie fièvre jaune sporadique sans contagion. Je suis bien éloigné sans doute de croire qu'Hippocrate ait connu la fièvre jaune épidémique et contagieuse, telle que nous la voyons aujourd'hui aux îles et dans la péninsule; et de penser avec quelques auteurs que les grandes épidémies qui ont ravagé l'ancienne Grèce aient été de la même nature : mais comment supposer que cet auteur n'ait pas entendu parler de la fièvre jaune sporadique, lorsqu'il la désigne si bien par la description qu'il donne de la fièvre ardente à laquelle succombèrent Philisque, Silène et le douzième malade du premier livre des épidémies, ainsi que les trois femmes qui font le sujet des observations 10, 11 et 12 du troisième livre. Indépendamment de ces preuves irrécusables, on trouve encore des passages bien caractéristiques de cette affection dans les immortels ouvrages de ce grand homme : ainsi on lit dans *les prénotions coaques*, cette sentence : « Lorsque la douleur des lombes, en se propageant à l'estomac, occasione de la fièvre, des horripilations, excite des vomissemens ténus, aqueux, produit le délire, comme la perte de la parole, les malades succombent quand ils viennent à vomir noir. » On trouve encore dans le premier livre des prédictions, ces propres mots : « Dans la fièvre ardente, le tintoin avec faiblesse de vue et pesanteur au front, signe de délire avec bile noire. — Douleurs de poitrine avec sueurs et assoupissement, mauvais. — La fièvre ardente survenant, amène promptement la mort. — Le malade vomit des matières noires, et refuse la nourriture; il est dans le délire, il a une légère douleur au pubis, sa mine est féroce, il ferme les yeux; ne lui faites point de remèdes, car son état est mortel. »

Hippocrate dit encore dans le livre des affections : « La frénésie, lorsqu'elle vient, est accompagnée d'une fièvre, qui d'abord n'est pas forte. On ressent des douleurs aux hypocondres, particulièrement du côté droit, vers le foie. Au quatrième ou cinquième jour, la fièvre devient très-forte, les douleurs augmentent, la peau jaunit, on tombe dans le délire. La frénésie est engendrée par la bile en mouvement, qui se fixe aux entrailles et au diaphragme. — Quand on a une fièvre ardente, elle est accompagnée d'une soif excessive, la langue devient rude et noire, à cause que la respiration est brûlante. La peau prend une couleur bilieuse, les crachats sont bilieux. La fièvre ardente provient de la bile en mouvement qui se fixe dans l'intérieur du corps. — Dans l'été, les fièvres sont fortes, il y a beaucoup de soif; souvent on vomit de la bile, d'autres fois on la rend par le bas : cet état est celui de la fièvre qu'on nomme fièvre ardente. » Enfin on lit dans la onzième section du livre des crises, ce passage si remarquable : « Dans la fièvre ardente, la couleur jaune de la peau, qui apparaît le huitième jour et qui est accompagnée de hoquet, est un symptôme fatal. »

C'est sans doute d'après des textes aussi précis, que beaucoup d'auteurs modernes n'ont pas balancé à reconnaître dans la fièvre ardente d'Hippocrate les vrais caractères de la fièvre jaune des pays chauds, avec toutes les modifications funestes, cependant, que lui donnent l'influence d'un climat plus ou moins insalubre et soumis pendant toute l'année à une véritable torréfaction solaire et à des pluies diluviennes. La salubrité des contrées et des lieux où Hippocrate a fait ses observations ne lui a pas permis à cette époque de comparer les maladies de la Grèce à celles du continent américain, qui lui était inconnu; mais en admettant son existence postérieurement à la découverte de Christophe Colomb, alors on aurait vu certainement ce grand génie se montrer aussi supérieur dans l'appréciation de ce nouveau climat, sous le rapport de ses affections morbides, qu'il l'a été dans son immortel ouvrage de l'air, des lieux et des eaux, où brillent une haute philosophie et des connaissances médicales si profondes et si éloquemment énoncées, sur les maladies des habitans de la partie de l'ancien monde qui lui était connue.

Sous l'égide d'un tel maître, Mosoley a conséquemment pu dire avec raison, que le typhus d'Amérique n'est que le *causus* d'Hippocrate, aggravé par le climat. Fesnin, qui a publié en 1764 un traité des maladies de Surinam, pense de même. Partageant cette opinion, Poissonnier, dans son *traité des fièvres de Saint-Domingue*, où il avait pratiqué pendant trois ans, s'exprime ainsi : « Les nouveaux arrivés y sont sujets à la fièvre ardente ou au vrai *causus* d'Hippocrate, et à une fièvre particulière qui diffère dans son commencement, son état, son déclin, de celles qui règnent communément en Europe; elle se rapproche néanmoins assez de la fièvre ardente pour pouvoir être regardée comme un diminutif de cette maladie. » Il ajoute ensuite : « Je crois pouvoir conclure de tout ce qui a été dit, que la chaleur de l'air de Saint-Domingue peut seule donner lieu à la fièvre ardente à laquelle sont sujets ceux qui passent de France dans cette île; que si elle ne produit pas cette maladie, elle laissera pendant long-temps ceux qui y sont transportés, dans une disposition prochaine à une fièvre ardente. »

Roupe, B. Rush, Pinkard, Leblond, Guilbert, sans compter un plus grand nombre d'autres auteurs célèbres, se sont tous accordés à reconnaître et à publier les rapprochemens naturels qui existent entre les maladies bilieuses rémittentes, continues et intermittentes d'Europe, et la fièvre jaune d'Amérique. L'ouvrage de M. le docteur Audouard, que j'ai déjà cité, est consacré tout entier à établir cette vérité pour ce qui concerne du moins la fièvre intermittente pernicieuse. Il retrouve jusque dans M. Bally des argumens en faveur de son idée favorite. On peut en juger par ce seul passage : « J'ai déjà rapporté, d'après le docteur Bally, que la fièvre jaune de 1811, en Espagne, prit le type intermittent propre aux maladies endémiques du pays ; mais n'est-ce pas dire qu'elle reçut la forme que le sol européen donne au typhus miasmatique, et qu'elle devient fièvre jaune européenne, c'est-à-dire intermittente pernicieuse, portée au plus haut degré (1). » Dans son rapport sur la fièvre jaune de New-York, Édouard Miller a également soutenu en 1807, que le *causus* d'Hippocrate était la fièvre jaune ; et Towne désigne celle-ci sous le nom de *febris ardens biliosa*. Il

(1) *Recherches sur la contagion de la fièvre intermittente*, pag. 101.

n'y a pas jusqu'au célèbre docteur Valentin qui ne dise que la fièvre jaune n'est point une maladie nouvelle d'un genre particulier, mais seulement une espèce de la nature des fièvres ardentes, bilieuses ou inflammatoires du *causos* ou *causus* d'Hippocrate.

On connaît toute l'influence que Stoll attribue à la bile dans les maladies fébriles d'été. « Il les regarde comme autant de vaisseaux différens, partant de la même source, et qu'on ne dessèche qu'en tarissant la source elle-même. Ce caméléon à différentes formes, je veux dire la bile d'été, a coutume d'en imposer à ceux qui ne sont pas bien convaincus auprès du lit des malades de ce circuit annuel des fièvres, et ne sont pas persuadés que le caractère des épidémies est toujours le même en soi, mais qu'il se masque sous mille formes diverses. Celui qui comparera les maladies de cet été (1777) avec celles que produisirent les étés des autres années, même dans des climats différens, trouvera la plus grande ressemblance dans les maladies d'été de toutes les années, le même caractère, la même matière morbifique, et la même méthode thérapeutique, si l'on considère l'essentiel de la chose (1). » J'ajouterai ici que le même auteur a dit que la fièvre gastrique simple

(1) *Médecine pratique*, tom. 2, pag. 168 et 169.

et la peste ne sont qu'une même fièvre, mais à des degrés différens, à cause des climats divers et des circonstances locales qui les produisent : on ne peut guère être embarrassé pour connaître son opinion relativement à la filiation naturelle et morbide qui lie la fièvre ardente du midi de l'Europe à celle de l'Amérique (1). Enfin, à toutes ces différentes autorités, plus ou moins imposantes, je joindrai celle d'un homme qui, à raison de ses fréquens voyages dans les Indes orientales et occidentales, et des nombreuses observations pratiques qu'il a publiées sur les maladies de ces contrées, fait aujourd'hui loi sur cette matière, par la seule célébrité de son nom.

Aussi cher à la science qu'à l'humanité, Lind sera toujours un des auteurs auxquels les marines royale et marchande, ainsi que les habitans des colonies, devront la plus grande reconnaissance, et le souvenir des plus inappréciables bienfaits.

(1) On sait que la fièvre jaune est accompagnée, vers les premiers jours de son début, chez les malades qui en sont atteints, d'une couleur rouge moirée qui couvre leur vissage. Eh bien, par une analogie des plus frappantes, Stoll a dit : « Je vois fréquemment, dans les maladies bilieuses, la figure très-rouge, comme si on l'avait peinte avec du minium. » Il rapporte encore, en parlant d'une fièvre rhumatismale d'origine bilieuse, que la malade avait les joues et toute la face comme si elle s'était mis du rouge ou si elle eût été frottée avec du suc de groseille. »

C'est dans ses ouvrages marqués du sceau du vrai talent et du génie, qu'on trouve des renseignemens précieux sur la nature de la fièvre jaune, qu'il ne sépare point de la fièvre ordinaire des Indes occidentales, si funeste aux Européens. « L'ayant attentivement examinée, et ayant fait, dit-il, sur cet objet, les réflexions les plus sérieuses, je suis maintenant d'avis que la dissolution du sang si évidente, les hémorrhagies violentes, le vomissement noir, et autres accidens qui la caractérisent, ne sont que les symptômes les plus fâcheux de la fièvre ordinaire des Indes occidentales. Nous aurions tort de les considérer sous un autre point de vue. Il en est de ces symptômes comme des taches pourprées et des urines sanglantes dans la petite vérole, ou du hoquet dans la dyssenterie; semblables à ces derniers, ceux dont nous venons de faire mention ne se déclarent que quand la maladie est excessivement maligne. En général, ils sont l'effet des chaleurs excessives. On a supposé dans le principe que cette fièvre était passée aux Indes occidentales, à bord d'un vaisseau venu de Siam : cette opinion est chimérique, puisqu'on a vu des maladies semblables à celles-ci, non-seulement dans les Indes orientales, mais même dans quelques-unes des parties méridionales de l'Europe. » Par cette dernière phrase, Lind fait entendre bien clairement qu'il croit que de véritables fièvres jaunes peuvent naître spontanément, hors des tropiques, et devenir ensuite épidémi-contagieuses. Ce qui prouve combien il entre encore plus intimement dans cette pensée, c'est ce qu'il dit de MM. Chevalier et Poissonnier, au sujet des ouvrages qu'ils ont publiés sur les maladies de Saint-Domingue. « Le premier nous apprend que presque tous les Européens qui viennent à Saint-Domingue, tant de l'Europe que de l'Amérique septentrionale, sont attaqués, immédiatement après leur arrivée, d'une fièvre maligne appelée *maladie de Siam*, qui ne diffère de la fièvre automnale, commune en France, qu'en ce qu'elle est et plus violente et plus dangereuse.» Le dernier, M. Poissonnier, qui a exercé trois ans la médecine dans cette île, dit que les fièvres les plus communes et les plus fatales parmi les Européens nouvellement arrivés à Saint-Domingue, sont le vrai *causus*, ou fièvre ardente, porté au plus haut degré, ou une autre maladie, qui est toujours le *causus* ou fièvre ardente, mais un diminutif de la première (1). » La seule citation que Lind fait ici d'une manière aussi distinguée, de l'opinion des deux médecins

(1) *Essai sur les maladies des Européens dans les pays chauds*, tom. 1, pag. 147 et 175.

français dont il parle, sans l'accompagner d'aucune réflexion, démontre bien évidemment qu'il partage entièrement leurs vues pathologiques sur ce point, et sur tous ceux sur lesquels je considère ici la fièvre jaune sporadique. Ainsi donc, c'est à tort que quelques auteurs modernes ont cru avoir réfuté d'une manière victorieuse ceux de leurs anciens confrères qui ont attribué, dans le midi de l'Europe, la naissance spontanée de cette fièvre à la seule influence de la chaleur indépendamment du concours de toute autre circonstance atmosphérique inconnue.

Jusqu'ici l'expérience nous a démontré que les fièvres jaunes sporadiques n'ont point été accompagnées de contagion, parce que sans doute elles ont régné isolément; mais s'il pouvait arriver que telles circonstances atmosphériques que nous ignorons vinssent à multiplier dans des contrées de peu d'étendue, et où régnerait une excessive insalubrité, ces sortes de fièvres; alors on aurait tout à craindre qu'un élément typhode, engendré par des causes locales d'infection, ne propageât la maladie devenue miasmatique. Des germes morbides qui n'auraient jamais existé, tant qu'il n'y aurait eu que quelques individus isolés atteints de l'épidémie régnante, peuvent alors, dans le cas précité, comme dans tous ceux où nos simples fièvres d'Europe prennent, par accident, le caractère d'un typhus, faire naître spontanément et disséminer ensuite fort au loin la contagion, ainsi que cela a eu lieu toutes les fois que des pestes effroyables de cette nature, auxquelles l'art n'opposait anciennement aucune barrière, ont désolé et détruit successivement, dans le moyen âge, une grande partie de l'Europe civilisée.

Ce que je viens de dire ici de la fièvre jaune sporadique au sujet de sa non contagion s'applique également au *causus* d'Hippocrate. L'une et l'autre dans des circonstances défavorables, et sous l'influence des climats moins sains que celui de l'ancienne Grèce et de la plus grande partie de l'Europe méridionale, auraient présenté des chances contraires, et pu donner lieu à des épidémies d'autant plus funestes que, méconnues dans leur origine, elles n'auraient point borné leurs ravages aux lieux seuls qui les auraient vues naître. Ce n'est pas pour inspirer des craintes chimériques, que je signale aux gens de l'art et au gouvernement la possibilité de l'irruption d'une nouvelle maladie jusqu'ici inconnue à nos pères. Ce qui se passe dans la péninsule depuis vingt-cinq ans mérite de sérieuses réflexions, et nous touche d'assez près pour que, si le même malheur venait à nous menacer un jour, nous puissions, en conjurant l'orage, le détourner avec succès. L'apparition, dans le midi de l'Europe, d'une fièvre jaune spontanée n'a rien de plus extraordinaire que celle du choléra-morbus sporadique, qui s'y développe chaque année durant les fortes chaleurs. Mais pourrait-on dire qu'il y a plus loin de notre choléra endémique à celui de l'Inde, que de notre fièvre ardente au typhus d'Amérique. Si l'observation clinique prouve le contraire, il est naturel sans doute qu'une doctrine nouvelle trouve des contradicteurs dès qu'elle s'éloigne des idées reçues; mais le temps, ce grand régulateur du monde, éclairé du flambeau d'Hippocrate, ne tardera pas à mettre dans tout son jour l'existence de nos fièvres jaunes sporadiques sur les côtes de la Méditerranée.

Mais ce serait donner une extension forcée à mon opinion sur le développement spontané de ces fièvres dans notre climat, que de croire que je les assimile entièrement à celle des Antilles. En pyrétologie, comme en économie rurale, il y a sans doute encore loin du rapprochement des espèces à leur identité. Comme je combats sur le terrain de la contagion les infectionnistes, j'ai voulu leur faire pressentir les affreuses suites qu'amènerait l'abrogation de nos lois sanitaires, relativement à la fièvre jaune, puisque si l'on n'opposait aucune barrière à son invasion dans l'Europe méridionale, elle ne pourrait manquer de s'y acclimater, parce qu'elle y rencontrerait dans les choses et chez les hommes toutes les circonstances et les conditions propres à son développement, et à y favoriser son endémie. Ce serait donc à tort que les non-contagionistes croiraient que je cesse d'admettre l'importation du typhus d'Amérique, parce que je reconnais que notre climat nous donne chaque année quelques exemples isolés d'une maladie qui a des symptômes jusqu'à un certain point analogues, mais qui heureusement, jusqu'ici, a manqué du virus spécial ou *sui generis* qui l'accompagne sous les tropiques. Ainsi, l'existence accidentelle de quelques fièvres jaunes sporadiques est un nouvel argument en faveur de la rigueur et de la conservation de notre régime sanitaire ; elle nous signale un écueil et un danger que nous ignorions, et dont nous ne pourrons nous préserver à l'avenir que par la vigilance et la sévérité, l'ennemi qui nous menace et cherche à nous envahir ayant des affinités naturelles et bien reconnues avec notre climat et notre sol.

On voit plus, d'après mon système sur la cause primitive de la fièvre jaune, que l'on ne peut plus être embarrassé aujourd'hui, pour l'explication du développement d'une fièvre de ce type, à bord des bâtimens du roi, ou des navires marchands, qui, par leur seule navigation dans les mers des Antilles, et sans avoir eu aucune communication avec la terre, ont eu quelquefois à souffrir de ce fléau. Ici, tout doit être attribué à l'influence solaire sur l'organe hépatique, et aux causes locales et nautiques qui auront pu aggraver la maladie : conséquemment je ne puis admettre la nouvelle opinion que vient de publier M. le docteur Audouard, relativement à l'infection des bâtimens négriers, comme unique et première cause de cette fièvre, même dans les Antilles (1). Nul doute que cette idée ne soit très-ingénieuse, et qu'elle ne puisse avoir au premier abord un grand nombre de partisans ; mais s'il est reconnu que des bâtimens du roi, qui n'ont jamais fait sans doute la traite des noirs, qui n'ont point eu de communication suspecte, ont été néanmoins atteints de ce typhus, il faut donc reconnaître que l'infection sénégalienne ou des esclaves du

(1) *Recueil de mémoires sur le typhus nautique, ou fièvre jaune, provenant principalement de l'infection des bâtimens négriers.* Paris, 1825. Ces mémoires sont très importans sous le rapport de l'hygiène navale, et des améliorations qui y sont proposées pour la désinfection des bâtimens suspects, ou contaminés.

Mosambique n'a point une influence exclusive sur la production de la fièvre jaune. Mais dire que les bâtimens qui vont à la côte de Guinée pour y faire le commerce clandestin des nègres, recèlent pour l'ordinaire, à leur retour, toutes les causes d'insalubrité et d'infection miasmatique qui sont dans le cas de donner un caractère pestilentiel aux fièvres qui empestent si souvent le plus grand nombre des malheureux renfermés et entassés, ainsi que de vils animaux, dans ces repaires hideux, qui sont de véritables cachots flottans, et dont l'humanité doit gémir, comme de tout autant d'antres à sacrifices humains, c'est reconnaître la source d'une cause infectante particulière, qui, selon les circonstances, doit faire une bien terrible explosion en se mêlant au germe déjà si redoutable de la maladie des Antilles. Ainsi je suis loin de rejeter l'influence de cette infection, dans tous les cas où son existence me sera démontrée, mais je ne la crois ni aussi générale ni aussi exclusive que vient de l'annoncer l'auteur précité.

CHAPITRE VI.

Examen de la doctrine des différens auteurs qui ont écrit sur la fièvre jaune. Leurs systèmes plus ou moins exclusifs paraissent avoir toujours été un obstacle à la connaissance de la vérité. Dans quels cas les uns et les autres se trompent, ou peuvent-ils avoir raison ?

Les disputes et les controverses suscitées aujourd'hui avec tant d'aigreur parmi les médecins, au sujet de la contagion ou non-contagion de la fièvre jaune, seraient sans doute un très-grand malheur pour l'humanité, si les gouvernemens se laissaient influencer, d'une manière quelconque, par le parti dissident, lorsqu'il s'agit de prendre des mesures sanitaires que commande ou que prescrit l'approche d'une contagion. Mais le cri de la terreur publique s'élève plus haut que les vains discours de ceux qui, pour soutenir une opinion qu'ils croient mal à propos justement fondée, ne craignent pas d'exposer éventuellement aux fureurs et aux ravages d'une épidémie si redoutable une grande partie de la population européenne. Les amis de leur patrie et de leur propre conservation doivent être entièrement rassurés; car, tandis que les médecins se disputent, la loi veille avec sollicitude, et assure le salut public en repoussant la contagion.

Dans cette lutte, devenue si souvent scandaleuse par les passions de ceux qui ne sont descendus dans l'arène que pour obscurcir la vérité en troublant bien des fois la discussion par de misérables arguties, on ne peut disconvenir néanmoins que, parmi les opposans, on ne trouve quelques hommes de mérite et de bonne foi, qui soutiennent un système qu'ils croient vrai; ils mentiraient peut-être à leur conscience, s'ils l'abandonnaient de suite pour en adopter un contraire. Tels sont les Dalmas, les Devèze, les Valentin, les Chervin, les Miller, les Smith, les Savarési, les Thomassini, et plusieurs autres savans médecins français, anglais, italiens et américains. Mais quand on oppose à ces illustres adversaires des hommes également illustres, et aussi vigoureusement armés que les Chishotus, les Pyns, les Cunie, les Blanc, les Wright, les Lining, les Makiktokich, les Aréjula, les N. Ameller, les Gonzalès, les Soucrampe, les Gimbernat, les Berjumoda, les Puga, les Laso, les Peris, les Mellado, les Madrozo, les Solla, les Ignaccio Ameller, les Palloni, les Dufour, les Gilbert, les Calliot, les Bally, les Leblond, les Audouard, les Pariset, les Mazet, les Humboldt, les Moreau de Jonnès, enfin le célèbre B. Rush, qui, à son lit de mort, est revenu à sa première opinion, on doit croire que les non-contagionistes ne doivent pas être regardés comme les possesseurs exclusifs d'expériences recueillies au-delà des mers, dans la péninsule ou sur le continent européen, en faveur de leur système; mais que des preuves et des argumens contraires, également fondés sur des observations prises dans les colonies, en Espagne, à Livourne, à Marseille, et au Port-du-Passage, doivent leur être opposées avec d'autant plus de raison, qu'on ne dissimule pas les exceptions que l'on rencontre dans quelques-unes des fièvres de cette nature, quoique en général la contagion soit toujours admise par ses partisans à moins qu'il n'existe des faits négatifs qui détruisent ce qu'ils sont bien éloignés de nier, ne voulant sur aucun point déroger au caractère d'impartialité qui les distingue.

Cette concession faite aux non-contagionistes, de la part de leurs contradicteurs, est à mes yeux la preuve la plus évidente de la bonne foi qui conduit ceux-ci dans l'examen de la question de si haute importance qui les divise. Loin d'être mus par cet esprit d'intolérance médicale qui rejette tout ou ne doute de rien, ils n'accordent à leur système que la place que leur indiquent l'expérience et la saine raison. En admettant donc, sur certains points qui seront spécifiés par la suite, quelques cas exceptionnels qui ne dérogent point à la loi générale des contagions, ils ne se mettent point en opposition directe avec les faits cliniques qu'on observe tous les jours dans les grandes épidémies, comme le font, d'une manière si manifeste, les partisans de la non-contagion. En effet, M. Devèze, quelque ton affirmatif qu'il prenne, quelques expériences d'outre-mer qu'il rapporte en faveur de son opinion, ne pourra jamais dire, sans être contredit par l'expérience d'un grand nombre de gens de l'art, qui comme lui ont exercé en Amérique, « que la fièvre jaune ne contient en elle-même aucun germe contagieux; qu'elle ne peut par conséquent ni être transmise, ni être importée; et qu'elle ne peut acquérir le caractère contagieux dans aucune circonstance (1). » Cette doctrine est trop évidemment en opposition avec ce qui se passe aujourd'hui en Europe, et fait craindre des effets trop pernicieux, pour devenir un jour funeste à l'humanité, par sa fatale adop-

(1) *Mémoire au Roi en son conseil des ministres et aux chambres*, pag. 33.

tion. Les peuples seuls s'élèveraient contre elle et la repousseraient au-delà des mers, si jamais les gouvernemens d'Europe, séduits ou trompés pour un moment par nos adversaires, avaient l'imprudence d'en faire un téméraire et dangereux essai.

La justice et notre impartialité exigent cependant que nous reconnaissions que les médecins qui ont pratiqué dans les colonies, et qui nient la contagion de la fièvre jaune, peuvent être de bonne foi, et que c'est avec raison qu'ils disent avoir vu plusieurs épidémies dépouillées de ce funeste caractère. Les plus ardens contagionistes sont d'accord avec eux sur ce point; mais pourquoi ferment-ils les yeux à la lumière, lorsque dans des circonstances contraires, la vérité se montre à eux avec tout l'éclat de ses nombreux rayons? Comment douter que dans beaucoup de circonstances, la fièvre jaune n'ait été contagieuse dans les îles, à partir depuis la première conquête qu'en fit Christophe Colomb, jusqu'à la funeste expédition de 1802, commandée par le général Leclerc? Les faits qui constatent la contagion portent un tel caractère d'évidence, que ce serait certainement abuser de la patience et de la bonhomie du lecteur, que de lui en étaler ici la fastidieuse nomenclature. Tous les recueils sont remplis d'observations analogues; il n'y a qu'à consulter les premiers historiens qui ont fait mention des épouvantables ravages de la maladie de Siam, et les ouvrages d'un grand nombre de médecins éclairés, qui dans la suite ont analysé cette fièvre dans la vue d'en connaître la nature et d'en suivre les progrès, pour être convaincus qu'ils n'ont point été frappés d'une vaine illusion, lorsqu'ils ont annoncé d'une manière si positive, que, dans un grand nombre de cas, elle est éminemment contagieuse (1). La terrible épidémie de 1793 et 1794, qui ravagea presque toute l'Amérique, et notamment la Martinique, la Guadeloupe, la Dominique, Saint-Domingue, la Jamaïque, les îles Espagnoles, et jusqu'aux pays les plus sains, tels que les Bermudes, aurait-elle pu être attribuée à une autre cause qu'à la contagion qui avait été si malheureusement favorisée par la fuite de tant d'infortunés colons, échappés miraculeusement aux massacres, après la révolte des nègres, et les événemens désastreux qui couvrirent à cette époque les Antilles françaises d'un si grand deuil. L'histoire des différentes épidémies qui se sont

(1) Voyez les pères Dutertre, Labat et Thibault de Chauvalau, les docteurs Caillot, Gilbert, Bally, Leblond, Poupée Desportes, Poissonier, et les docteurs anglais Warnee, Lind, Moultrie, Clark, Gillepie, etc., etc.

manifestées dans la péninsule depuis 1800, prouve, jusqu'à l'évidence, que le premier germe de la contagion y a toujours été importé de l'Amérique. La manière dont ces épidémies se sont propagées ensuite, en s'éloignant avec lenteur, et à des intervalles plus ou moins longs, des bords de la mer, jusqu'à cinquante ou soixante lieues des côtes, sont encore un argument irrésistible en faveur de la même opinion. En effet, les auteurs espagnols suivent cette maladie pas à pas, de maison en maison, de rue en rue, de ville en ville, et de province en province, lorsqu'elle est à son début; car elle est alors toujours transportée, du premier foyer continental qui l'a reçue, dans les pays de l'intérieur qui sont sains, par les personnes qui, en fuyant la contagion, en recèlent déjà le germe funeste, quoiqu'elles jouissent encore, en apparence, de la meilleure santé, ou par les marchandises ou les effets qui, sortant d'un milieu infecté, sont empreintes du redoutable virus. Cadix, Xerès, Léon, le Fort-Royal, Chiclana, le Port-Sainte-Marie, San-Lucar, Rota, la Carlota, Écya, Cordoue, Séville, Malaga, et généralement toutes les villes, bourgs et villages de l'Espagne qui ont été infectés successivement du typhus, depuis vingt-cinq ans, déposent également en faveur de la contagion.

Mais indépendamment des ouvrages déjà publiés par les médecins de la péninsule, et par ceux de la France qui ont été envoyés en mission dans ce même royaume à diverses époques, et qui constatent tous la faculté contagieuse de cette fièvre, on ne peut rien lire de plus concluant sur le même point que la réponse faite au mois de mars 1822, par la société de médecine de Cadix, aux différentes questions qui lui avaient été présentées par le chef politique au nom des cortès extraordinaires, suivant leur office du 13 décembre passé. Cette pièce, qui a pour titre, *Dictamen dado por la sociedad medico-chirurgica de Cadix al gobierno, sobre la cuestion del contagio della fiebre amarilla y demas puntos relativos a este*, embrasse tout ce qui concerne la contagion, l'importation et la reproduction de cette fièvre, et démontre d'une manière aussi victorieuse que péremptoire, qu'elle n'a jamais été endémique en Espagne, et qu'elle y a toujours été importée de l'Amérique ou des États-Unis; présentant ainsi une origine étrangère, sans que, dans aucune circonstance, elle ait pu être engendrée par des causes locales ou dépendantes de quelque influence météorologique. Dans une question de cette nature, on ne contestera point sans doute aux médecins de Cadix des instructions pratiques plus que suffisantes, pour pouvoir prononcer avec connaissance de cause; et aux yeux de tout homme sensé, leur jugement doit faire loi; celui d'Hippocrate même ne serait pas à nos yeux, en pareil cas, d'un caractère plus imposant, ni plus solennel. Je citerai ailleurs un extrait de ce dictamen.

L'épidémie qui, en 1804, vint affliger Livourne, et alarmer un moment toute l'Italie, ne dut également son origine qu'à l'importation. Cette ville jouissait de la santé la plus parfaite, et ne reconnaissait dans l'état de l'atmosphère et dans sa position topographique aucune des causes qui peuvent altérer la santé publique, lorsque le germe pestilentiel fut introduit dans son sein par la voie de mer. La marche et le caractère de la maladie ont été si bien tracés dans la description qu'en ont donnée les docteurs Palloni et Dufour, qu'il est impossible de résister à l'évidence, et de ne pas reconnaître, avec ces deux célèbres praticiens, les causes et l'origine qu'ils assignent à cet épouvantable fléau. Ici, comme dans la Péninsule, la maladie s'est disséminée lentement, pas à pas, et de rue en rue; se déclarant d'abord chez les marins et dans les rues voisines du port, avant de se manifester dans les maisons plus éloignées; et pour qu'il y ait eu, pour ainsi dire, dans tout ce qui tient à l'affection de ces deux contrées, la plus exacte similitude, on a vu à Livourne, comme à Cadix, la séquestration et l'isolement mettre à l'abri des atteintes de la contagion tous ceux qui s'y sont soumis avec rigueur.

Les relations historiques de la fièvre jaune qui a régné au Port-du-Passage en 1823, par MM. les docteurs Audouard (1) et Bally (2), ne laissent aucun argument aux non-contagionistes pour en nier l'importation. Ils n'ont pu ici en attribuer l'origine aux causes locales, le sol du Passage étant fort sain, et le plus salubre de tous les pays de la contrée ; il résulte d'ailleurs de l'aveu de MM. Jourdain et Arruti, que *le Donostiera* a apporté la maladie de l'Amérique ; que le douanier Aly, les charpentiers et plusieurs autres personnes l'ont contractée en communiquant avec ce navire ; que les malades sont devenus ensuite un nouveau foyer d'infection dans leurs maisons, et qu'ils ont ainsi propagé ce typhus à leurs parens, à leurs voisins et à leurs amis ; qu'enfin les émanations délétères s'attachent aux planches, aux marchandises, aux effets ; et, recélées dans ces divers objets, elles conservent la fatale propriété

(1) *Relation historique de la fièvre jaune qui a régné au Port-du-Passage en* 1823.

(2) *Rapport fait au conseil supérieur de santé sur la fièvre jaune qui a régné au Port-du-Passage en* 1823.

de transmettre la fièvre jaune après un assez long espace de temps. Cette déclaration est d'autant plus importante, que MM. Jourdain et Arruti semblent nier la contagion de cette fièvre, et n'attribuer son importation et sa propagation qu'au foyer d'infection renfermé primitivement dans *le Donostiera*, et se renouvelle autour des malades et des morts par les exhalaisons qui en émanent. Ainsi, c'est en quelque sorte avec les armes des partisans de l'infection, que les non-contagionistes sont combattus. Tel est l'ascendant irrésistible de la vérité, qu'il faut qu'elle se montre toujours à nos yeux, à travers le voile même dont on se sert quelquefois si artificieusement pour nous la dérober et la couvrir.

Quant à l'épidémie de Pomègue, apportée, comme on sait, de Malaga à Marseille, au mois de septembre 1821, par le brick danois *le Nicolino*, on ne sera pas sans doute tenté d'en nier l'importation, et de croire qu'elle a pu tirer son origine d'un foyer local, dû à des exhalaisons marécageuses, à la décomposition des substances animales et végétales en putréfaction, d'après le système de M. Devèze. Pomègue est le lieu le *plus sain de la terre;* il n'est entouré au milieu de la mer, situé à deux lieues des côtes, que d'une roche aride, sans cesse battue par les vents, et qui réunit toutes les conditions les plus favorables sous le rapport de la salubrité; aussi, à l'époque de l'arrivée du brick danois chargé des miasmes de la fièvre jaune, les équipages et les gardes de santé des nombreux bâtimens qui y étaient en quarantaine, au nombre de quarante-deux, formant un matériel de plus de six cents hommes, jouissaient de la meilleure santé. Ce brick, en communiquant la contagion aux six bâtimens qui l'avoisinaient, et au ponton sur lequel était Lampraye, quoiqu'à une assez grande distance, a prouvé, 1° que la fièvre jaune avait été apportée de Malaga à Pomègue par le capitaine Mold; 2° que, par les circonstances défavorables qui ont accompagné le voyage de ce capitaine, la fièvre jaune avait acquis sur son bord un caractère typhode des plus intenses; 3° que l'air a été le véhicule de la contagion dans notre épidémie, ainsi que l'avait déjà observé le célèbre Lind, pour un vaisseau qui avait communiqué cette fièvre en pleine mer à un autre navire qui était assez loin du premier, mais qui voguait sous le vent.

Ce sont là des faits qui se sont passés sous mes yeux, et qui ont déjà acquis une très-grande célébrité en Europe. Les anti-contagionistes exclusifs en ont été attérés; leur système favori ne peut désormais que tomber en ruine : les événemens de Pomègue ont constaté d'une manière toute particulière la contagion de la fièvre jaune, même en plein air; mais ils nous ont dévoilé aussi comment et dans quelles circonstances cette fièvre pouvait perdre très-promptement sa faculté contagieuse; ce qui me conduit à dire que les contagionistes seraient à mes yeux aussi déraisonnables à vouloir rester toujours exclusifs dans leur opinion, que ceux de leurs adversaires qui nient dans tous les cas possibles la contagion. Je vais néanmoins prouver ici, en peu de mots, dans quelles circonstances les uns et les autres se trompent ou peuvent avoir raison.

La fièvre jaune, importée par le brick *le Nicolino*, a été évidemment contagieuse à Pomègue, sur les bâtimens qui en ont reçu les miasmes; mais cette contagion a cessé dès que les malades ont été transportés au Lazaret de Marseille, qui, comme on sait, est un lieu éminemment salubre. Ainsi, il est reconnu que suivant les localités cette maladie perd son caractère contagieux, tandis qu'il est des cas où, en étant privée d'abord, elle ne tarde pas à l'acquérir; ce qui arrive infailliblement toutes les fois que les malades se multiplient, qu'ils sont soignés dans des lieux sales, étroits et mal aérés, ainsi que cela arrive dans les fièvres qui, d'abord simples, prennent le caractère de typhus par des circonstances défavorables. Ce serait donc à tort que les uns voudraient prétendre que la fièvre jaune est toujours contagieuse, tandis que les autres, en suivant une opinion contraire, assurent avec obstination qu'elle ne le devient jamais. Cette double exagération est contraire à l'expérience. Un système trop exclusif, de quelque part qu'il vienne, est toujours ennemi de la vérité. C'est en voulant être trop absolus, que les contagionistes et les anti-contagionistes exaltés sont tombés dans l'erreur; ils ont bien souvent obscurci, dénaturé les faits, pour les faire concorder avec leur opinion; tandis qu'en les examinant avec ce calme, cette sagesse et cette ardeur du bien qui annoncent un esprit dégagé de toute prévention, on fût parvenu depuis long-temps à connaître la véritable nature de cette maladie, et à constater par l'observation jusqu'à quel point on pourrait la rapprocher de nos fièvres pernicieuses d'Europe, et lui assigner un mode de traitement conforme aux lumières que nous fournissent aujourd'hui la médecine pratique et l'heureuse expérience du régime sanitaire usité dans notre Lazaret, depuis si long-temps en mesure d'arrêter les contagions, et d'être un asile ouvert à l'hospitalité européenne.

CHAPITRE VII.

Peut-on appliquer à la fièvre jaune d'Amérique les connaissances positives que nous avons sur nos fièvres bilieuses adynamiques et ataxiques d'Europe, généralement désignées aujourd'hui sous le nom de gastro-entérites contagieuses par accident, quoique dans leur origine elles n'aient pas ce funeste caractère, et ne puissent l'acquérir que par des circonstances défavorables qui les font dégénérer alors en fièvres typhoïdes ou pétéchoïdes ?

Il n'est pas étonnant que le véritable caractère de la fièvre jaune n'ait été bien connu que depuis quelques années. Les funestes ravages qu'elle a exercés dans les premières épidémies d'Europe; les symptômes particuliers qui la distinguent; les causes variées qu'on lui attribue ; son importation à de longs intervalles sur le continent; enfin, la terreur subite qu'elle inspirait à chaque nouvelle invasion , ont si puissamment concouru à la faire considérer comme une espèce de monstre où tout était mystère dans son origine, et dont la nature cachée était d'autant plus difficile à saisir, qu'on avait été porté jusqu'ici, par des craintes justement fondées, à en redouter l'approche et l'examen, à cause des dangers réels qui pouvaient en être la suite. Mais, grace au courage des intrépides médecins de ce siècle, le flambeau de l'anatomie pathologique est venu éclairer cette nuit de ténèbres; par leurs soins, de nombreuses découvertes ont été faites; et la fièvre jaune ne paraît point aujourd'hui essentiellement différente de nos fièvres bilieuses malignes du midi, connues sous le nom de fièvres ardentes, et se place tout naturellement dans l'ordre des typhus.

La peste elle-même, malgré tous ses effrayans symptômes et ses effets meurtriers, mieux étudiée de nos jours, par les médecins de l'armée d'Orient, commence à n'être plus regardée que comme une fièvre maligne très-intense: aussi on voit en Europe que nos fièvres de mauvais caractère, telles que le typhus des prisons, des hôpitaux, et les fièvres putrides qui, dans certaines épidémies, attaquent la classe des pauvres, prennent un type pestilentiel et présentent bien souvent des pétéchies, des anthrax, des bubons, qui, comme on sait, sont les symptômes caractéristiques de la maladie d'Égypte. La fièvre jaune elle-même, lorsqu'elle a acquis une grande virulence, s'accompagne également quelquefois de ces exanthèmes malins.

C'est en jetant un coup d'œil philosophique sur ces différentes maladies, que l'on peut parvenir à en connaître la nature et à fixer l'analogie réelle qui existe dans leurs symptômes communs, quoique chacune d'elles conserve sa spécialité. Les connaissances physiologiques du jour nous permettent d'établir, dès ce moment, ce rapprochement et cette filiation, qui est aussi naturelle que légitime. Vouloir la contester par des sophismes, ce serait se refuser aux lumières de la raison, et repousser l'évidence par des argumens fallacieux. Mais si, en quittant ces fièvres de haut caractère, nos simples fièvres bilieuses du midi peuvent nous faire parvenir à constater la même vérité, alors le triomphe de la doctrine qui établit la contagion sera plus éclatant, et son règne est définitivement assuré.

Il est dans l'ordre des phénomènes pathologiques, et tous les médecins le voient chaque jour dans leur pratique, qu'une fièvre gastrique simple peut dégénérer, et prendre le caractère d'un typhus contagieux, si les malades qui en sont atteints habitent des endroits mal aérés et insalubres. Mais si, dans les mêmes circonstances, les malades se multiplient ; s'ils sont mal soignés, mal logés, mal vêtus, et s'ils sont mal nourris, comme il arrive durant un siége, un blocus, si leur moral est travaillé par la crainte et la terreur, s'il y a surtout encombrement dans les hôpitaux, alors la contagion, renforcée par une grande quantité de nouveaux miasmes, se propage, s'exalte avec violence, et acquiert bientôt le *maximum* de la malignité. Eh bien! ce qu'on accorde si libéralement ici à une fièvre ordinaire, pourrait-on le refuser à la fièvre jaune, qui, quelque bénigne qu'elle soit, est toujours une maladie très-grave? Si l'art, en imitant la nature, peut créer à volonté une fièvre contagieuse, il ne faut donc pas être étonné que celle-ci en produise à son tour d'une nature épidémique lorsqu'elle se trouve sous l'empire des causes aggravantes détaillées ci-dessus.

L'histoire des typhus qui s'engendrent dans les prisons lorsque les détenus y sont réunis en grand nombre dans des espaces fort reserrés et humides; les fièvres de mauvais caractère qui se manifestent pareillement sur les vaisseaux dans les expéditions lointaines; celles qui, dans les guerres de la révolution, après avoir infecté les pays conquis, sont devenues si générales dans toute la France, surtout dans les lieux où les prisonniers étrangers ont été entassés après avoir parcouru de très-grandes distances, en proie à tous les besoins, et exposés à toutes les vicissitudes atmosphériques; la mortalité effrayante, enfin, qui s'est développée sur les pontons anglais, parmi les malheureux prisonniers français que les chances de la guerre avaient fait renfermer d'une manière quelquefois si peu conforme aux égards dus à l'humanité, sont les exemples généraux qui nous prouvent l'origine première de ces fièvres pestilentielles qui sont le produit de la civilisation, et que les peuples nomades ne connurent jamais.

C'est en réfléchissant sur des faits de cette nature, que j'ai été conduit à découvrir par quel mécanisme et dans quelles circonstances les fièvres en général, même les plus bénignes dans leur invasion, deviennent éminemment contagieuses, ce qui s'applique également d'une manière toute naturelle à la fièvre jaune. On peut même dire que c'est ainsi que toutes les épidémies, de quelque nature qu'elles soient, finissent par acquérir la faculté contagieuse, dès qu'une masse de miasmes est répandue dans l'atmosphère; par le grand nombre des malades qui en ont été atteints, surtout si parmi eux il s'en est trouvé plusieurs qui aient été dans des circonstances défavorables.

« Les maladies simplement épidémiques peuvent devenir contagieuses, nous dit le docteur Fodéré, parce que l'air, ayant acquis un nouveau degré d'infection, par le nombre augmenté des malades, change le caractère de la maladie, la rend plus intense, et lui donne la propriété de se communiquer par le contact. C'est ce dont convient M. de Humboldt lui-même pour la fièvre jaune dans son lieu de naissance, quoique d'ailleurs, comme on l'a vu, il soit peu favorable à l'opinion de la contagion de cette maladie. L'épidémie cruelle, dit-il, qui se manifesta en 1794 date de l'arrivée de trois bâtimens de guerre qui renfermaient un grand nombre de jeunes marins non acclimatés, ce qui fit débuter le vomito à la Vera-Cruz avec une violence extraordinaire. Depuis 1794 jusqu'à 1804, la maladie a reparu tous les ans, lorsque les vents du nord ont cessé. Il est clair, d'après ce qui a été relaté ci-dessus, qu'on ne peut accuser les vaisseaux d'avoir porté immédiatement la maladie; mais l'on peut dire que la période favorable à son développement étant arrivée avec le concours des sujets aptes à la recevoir, il a pu naître du rassemblement d'un très-grand nombre de malades dans les hôpitaux, une masse considérable de miasmes contagieux, qui, joints à la disposition de l'air, ont servi à propager la maladie (1). »

Dans l'état actuel de la science, je ne crois pas

(1) *Traité de médecine légale et d'hygiène publique*, tom. VI, pag. 9 et 10.

que ce soit trop hasarder, que d'oser assurer que dans aucun cas une maladie fébrile, à part celles qui contiennent un virus spécial et exanthématique, ne devient contagieuse que lorsqu'elle a pu donner lieu à l'élément typhode de se former. En quoi consiste cet élément? est-ce un gaz? est-ce une vapeur animale putride qui s'élève de la surface cutanée des malades, de leurs excrétions, ou qui s'échappe, par la respiration, de leurs organes pulmonaires? Je n'en sais rien. Peut-être toutes ces parties concourent ensemble, ou chacune séparément, à engendrer l'atmosphère morbifique qui entoure alors les malades, et dans laquelle réside, à mon avis, l'essence de la contagion. Qui peut connaître la dégénérescence qu'éprouvent, dans l'économie humaine, les différens tissus dont les propriétés vitales sont altérées? Jusqu'à quel point peut s'arrêter la désorganisation des fluides vivans, lorsque la nature semble les abandonner à des lois purement hydrauliques? Nul physiologiste n'a pu pénétrer encore ce redoutable mystère : le parti le plus sûr, est de prévenir par les secours de l'hygiène la formation du nuage pestilentiel dont je viens de parler; et alors nous serons à l'abri de toute communication miasmatique. Dans les épidémies c'est toujours le peuple, qui manque de tant de soins de propreté, qui est le premier atteint et le plus violemment frappé. C'est chez lui que se crée la contagion; et c'est des obscurs réduits qu'il habite, si remarquables par leur insalubrité, où les miasmes, réunis et entassés, produisent et fécondent le germe primitif du typhus, que s'échappent ensuite les émanations pestilentielles qui ne tardent point à répandre l'épouvante et la mort dans toute une grande ville. Cette seule considération, qui est appuyée par l'expérience de tous les jours et de tous les siècles, aurait dû faire trembler les non-contagionistes, lorsqu'ils ont rejeté toute précaution sanitaire contre la fièvre jaune. N'est-il pas naturel de penser que cette maladie introduite dans une ville populeuse, y acquerra bientôt un degré de violence qu'elle est bien loin d'avoir dans les îles, lorsqu'il n'y a que quelques Européens nouvellement débarqués qui en sont atteints isolément; où d'ailleurs la transpiration, qui est si abondante, et les logemens parfaitement bien aérés, concourent à prévenir la naissance et l'accumulation des miasmes contagieux. Ce qui le prouve, c'est que la contagion s'y manifeste également comme en Europe, lorsque les malades y sont en très-grand nombre, ainsi qu'on peut s'en convaincre par les épouvantables récits que les historiens ont faits des ravages occasionés par cette maladie parmi les troupes de Christophe Colomb, dans son second voyage, où la contagion était devenue si intense, qu'elle se communiqua même aux naturels du pays. Une semblable catastrophe ne s'est-elle pas renouvelée de nos jours, lors de la malheureuse expédition du général Leclerc? Peut-on douter un instant que dans toutes les épidémies qui ont ravagé depuis long-temps l'Espagne méridionale, il n'y ait eu une complication de typhus? La fièvre jaune n'a jamais pu être dépouillée d'un attribut qui accompagne plus ou moins toutes les autres fièvres; et, en admettant ce fait, qui peut être assuré que dans aucune circonstance elle ne pourra contracter la faculté contagieuse, surtout lorsqu'elle sera disséminée parmi les ouvriers, parmi les porte-faix et les charpentiers d'une cité très-populeuse. Ce que je viens de dire ici n'est pas seulement confirmé par les exemples que nous fournit la pratique ordinaire sur le continent, mais les médecins qui ont habité les colonies l'ont eux-mêmes reconnu. Ainsi, suivant Clark, « les fièvres rémittentes, après des étés chauds, ou dans des climats brûlans, sont très-contagieuses; quand cela arrive, ces rémittentes ne diffèrent en aucune manière de cette variété de fièvre continue qui est propagée dans les camps, les prisons, les hôpitaux, les vaisseaux. » Suivant Wolfing, la fièvre jaune des Antillles, surtout celle des régions septentrionales, peut se changer en typhus contagieux. Hales va plus loin, et il pense que, selon certaines circonstances, la fièvre jaune rémittente peut dégénérer en vrai typhus ictérode contagieux, et prendre la nature et les formes pestilentielles. Savaresi lui-même, quoique opposé à la contagion, l'admet cependant comme possible dans des lieux mal aérés et étroits (1). » M. Dalmas s'exprime d'une manière qui n'est pas moins péremptoire, lorsqu'il dit : « Cependant, je ne nierai pas qu'un bâtiment dont l'équipage est attaqué de cette maladie, dont l'air est altéré par la fermentation des objets qui forment sa cargaison, arrivant dans une ville sujette à cette calamité, dans la saison de l'année la plus favorable à son développement, ne puisse être un moyen de la propager... Je ne nierai pas non plus que le grand nombre des malades ne puisse devenir à son tour un moyen de la répandre; il n'est pas douteux qu'ici, comme dans tant d'autres maladies, l'effet ne devienne cause de maladie à son tour (2). » M. Valentin, quoique un des arcs-bou-

(1) Bally, *Typhus d'Amérique*, pag. 467.

(2) *Recherches médicales et historiques sur la fièvre jaune*, pag. 136.

tans de la non-contagion, « convient néanmoins, que par la réunion d'un grand nombre d'individus, dans un espace circonscrit, le vomissement noir pourrait acquérir la propriété contagieuse (1). » Enfin qui le croirait? il n'y a pas jusqu'à M. Devèze, qui, pressé par la conviction, ne déclare « qu'il ne doute pas qu'en Espagne, pendant les grandes émigrations de Cadix et de Séville, certains villages n'aient dû l'origine de la fièvre jaune qui les a désolés, à cette grande quantité de fuyards sains, mais qui, s'entassant dans les maisons, en eurent bientôt infecté l'air, soit par les miasmes qui s'élevaient continuellement de leurs corps, soit encore par les émanations putrides qui s'élevaient de leurs excrémens accumulés et de la malpropreté, suite indispensable de pareils encombremens (2). » Mais il est ici digne de remarque que M. Devèze, pour ne point convenir qu'un germe de fièvre jaune a pu être transporté des bords de la mer dans l'intérieur des terres, préfère avancer quelque chose de bien peu rationnel. en disant que des fuyards sains ont fait naître la maladie par les émanations putrides qui se sont exhalées de leurs corps. N'est-on pas en droit de lui dire que si les fuyards n'avaient pas porté sur

(1) Valentin, *Traité de la fièvre jaune*.

(2) Devèze, *idem*, pag. 186.

leurs habits, ou dans leurs personnes, le germe de la fièvre jaune, ils n'auraient pu faire naître cette maladie jusqu'à soixante lieues dans l'intérieur des terres en *s'entassant dans les maisons.* N'y avait-il pas là, au contraire, toutes les conditions favorables pour donner naissance à un typhus d'Europe? Pourquoi celui d'Amérique vient-il apparaître dans des lieux où il n'y avait eu primitivement ni chaleur excessive, ni foyer d'infection, qui sont cependant, d'après M. Devèze, les deux conditions nécessaires et indispensables pour son développement. Comment accorder ces contradictions manifestes, ostensiblement dictées par le vain esprit d'un système tout contraire aux simples lumières du bon sens ordinaire; mais il faut dire ici avec le maître des sentences, *errare humanum est.*

Cependant il faut convenir que c'est déjà un aveu précieux, et un hommage bien solennel rendu à la vérité, que la concession faite par ces trois derniers auteurs. Les partisans de la contagion de la fièvre jaune ne doivent plus désespérer d'éclairer leurs concitoyens, du moment que leurs plus intrépides adversaires avouent, reconnaissent et confirment que cette contagion peut exister dans certaines circonstances, et prendre le caractère d'un typhus.

Après avoir énoncé les causes qui font naître

les fièvres miasmatiques des prisons, des hôpitaux et les typhus même sporadiques, il n'est pas moins important, sous le rapport des progrès de l'art et du bien de l'humanité, de dire ici comment et dans quelles circonstances ces diverses fièvres perdent leur faculté contagieuse. Si on a vu que l'entassement des malades et un air non renouvelé, chaud et humide, par conséquent malsain, peuvent seuls engendrer instantanément des maladies d'un caractère pestilentiel, une situation tout opposée arrête, d'une manière également prompte, les effets de la contagion. C'est par la séquestration et l'isolement qu'une bonne police doit combattre un fléau dépopulateur quand elle n'a pu en prévenir l'irruption; une grande ville pourra toujours être préservée, si, à la première annonce d'une maladie suspecte, telle qu'une des quatre principales contagions (peste, fièvre jaune, choléra et typhus), l'autorité agit avec vigueur et met les malades en quarantaine, ne fût-ce que dans leur propre maison. C'est par une mesure sanitaire de cette espèce que, en 1818, les premières autorités de Marseille arrêterent un typhus pétéchial qui s'était développé dans la vieille ville, en faisant transporter, durant la nuit, à l'hôpital, douze familles de la classe du peuple qui en étaient infectées. Les malades, placés dans une salle particulière, dont on enleva toutes les croisées des fenêtres, afin de laisser de nuit et de jour un libre accès à l'air extérieur, virent heureusement éteindre leur maladie, sans l'avoir communiquée à aucun infirmier, ni à aucun médecin de la maison. Cet exemple d'une sévérité peu commune fut cependant un acte d'une haute prévoyance; il doit servir de règle aux magistrats toutes les fois que la santé publique sera compromise (1) : en isolant les premiers malades atteints d'une contagion quelconque, ils préviendront toute communication ultérieure; ils empêcheront les miasmes contagieux de s'accumuler et de se répandre. Ce que la police a droit de faire pour le bien général, les sages conseils de l'hygiène privée nous l'indiquent pour les malades isolés confiés à nos soins. Ainsi, on peut à volonté arrêter un typhus, et rendre son germe infécond en aérant le lieu où est renfermé le malade qui en est atteint, en prévenant toute accumulation successive de nouveaux miasmes contagieux. C'est ce qui nous explique pourquoi

(1) C'est à la même époque que Gênes établit un lazaret pour le traitement des malades atteints du typhus pétéchial, qui lui avait été importé de Parme. Les riches comme les pauvres y furent indistinctement conduits; et cette mesure de rigueur sauva cette ville.

Lamprayc, atteint réellement de la fièvre jaune la mieux caractérisée, ne l'a pourtant pas communiquée à sa femme, ni à son garde, dès qu'il a été transporté au Lazaret; mais qui doute qu'il n'eût empoisonné la ville entière, s'il eût été laissé dans son antre insalubre de la rue dite provisoire *des trois soleils*. C'est de cette manière qu'on se rend raison des ravages que la fièvre jaune a faits dans toutes les grandes villes de l'Espagne, comme à Cadix, Malaga, Carthagène, Séville, Tortose et Barcelone, tandis qu'on l'a vue s'éteindre sans contagion à Alcala de los Panaderos, Chusiana, Alhaurinejo, Carmona, Terre del Mar, dans plusieurs villages des environs de Barcelone et dans le lazaret de la même ville; parce qu'on rencontre toujours dans les cités populeuses un foyer permanent d'infection que le grand air dissipe, et qui n'existe jamais dans les campagnes, excepté dans quelques maisons placées dans un site insalubre, et qui manquent encore des ressources de l'hygiène.

Les partisans de la non-contagion qui croient appuyer leur système sur ce que les émigrés de Barcelone n'ont point transporté la maladie hors de l'enceinte de cette ville; ceux des médecins d'outre-mer qui rapportent des faits semblables pour les villes infectées des colonies, n'ont pas vu que bien loin d'être autorisés à nier par là la contagion de la fièvre jaune, ils ne font que confirmer l'existence des élémens qui la forment et l'efficacité des moyens que je viens de proposer pour l'arrêter dès son invasion, en la dépouillant, par son exposition au grand air, de ce nuage mortifère qui l'entoure dans le sein des grandes villes dès qu'un grand nombre de malades simultanément atteints travaillent à l'élaboration de la matière miasmatique qui entre comme élément primitif et spécifique dans son organisation. C'est d'après les mêmes principes, que je pense, par exemple, qu'un homme qui, ayant la peste, serait traité en plein vent dans le fort de la Vierge de la Garde à Marseille, ou sur les tours de Notre-Dame de Paris, communiquerait plus difficilement et bien plus tard la contagion à ceux qui l'approcheraient, que s'il était renfermé dans un taudis infect.

Quel est l'homme de l'art dont la pratique est tant soit peu étendue, qui n'ait pas vu que, dans une épidémie, la même maladie qui, chez les pauvres, se communique à ceux qui les entourent, cesse d'être contagieuse chez les gens riches, qui habitent des appartemens plus aérés, et qui reçoivent les soins de la plus exacte propreté. Dans un cas douteux ou suspect, surtout dans l'invasion d'une fièvre jaune, qui a toujours lieu au cœur de l'été; faites enlever toutes les croisées des chambres de vos malades; évitez l'encombrement; qu'un air sans cesse renouvelé vienne assainir l'atmosphère qui les entoure, et disperser les miasmes qui s'accumulent avec tant de rapidité et de danger autour d'eux, et vous pourrez être certains que vous n'aurez point de contagion. L'air détruit et brûle pour ainsi dire tous les miasmes; on dirait même que la lumière les frappe de mort, comme par un coup électrique. C'est là toute la théorie des lazarets, qui ne sont que de vastes appareils à désinfection.

Ces conseils d'hygiène, valent mieux que toutes les formules thérapeutiques, pour arrêter une épidémie. Isolez les malades; aérez leurs appartemens; permettez l'émigration des personnes en santé; étendez autant que possible vos cordons; faites camper le peuple sur des hauteurs; fournissez-lui une nourriture saine; établissez des lazarets ou de vastes hôpitaux pour les malades; voilà en quoi consiste le véritable code sanitaire ou préservatif que doivent suivre les magistrats. C'est toujours à l'incurie et au peu de vigueur de l'autorité première, que sont dus les grands ravages qui ont signalé, dans le monde civilisé, l'apparition des diverses épidémies dont l'histoire fait mention.

Le médecin, éclairé aujourd'hui par des principes de cette nature, n'aura plus besoin, pour expliquer les marches diverses que suivent les maladies populaires dans les différens climats, à supposer qu'elles appartiennent à un ordre étranger à leur classification, malgré qu'elles offrent tant d'anomalies, du moment qu'il tiendra compte des circonstances aggravantes, suivant les localités, et du non-acclimatement du virus importé : alors on n'aura pas besoin sans doute d'établir une distinction entre la fièvre jaune d'Amérique et celle de la péninsule. J'ai toujours pensé qu'elles sont l'une et l'autre d'une nature parfaitement identique, et ne peuvent varier qu'à raison de la différence des climats, des causes locales, des constitutions atmosphériques régnantes, de leurs complications accidentelles ou endémiques, et du tempérament des individus qui en sont atteints. Cadix, Barcelone, Malaga, Pomègue, Livourne et le Port-du-Passage, ont toujours offert, comme la Havane et les Antilles, une parfaite identité dans les causes et les symptômes des épidémies de la nature de celle qui m'occupe.

Ce que je viens de dire, sous le rapport théorique et pratique, de la facilité qu'ont toutes les

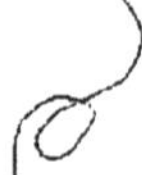

fièvres en général de contracter un caractère contagieux ou de le perdre, suivant les diverses circonstances qui les accompagnent, se rapporte également avec très-juste raison à la fièvre jaune sporadique qui est connue sur le littoral de la Méditerranée durant les fortes chaleurs de l'été. Si jusqu'ici cette fièvre n'a point été suivie de contagion, comme je l'ai observé en 1811, à Marseille, dans les exemples que j'ai rapportés ci-dessus, ce n'est sans doute que parce qu'elle n'a régné qu'isolément, et non d'une manière épidémique (1). Mais je ne doute point que si, par certaines conditions de l'atmosphère favorables à son développement naturel, elle venait à se multiplier et à se manifester chez des individus propres à la faire dégénérer en une affection typhode, alors elle ne fût dans le cas de se communiquer et de donner ainsi lieu à une violente épidémie. Cette fièvre,

(1) Il n'est peut-être pas inutile de rappeler ici que, dans quelques écrits éphémères et depuis long-temps voués à l'oubli, on a voulu me mettre en contradiction au sujet de mon opinion sur la contagion de la fièvre jaune en général, parce qu'en 1818 j'avais dit, dans une lettre à M. le docteur Devèze, relativement à la fièvre jaune sporadique qui avait fait périr à Marseille le grand chambellan et un des aumôniers de S. M. le roi Charles IV, avec tout le caractère de la fièvre des Antilles, qu'il m'était démontré que cette fièvre n'était point contagieuse, puisque aucune des personnes qui avaient soigné ces deux malades n'avaient eu la moindre affection fébrile. Qui doute que j'entendais alors parler

quoique sporadique, se montre souvent meurtrière, et se développe chez les malades avec tous les symptômes du véritable vomissement noir des Antilles; elle précède ou accompagne pour l'ordinaire le choléra-morbus, qui chaque année est si commun dans nos climats pendant les mois de juillet et d'août, et qu'on attribue à si juste titre à l'influence de la chaleur. Peut-être même est-il assez rationnel de penser, que bien des fois dans les colonies et dans les autres pays où la fièvre jaune, devenue endémique, sévit avec violence, elle ne reconnaît d'autre origine que quelques exemples isolés d'une maladie locale qui a été d'abord sporadique, et qui, en se multipliant, a acquis tous les élémens de la contagion. Ainsi, c'est dans le même sens, que M. le docteur Bally a dit : « Quand la fièvre jaune afflige un grand nombre d'individus, elle devient très-susceptible de communication, parce que les exha-

de la fièvre jaune sporadique que je venais d'avoir sous les yeux, et non de celle d'Amérique, dont je n'avais connu jusqu'alors la description que dans les livres. Cependant la bonne foi des dissidens s'est servie de cette lettre, pour écrire qu'en 1818 je n'étais pas contagioniste, tandis que je l'étais subitement devenu en 1821. Au reste, je crois que désormais on n'aura plus de doute sur mon opinion au sujet de cette fièvre, quand on aura lu cet ouvrage entièrement consacré à éclairer le public sur sa nature, et sur les mesures sanitaires qu'elle réclame d'après les circonstances.

laisons se renforcent de tout ce que la décomposition du corps humain peut donner d'activité. » De là le caractère pernicieux que toutes les maladies fébriles prennent dans les hôpitaux, où la mortalité est toujours plus considérable que partout ailleurs, lorsqu'il y a encombrement dans les salles, et quoiqu'on n'y ait jamais vu, en des temps ordinaires, aucune espèce de levain miasmatique.

Il résulte conséquemment de tout ce que j'ai exposé dans ce chapitre, que l'on peut jusqu'à un certain point concilier les opinions opposées des partisans exclusifs de l'infection et de la contagion, en énonçant comme un theorême physiologique, que dans les fièvres de mauvais caractère, la contagion tire toujours son origine d'une préinfection miasmatique. Mais il est facile de comprendre que l'infection que j'admets n'est pas celle de MM. Devèze, Valentin, etc., qui, selon eux, ne peut jamais transmettre aucun miasme, n'ayant que les qualités d'une épidémie qui se dissipe très-promptement hors du foyer qui l'a vue naître, objet sur lequel je reviendrai plus amplement dans un des chapitres qui suivent, et que je *développerai avec beaucoup plus d'étendue.*

CHAPITRE VIII.

Inutilité des expériences proposées par MM. Devèze, Lassis, Costa et Lasserre, pour reconnaître si la fièvre jaune est contagieuse ou non dans un lazaret. La raison et les premiers principes de la médecine repoussent ces expériences, qui, lors même qu'elles seraient toujours négatives, ne pourraient jamais être un argument positif contre la contagion de cette fièvre, importée dans nos villes maritimes.

C'est une chose véritablement étrange, que des médecins instruits aient pu proposer sérieusement au gouvernement de faire des expériences pour constater la non-contagion de la fièvre jaune. Comment ont-ils pu croire que le lazaret de Marseille, qu'ils désignent pour devoir être le centre des expériences qui seront pratiquées en France, si on les adopte, pouvait, à raison de son site sur les bords de la mer, dans un terrain sec et rocailleux, exposé à tous les vents, et surtout à celui du nord qui souffle si fréquemment avec tant de violence, pouvait, dis-je, être assimilé, sous le rapport de sa salubrité, au gissement des vieux quartiers populeux de nos villes maritimes, où l'on rencontre, par le vice de la construction des anciens édifices, malgré tous les soins de la police la plus vigilante, tant de causes particulières d'infection ? Est-il raisonnable en effet de penser qu'une maladie qui sera traitée chez un passager, au lazaret de Marseille, puisse présenter les mêmes dangers, par sa dégénérescence et sa susceptibilité à contracter la qualité typhode, que celle qui affligera un malheureux pêcheur, ou un ouvrier du port renfermé dans un taudis de la vieille ville, au quartier de Saint-Jean. Cependant l'opinion de M. Devèze et de ses partisans tend à n'établir aucune différence dans le caractère, la marche et l'issue de ces deux maladies; elle exclut même toute idée de complication dans ce dernier cas, ce qui est entièrement contraire à tout ce que nous connaissons de si positif sur l'influence délétère de l'air des hôpitaux, des prisons, des vaisseaux et de tous les autres lieux où sont entassées plusieurs centaines d'individus dont les émanations cutanées ou pulmonaires, quand même ils jouiraient tous d'une bonne santé, suffisent, lorsqu'il y a encombrement, pour engendrer des fièvres d'un type pestilentiel ou miasmatique. D'ailleurs, peut-on comparer l'état moral des hommes qui subiraient volontairement les expériences dans un lieu réservé, celui des médecins surtout qui voudraient confirmer leur doctrine, à l'état de ceux qui sont brusquement atteints d'une maladie dont la seule crainte les glace si souvent d'épouvante et d'horreur. Les premiers, si ce sont des condamnés, tentent de racheter leur vie en bravant la mort ; les seconds peuvent désirer d'acquérir de la célébrité, quoique courant le risque de devenir des victimes imprudentes de leur faux système, et de subir inutilement le sort funeste de l'infortuné Valli, pourvu qu'ils s'immortalisent à la manière d'Érostraste. Ils donnent les uns et les autres, dans ce cas, des preuves d'un courage qui est peut-être seul capable de les préserver de la contagion ; mais dans une épidémie, même commençante, où trouver, parmi la population entière d'une grande ville, quelques individus qui, sous le rapport moral, puissent donner à l'autorité les gages précurseurs d'une pareille invulnérabilité.

En admettant que M. Devèze et ses amis vinssent à obtenir des résultats conformes à ses vœux, dans les expériences qu'ils sollicitent avec tant d'empressement et d'instance, la doctrine de la non contagion serait-elle assez solidement établie par cet exemple? Non, sans doute, parce que dans le système d'une bonne police sanitaire, on ne sera jamais autorisé à tirer la même conséquence de ce qui se sera passé sur quelques individus renfermés isolément et volontairement dans un lieu aussi sain qu'un lazaret, que de ce qui aurait lieu parmi les habitans d'une grande cité qui serait en proie à une violente épidémie. Je vais plus loin, je dis que les expériences que réclame M. Devèze ont déjà été faites au lazaret de Marseille, puisqu'en 1802, 1804, et 1811, les malades atteints de la fièvre jaune qui y ont été soignés, n'ont jamais communiqué la maladie à leurs gardes, ni aux médecins qui leur ont donné des soins. M. Devèze lui-même en conclura-t-il que la grande question qui l'occupe est vidée et résolue en sa faveur? Pourrait-il rapporter cet exemple d'incommunication, comme un triomphe pour la cause qu'il défend? S'il pouvait être assez bon pour en être satisfait, ainsi que ses partisans, ce que je suis bien loin de croire, il peut être assuré que le monde médical en penserait autrement, parce qu'il n'a jamais été reconnu dans aucune école, que quelques exceptions prises dans un sens négatif pussent déroger à l'éternelle immuabilité des principes généraux universellement admis, surtout lorsque les circonstances de temps, de lieux et d'individus, sont si différentes, et peuvent apporter dans la nature des maladies, de si grandes modifications.

Les conclusions que M. Devèze et quelques autres personnes veulent tirer des expériences faites par les docteurs Ffirt, Potter, La Vallée, et à Barcelone par MM. Audouard et Bally, au sujet de leurs inoculations avec la matière du vomissement noir, le sérum, le sang, la bile, la salive, la sueur, sans aucun résultat fâcheux, ne peuvent être rapportées comme un argument décisif contre la contagion. Ignore-t-on que chaque espèce de poison, chaque virus contagieux a un mode d'action spécial, et qu'il n'agit que sur tel ou tel organe? Fontana n'a-t-il pas prouvé que le venin de la vipère n'a aucune action morbide sur les nerfs, et qu'il faut qu'il soit porté dans le torrent de la circulation, pour qu'il détruise l'irritabilité de la fibre musculaire? Suivant les belles expériences de M. Magendie, le suc de l'upas, qui est un poison si promptement mortel quand il est inoculé, n'excite aucune inflammation sur les membranes séreuses et muqueuses; et le sang des animaux qui a été imprégné de ce poison si terrible n'exerce cependant aucun effet délétère sur les autres animaux par l'inoculation. N'a-t-on pas vu aussi le célèbre et si savant docteur Alibert s'inoculer la matière purulente d'un cancer, et le professeur Chaussier faire manger impunément à des chiens du pain et de la viande saturés de la bave et du sang d'autres chiens enragés (1). Déjà les docteurs Desgenettes et Valli avaient donné au monde le courageux exemple d'inoculations faites avec le pus des bubons de la peste, sans être atteints de la maladie. Toutes ces différentes expériences, quoique négatives, ne prouvent absolument rien contre la contagion de la fièvre jaune, de la peste, du cancer, et de la rage, parce que les différens virus dont nous venons de faire mention suivent d'autres lois organiques dans leur mode de transmission ordinaire, que la deviation forcée à laquelle ils ont été soumis dans les cas précités, par des expériences qui répugneront toujours à la nature, et seront d'ailleurs infructueuses sur les progrès de l'art.

Mais en raisonnant sans prévention et de bonne foi, n'est-on pas autorisé à dire que voulant chercher le miasme de la fièvre jaune dans la matière du vomissement noir, et dans les autres excrétions naturelles ou pathologiques des malades, c'est chercher le gaz délétère qui a asphixié les vi-

(1) Le docteur Billeret, médecin très-distingué de Grenoble, m'a dit que Bichat avait mis, en sa présence, de la salive d'un chien enragé sur sa langue, et l'on sait que ce grand homme n'est mort que plusieurs années après, d'une fièvre cérébrale, contractée par les émanations putrides des substances animales qu'il voulait soumettre à ses expériences.

dangeurs et ceux qui travaillent auprès des cuves en fermentation, dans le sang noir et écumeux que l'on trouve dans leurs poumons après leur mort. On ne serait pas plus heureux, si on voulait trouver dans le sang, la bile, la salive et les sueurs des personnes empoisonnées par l'opium et la ciguë, la partie vireuse qui constitue l'élément mortifère de ces deux poisons, ainsi que celle de l'acide prussique, qui paraît la plus subtile et la plus promptement mortelle de toutes les substances stupéfiantes. Les déjections sanguinolentes, putrides et gangréneuses, produites par les acides caustiques, ou par toute substance corrosive diffusible, sont loin de pouvoir donner quelque éclaircissement sur la nature du poison qui les a provoquées, surtout au bout de quelques jours, lorsque le solide vivant est entré en putréfaction à la suite d'un état gangréneux. Il en est de même, sans doute, dans la fièvre jaune et dans toutes les autres fièvres pestilentielles, dont la terminaison funeste est toujours précédée par une espèce de véritable dissolution scorbutique, déterminée elle-même par l'altération du système nerveux. Où trouver alors des traces du miasme qui a agi primitivement en excitant une inflammation dans les systèmes hépatique et digestif, et successivement dans les nerfs et les membranes de la moelle épinière, comme cela arrive dans le typhus d'Amérique? Les résultats cadavériques ne nous laissent-ils pas alors dans l'ignorance la plus complète sur les qualités du virus qui a amené de si grandes désorganisations? ce qui nous prouve de plus en plus que toutes les expériences que je viens de rapporter sont des tentatives de courage inutiles pour les progrès de la science, et qu'on ne pourra jamais faire tourner au profit de l'humanité. Cela me donne ici l'occasion de dire que je ne crois pas, en général, qu'aucune fièvre contagieuse puisse se communiquer, uniquement par les évacuations alvines, par le sang, la salive, la sueur, et les urines. Je pense au contraire que ces excrétions pourraient être, de leur nature, impropres à cette transmission, et pourraient avoir qualité pour dissoudre et anihiler les gaz miasmatiques qu'elles seraient dans le cas de contenir. Les émanations animales et gazeuses qui sortent du poumon et de la surface de la peau, forment seules, selon moi, une atmosphère impure autour des malades, atmosphère qui devient à son tour le véhicule de la contagion, si elle n'est la contagion elle-même, lorsqu'elle est absorbée par la respiration, ou par les vaisseaux du système cutané, ou par le simple contact résultant d'une application médiate ou immédiate du virus nageant dans l'air ambiant, ou contenu dans des hardes ou des marchandises infectées : d'où je conclus que celui qui nierait, d'une manière absolue, ces divers modes de contagion, ne pourrait plus admettre l'influence pernicieuse des exhalaisons des marais, des vapeurs hydrogénées ammoniacales des fosses d'aisance, de l'air pestilentiel des prisons et des hôpitaux, lorsque le typhus y règne; enfin tous les produits miasmatiques qui s'échappent d'un foyer, provenant d'un amas de substances animales et végétales en putréfaction, quoique le système de M. Devèze et des non-contagionistes sur l'apparition et le renouvellement annuel de la fièvre jaune dans les Antilles et aux États-Unis, repose entièrement sur ces dernières causes infectantes.

Mais, si l'on veut encore un argument irrésistible contre l'utilité des expériences de M. Devèze, on n'a qu'à considérer les effets des quarantaines pratiquées avec tant de succès, depuis plusieurs siècles, dans le lazaret de Marseille, et dans ceux de l'Italie, pour purifier les marchandises infectées qui viennent des côtes de l'Afrique ou du Levant. Si l'air de cet établissement, le vent, la pluie et le serein, n'y jouissaient pas de la propriété de détruire les miasmes pestilentiels; croit-on que la peste ne fût pas sortie bien souvent de leurs enceintes, après s'être échappée de tant de milliers de balles de coton et de laine qui y sont tous les jours en sereine, et qui, à l'expiration de leur quarantaine, ont leur libre entrée à Trieste, à Venise, à Livourne, à Gênes, et à Marseille, d'où elles sont ensuite impunément disséminées dans toutes les manufactures et les ateliers de la France et de l'Europe. Ce serait sans fondement que l'on pourrait dire que, depuis la peste de 1720, il n'y a plus eu dans notre lazaret de principe dangereux, introduit par la voie de mer. Si l'on veut raisonner juste, on ne reconnaîtra ici dans cette immunité qu'un effet préservatif dû à l'excessive rigueur des mesures sanitaires, et à l'excellence des moyens employés pour la purification des marchandises infectées, puisqu'on compte sept contagions qui ont été introduites dans notre établissement sanitaire, depuis cette célèbre et si calamiteuse époque de 1720.

Ainsi, il est reconnu par une expérience plus que séculaire, que des marchandises évidemment contaminées du virus pestilentiel perdent, par leur quarantaine, la faculté de transmettre la contagion ; à plus forte raison, je suis autorisé à dire qu'il est certain que les individus atteints du typhus ictérode qui seraient soumis à des expériences dans un endroit où l'air est assez salubre pour désinfecter promptement les marchandises les plus chargées du virus si tenace de la peste, ne pourraient devenir, dans ce cas, un foyer nouveau d'infection, parce que l'on sait par expérience que le miasme de la fièvre jaune est très-volatil en plein air. Ce qui prouve de plus en plus que, sous tous les rapports, les expériences de M. Devèze et de ses partisans sont inadmissibles; que la seule proposition qui en a été faite démontre que leurs auteurs ne connaissent point assez le régime intérieur d'un lazaret, et se livrent un peu trop légèrement aux illusions de leur système, qui, dangereux par ses résultats, inutile pour établir un point de doctrine propre à guider dans la pratique, embarrassant dans les moyens d'exécution, immoral dans le choix de ses victimes, n'offre pas même, sous l'égide de la science, un seul rayon de consolation et d'espoir à la malheureuse humanité.

Mais quelle ne doit pas être la surprise des peuples et des gouvernemens établis sur le littoral de la Méditerranée! Des apôtres d'une nouvelle espèce viennent réclamer, par philantropie, l'abolition de nos règlemens sanitaires, et proclamer hautement la non-contagion de la peste. Ainsi les lazarets sont des établissemens dignes de l'ignorance de nos pères; ils appartiennent à des siècles barbares; ils font naître l'infection au lieu de la prévenir. Le mot de contagion a été jusqu'ici un vain épouvantail ; il doit être rayé de notre vocabulaire, et avec lui disparaîtront toutes les entraves aussi odieuses qu'inutiles mises au commerce. L'Orient communiquera désormais, en pleine liberté, avec les régions occidentales, et la science et l'humanité s'applaudiront également des grands résultats d'utilité publique qui seront le fruit de cette heureuse révolution. « Telles sont les promesses contenues dans un mémoire que M. le docteur Costa, d'accord avec ses deux confrères, les docteurs Lassis et Lasserre, a lu à l'académie des Sciences, le 4 juillet 1825, et dans lequel ces trois médecins offrent de faire des expériences pour prouver la non-contagion de la fièvre jaune et de la peste, en se revêtant des habits des victimes de ces deux horribles maladies, qu'on aura préalablement fait venir d'Alexandrie ou de la Havane, hermétiquement fermés dans une caisse.

Le 2 août, l'académie royale de Médecine a reçu la même proposition de la part des mêmes soi-disant philantropes. Elle a nommé une commission de douze membres, pour lui faire un rapport. L'Institut a également chargé quatre de ses membres de lui soumettre le résultat de son examen. Mais, avant que ces deux corps savans aient pu faire connaître le fruit de leurs longues et prudentes méditations, le docteur Lassis, impatient de faire intervenir le public dans cette discussion scientifique, a fait insérer dans la Gazette de France, du 3 août, une lettre qui est une véritable diatribe contre l'intendance sanitaire et la science médicale du lazaret de Marseille. J'ai répondu à cette insulte, dans la même Gazette du 6, et dans le Moniteur du 8 août, avec cè calme et cette modération éclairée que donnent toujours le sentiment des convenances et le mépris d'une attaque aussi injuste que non méritée, lorsqu'on veut assurer par la raison le triomphe de la vérité.

A l'annonce d'une proposition aussi étrange, et j'ose dire aussi barbare dans un siècle de lumières, la France entière s'est soulevée d'indignation contre les auteurs d'un si grand scandale. Elle a cru voir fondre sur elle tous les fléaux qui, dans le moyen âge, ont couvert l'Europe d'un si long deuil. Marseille, qui a encore sous les yeux les cendres et les ossemens des quarante mille victimes qui lui furent enlevées par la peste de 1720; Marseille, qui ne compta plus que trois mille habitans, après celle de 1503, a été frappée d'épouvante et d'horreur. Mais sa douleur a été bien plus profonde lorsqu'elle a vu trois de ses jeunes médecins, surpassant en témérité leurs collègues de Paris, aller jusqu'à vouloir boire la matière noire vomie par les malades, et qu'on devait apporter de la Havane dans une bouteille cachetée.

Mais détournons nos regards d'un si dégoûtant tableau. L'esprit de système peut tout conseiller, tout faire entreprendre à des imaginations exaltées, qui secouent facilement le joug de l'expérience et de la raison, sans prévoir les suites d'un avenir malheureux. Protecteur éclairé de la génération présente, le gouvernement ne se laissera point séduire ni entraîner par les sophismes d'une fausse doctrine; content du passé, il saura le maintenir, et ne se départira jamais, pour complaire aux novateurs, ni des principes, ni de la dignité de la haute magistrature sanitaire qu'il exerce, depuis plusieurs siècles, avec autant de gloire que de bonheur pour les Français.

CHAPITRE IX.

La théorie de la contagion que je viens de donner des fièvres miasmatiques, et principalement de la fièvre jaune, détruit la distinction purement scolastique des auteurs qui ont prétendu que cette maladie se communiquait par infection, et non par contagion. D'ailleurs dans une épidémie qui a une marche funeste, quelle qu'en soit l'origine, les gouvernemens n'en doivent jamais voir que les résultats et en craindre toujours la contagion.

Dans une question médicale ordinaire, où l'on s'occuperait moins de la santé des hommes que des progrès de la science, il serait peut-être indifférent que les magistrats adoptassent telle ou telle opinion. Mais dans le cas d'une fièvre jaune typhode, l'idée de la non-contagion serait des plus désastreuses, si elle pouvait se propager, et faire fléchir le gouvernement dans ses mesures de rigueur; mais heureusement qu'elle repose sur une erreur de principes et d'opinion qui reçoit chaque jour un démenti formel par l'expérience.

Les amis de l'humanité regretteront toujours que M. Devèze se laisse assez aveugler par l'esprit de système pour adopter d'une manière exclusive une opinion si peu fondée. Dans quel abîme profond n'est-il pas entraîné par une doctrine qui étonne par son étrangeté ! Qui peut en effet soutenir avec lui que *le principe de l'infection, toujours produit par des corps organisés en état de décomposition, ne peut être reproduit en aucune manière par la maladie qu'il a fait naître*; ce qui veut dire en termes très-clairs, très-précis, que jamais les maladies qui naissent de l'infection ne sont contagieuses, ou transmissibles des individus malades aux individus sains. Ainsi, c'est à tort qu'on a cru jusqu'aujourd'hui que la fièvre des prisons, des hôpitaux et des armées, pouvait se communiquer, attendu que, naissant de l'infection, elle doit se borner aux premiers individus qui en sont atteints, et ne donner jamais lieu à aucune espèce de contagion subséquente. Ce que Bacon, Cambden, Pringle, disent des terribles effets produits, aux assises d'Oxford, par les vapeurs méphitiques que répandit dans la salle le prisonnier Jenkins, et qui firent périr plus de cinq cents personnes; ce qui se passa également dans les sessions d'Old-Beiley, où plus de quarante personnes furent subitement asphyxiées par l'infection qui s'exhala des prisonniers, ne sont donc que des faits apocryphes et n'ont jamais pu être vrais, parce que, dans ces deux cas précités, il est impossible de ne pas reconnaître une infection, et qu'alors, d'après la loi fondamentale établie par M. Devèze, la maladie n'a pas pu et n'a pas dû se communiquer, en passant des premiers malades à ceux qui le sont devenus successivement, à la suite de leurs rapports de parenté, d'amitié ou de simple voisinage.

Poissonnier n'est aussi pas plus fondé, en nous rapportant les grands ravages que fit, en 1757, dans le port et la ville de Brest, la maladie apportée par l'escadre de M. Dubois de la Mothe, qui jeta la désolation et le deuil non-seulement dans la ville, mais encore dans les campagnes environnantes et dans plusieurs cantons de la province, soit par des convalescens qui retombaient, soit par *des personnes que la peur faisait fuir*, puisque le typhus dont il parle, reconnaissant pour cause primitive une infection à bord de l'escadre, sur laquelle on comptait, lorsqu'elle mouilla à Brest, le 22 novembre, quatre mille matelots étendus sur les cadres, ne pouvait point se communiquer aux habitans de la ville, et s'étendre ensuite dans la province (1), sans déroger aux principes précédemment établis. Il faut, d'après les mêmes motifs, révoquer en doute ce que nous

(1) *Maladies des gens de mer*, pag. 297 et 302.

dit Pringle des vingt-trois ouvriers qu'on employa à raccommoder des tentes qui avaient passé dans un vaisseau, et qui étaient imprégnées des émanations pestilentielles des malades dont il avait été rempli, qui furent tous pris le la même fièvre, et dix-sept en moururent (1). Les partisans de la non-contagion des fièvres miasmatiques ne pourront plus également invoquer, en faveur de leur opinion, ces fièvres typhodes qui, dans les guerres de la révolution, ont été disséminées dans toutes les parties de l'Europe par les troupes françaises, et notamment l'épidémie qui, en 1799, a ravagé Nice, la haute et la basse Provence, et que l'armée de Scherer, à son retour d'Italie, avait colportée, dans sa retraite jusqu'en France, sur tous les lieux de son passage. Il en sera sans doute de même de la maladie si désastreuse que les prisonniers espagnols transportèrent à Dijon et à Auxerre en 1812. Ceux qui ont eu jusqu'aujourd'hui la bonhomie de croire à la contagion des fièvres d'hôpital et de camps, ne seront donc plus désormais aux yeux des *infectionnaires* que des hommes à vieux préjugés, que le flambeau de la médecine moderne n'éclaire point, et qui, en fait

(1) Les troupes anglaises campées en Allemagne et en Flandre furent attaqués du typhus en 1746

d'épidémies, n'ont que la routine surannée des Hippocrate et des Sidenham. Il appartenait donc à M. Devèze de nous donner une législation nouvelle sur un point de pratique aussi important; mais, pour le triomphe de sa doctrine, il a malheureusement moins consulté la nature que les heureuses illusions de son esprit et d'une douce philantropie. Son système de l'infection, qu'il a adopté avec des entrailles vraiment paternelles, le mettra toujours en opposition avec ce que nous connaissons de plus certain et de plus fondamental sur les fièvres qui naissent d'un miasme humain, d'une infection locale si l'on veut, d'un centre même de putréfaction, et qui jouissent néanmoins si éminemment de la faculté contagieuse; faculté qu'il nie cependant dans tous les cas où l'origine d'une maladie épidémique provient d'une source primitivement infectée; d'où il doit s'ensuivre que la peste, les fièvres de prison, des hôpitaux, ne peuvent jamais être transmissibles. Cette hérésie médicale prouve seule dans quelle erreur évidente ce praticien est tombé, en voulant être trop exclusif. Confondant les effluves des marais, qui produisent des fièvres qui, pour l'ordinaire, ne sont point contagieuses lorsqu'elles sont simples, mais qui le deviennent très-souvent lorsqu'elles parviennent à l'état pernicieux, avec les émanations miasmatiques qui s'élèvent de l'homme en santé comme en maladie, toutes les fois que ce dernier occupe un espace trop resserré ou malsain, ce qui donne évidemment lieu aux contagions miasmatiques, il a appliqué à ces dernières ce qui appartient en propre aux fièvres intermittentes sporadiques. De là toutes les inconséquences, les contradictions, je dis plus, les monstruosités pathologiques que l'on rencontre dans le système de cet auteur, système qui, quoique présenté avec une franchise et une bonne foi qui séduisent de prime abord les esprits faibles ou prévenus, ne résiste pas cependant à la double épreuve de l'expérience et du raisonnement.

Pour ne laisser aucun doute sur l'esprit d'impartialité qui m'anime en combattant un praticien aussi estimable que M. Devèze, je vais le suivre pas à pas dans l'exposition des phénomènes qu'il rapporte aux quatre époques du cours de la fièvre jaune, et sur lesquels il se fonde particulièrement pour prouver qu'ils rentrent plutôt sous les lois de l'infection que sous celles de la contagion. Si je prolonge ici mon attaque, je déclare, avec toute la pureté de mes intentions, que je ne veux point affliger le cœur d'un honnête homme; je respecte trop sa personne et ses excellentes qualités morales pour avoir le moindre désir de l'affliger par ma critique; mais son système est si mauvais, il est peut-être accompagné de tant de dangers, qu'en vérité je crois faire une œuvre méritoire et charitable en travaillant à lui dérober par la suite bien des larmes et des souvenirs amers.

Les quatre époques du cours de la fièvre jaune dont il est ici question embrassent la naissance, la propagation, l'état et la disparition de cette fièvre. (1) J'examinerai séparément chacune d'elles, et il sera facile de voir qu'en combattant des erreurs, je ne recherche que le triomphe de la vérité. *Pour la naissance de la fièvre jaune*, nous dit M. Devèze, *outre l'action d'une haute température, il faut encore un foyer d'infection.* Je conviens que la chaleur est indispensable à la production de cette maladie : mon nouveau système sur la cause spéciale de cette affection repose tout entier sur cette influence; mais l'importation de la fièvre jaune à Pommègue, en 1821, par le brick danois *le Nicolino*, ses progrès et sa dissémination sur les bâtimens qui l'avoisinaient, démontrent jusqu'à l'évidence qu'un foyer d'infection provenant de substances végétales en putréfaction n'est point nécessaire à la naissance de cette fièvre, puisqu'il est impossible d'en reconnaître un de cette espèce dans une rade aussi

(1) *Traité de la fièvre jaune*, par M. Devèze.

remarquable par sa salubrité que celle de l'île de Pommègue. Cependant je suis bien loin de nier que, dans une épidémie, l'air des endroits qui sont malsains n'aggrave la maladie et ne dispose plus facilement ceux qui les habitent à contracter la contagion : dans toutes les fièvres, de quelque nature qu'elles soient, on observe en général cette maligne influence. Ainsi on voit de simples fièvres intermittentes prendre le caractère pernicieux, des petites véroles bénignes devenir ataxiques, des plaies légères offrir un aspect gangréneux dès qu'un air insalubre, et vicié par des vapeurs malfaisantes, vient à infecter l'atmosphère et à introduire des gaz délétères dans l'économie humaine. C'est pour la même cause sans doute que les étrangers non acclimatés sont plus promptement atteints de la fièvre jaune, dans les colonies malsaines où les marécages abondent, que dans les contrées sèches et bien aérées, et uniquement exposées à la chaleur; mais il y a loin de ces dispositions maladives, acquises par l'influence d'un climat insalubre, à la condition nécessaire et indispensable avec laquelle ou sans laquelle une maladie telle que la fièvre jaune existe ou n'existe pas. Il serait facile aussi de prouver qu'en Espagne, comme à Marseille et à Livourne, la fièvre jaune a été transportée dans des lieux où il n'y avait aucun centre de putréfaction, et qu'elle s'y est néanmoins propagée, malgré tous les beaux raisonnemens que M. Devèze emploie pour combattre l'importation de cette fièvre, même lorsqu'elle est la plus évidente et la plus universellement reconnue, puisqu'il assure « qu'il n'est aucun cas qui prouve, d'une manière exacte, qu'elle soit née sans l'infection; qu'aucune de ces nombreuses importations n'a pu être constatée; enfin que partout où elle a régné, elle a débuté dans les lieux où se trouvait la plus forte putréfaction, et qu'il croit qu'on peut hardiment conclure qu'elle est toujours endémique aux pays qu'elle ravage. »

Avec une profession de foi aussi robuste, on ne peut que devenir de plus en plus extrême dans ses opinions : aussi M. Devèze va jusqu'à fournir ses propres armes pour se faire combattre : on pourra en juger en voyant ce qu'il dit sur la propagation de la fièvre jaune. Certainement je ne crois pas qu'aucun de ses adversaires ait jamais apporté des argumens plus forts contre son système de l'infection. « Après avoir commencé dans un point, elle (la fièvre jaune) y stationne plus ou moins long-temps, généralement quinze jours ou trois semaines. Elle se met ensuite en mouvement, elle va pas à pas, et ce n'est qu'à la longue qu'elle finit par envahir toute une ville, toute une contrée.

Dans cette marche, il est plusieurs circonstances qui veulent être notées : la première, c'est sa station ; la seconde, c'est qu'au lieu de s'irradier d'un centre vers une circonférence, ou d'aller par sauts et par bonds, elle suit toujours un chemin tracé, c'est-à-dire que des quartiers les plus bas elle passe à ceux qui le sont moins, et que ce n'est que quand tous les premiers ont été envahis et que sa fureur est extrême, qu'elle arrive aux lieux élevés... La troisième circonstance digne de remarque, c'est que si, dans sa route, elle rencontre une rue plus large que les autres, une place publique ou tout autre lieu aéré, elle le respecte pendant un certain temps ; et que si elle passe d'un côté à l'autre, ce n'est ordinairement qu'après avoir fait un détour. Enfin la quatrième et dernière circonstance, c'est que, *par le moyen de toute grande assemblée publique, la maladie acquiert tout à coup un plus grand développement.* »

Il est impossible, à mon avis, de citer rien de plus concluant en faveur de la contagion que ce passage, extrait littéralement de l'ouvrage de M. Devèze. La marche qu'il vient de tracer à la fièvre jaune, lors de son invasion, est celle qui appartient à toutes les maladies contagieuses, dont les progrès sont lents et successifs ; tandis que les maladies épidémiques, qui ont l'air pour véhicule, ou pour foyer d'infection, parcourent rapidement de grands espaces, se disséminent au loin, et ne connaissent aucune barrière, pas même celle de l'isolement et de la séquestration. Rien ne prouve donc d'une manière plus claire que M. Devèze suit un système erroné, que la dure nécessité où je suis, pour détruire ce système, de me servir des mêmes argumens qu'il a employés lui-même pour l'établir.

Quant à la troisième question, relative à l'état de la fièvre jaune qui est changé, modifié, arrêté ou suspendu par l'influence des vents, de la pluie, du froid et du chaud, on n'y voit rien de particulier à cette fièvre ; les variations qu'elle éprouve par les changemens survenus dans l'atmosphère se remarquent également dans toutes les autres maladies de mauvais caractère. On sait tout ce qu'Hippocrate et les grands observateurs qui ont marché sur ses traces ont écrit sur les constitutions médicales; et de nos jours ne voyons-nous pas la peste, en Egypte, aggravée par le kampsin; en Europe les maladies éruptives devenir toujours plus malignes durant la chaleur; le froid augmenter les ravages du typhus, la chaleur les faire disparaître? Qui ignore l'influence funeste que les orages exercent sur certaines maladies? Ainsi M. Devèze n'est pas encore ici plus heureux que précédemment, en voulant donner à la fièvre jaune, comme attribut caractéristique des lois qui la rangent dans le domaine de l'infection, l'influence qu'elle reçoit de l'état varié de l'atmosphère; influence qui se fait également sentir dans la marche et les symptômes de nos fièvres les plus remarquables par leurs miasmes contagieux. Aucun phénomène essentiel de ceux qui se rencontrent dans l'état de la fièvre jaune ne lui appartient donc pas d'une manière plus spéciale qu'à toute autre maladie de mauvais caractère; il en est de même pour ce qui concerne la disparition, subordonnée, comme on sait, suivant les lieux qui la voient naître, ou qui la reçoivent par importation, à la température naturelle du pays et à la première arrivée des froids, qui l'arrêtent brusquement, dès qu'ils se font sentir un peu vivement, suivant la belle observation de Moultrie, dont j'ai déjà parlé dans le chap. 2. Cette dernière considération n'offre rien de particulier encore à la terminaison de la fièvre jaune; les autres maladies présentent des effets semblables suivant les circonstances et les saisons : ainsi, au Grand Caire et dans toute l'Égypte, on voit la peste s'éteindre pour la Saint-Jean, et le choléra morbus, qu'on peut regarder comme endémique dans le midi, ne se déclarer jamais après le mois d'août ou de septembre.

Enfin rien de plus propre à faire sentir et connaître la *défense* d'une mauvaise cause que les argumens que M. Devèze veut tirer des causes, des symptômes, des terminaisons de la fièvre jaune, et des lésions organiques qu'elle laisse sur les cadavres, pour en faire une maladie par infection, comme si ces causes, ces terminaisons et ces lésions organiques ne se rencontraient pas également dans toutes les fièvres contagieuses, qui présentent si souvent des symptômes d'adynamie, d'ataxie et d'irritation dans les voies gastriques, et dont il serait, dans bien des circonstances, difficile d'assigner la véritable origine, sous le rapport de leur action et de leurs résultats; ce qui achève de nous confirmer de plus en plus que, par l'autopsie cadavérique, rien ne nous peut encore faire distinguer si les lésions de tel et tel organe proviennent plutôt d'une cause infectante que d'un *contagum*, malgré tout ce qu'a pu écrire de contraire l'auteur que je viens de combattre en me servant de l'exposition de sa propre doctrine.

Si l'on voulait pousser de plus en plus jusque dans leurs derniers retranchemens les partisans de l'infection, ne serait-on pas en droit de leur dire, Quelle différence peut-on raisònnablement établir entre une maladie qui se communique par le contact médiat ou immédiat, et celle qui provient des miasmes que le malade répànd autour de lui, et qui forment une atmosphère morbifique? L'infection qui en provient ici est-elle autre chose qu'une contagion par l'intermédiaire de l'air, au moyen de l'absorption pulmonaire ou cutanée? Est-ce que le prêtre, le médecin, les gardes, ses parens et ses amis qui l'assistent, et qui sont atteints de la même maladie, qu'ils communiquent, à leur tour, aux autres personnes qui les soignent et leur donnent pareillement des secours, et ainsi de suite jusqu'à ce que la population d'une grande ville soit entièrement infectée, sont dans le cas d'examiner si c'est par le simple attouchement ou par la respiration qu'ils ont contracté la maladie? N'est-ce pas une véritable subtilité digne de l'ancienne école d'Aristote, si ce n'est déjà une niaiserie philosophique, que de vouloir distinguer, dans une épidémie populaire occasionée par un virus importé, l'infection de la contagion, lorsqu'on a sous ses yeux les résultats les plus effrayans? Si, comme je l'ai déjà démontré, les maladies par infection, lorsque celle-ci a eu lieu par des miasmes humains, se communiquent comme celles qui dépendent de la contagion, la police négligerait-elle les mesures de précaution dans le premier cas, tandis qu'elle les adopte avec tant de rigueur dans le second?

Dans un malheur public, tel que celui d'une invasion de la fièvre jaune, le gouvernement peut-il avoir une autre pensée que celle d'en borner le cours et d'en suspendre les affreux ravages? Comme c'est l'ordinaire, les médecins se disputent alors et sont en pleine controverse sur la nature et le caractère du fléau dépopulateur; en attendant que la question soit éclaircie, la mort promène chaque jour sa faux homicide sur des milliers de victimes; et une ville entière est perdue et descend dans la tombe, parce que les magistrats n'ont pas cru, de prime abord, à la contagion qui leur était signalée. N'oublions jamais que c'est par des disputes pareilles que Marseille perdit, en 1720, quarante mille habitans; et, à une autre époque, la république de Venise, cent mille. L'histoire de Barcelone est connue, et à quoi a tenu que Marseille n'ait pas eu, de nos jours, à pleurer sur de nouveaux malheurs? Ces malheurs seront toujours prévenus quand l'autorité agira à la première annonce d'un imminent danger. Que lui importe la vaine et puérile distinction nouvellement établie au sujet d'une maladie qui, transportée des régions équatoriales sur le continent européen, s'y acclimate, s'y propage et y fait ensuite un grand nombre de victimes; que lui importe, dis-je, que ses progrès soient dus à l'infection ou à la contagion? Quelle différence peut-on raisonnablement établir dans les mêmes circonstances, entre ces deux modes propagateurs du même miasme? L'homme qui respire dans une atmosphère infectée ne se met-il pas en contact avec l'air qui va frapper ses poumons et la surface de sa peau, d'une manière encore bien plus immédiate et plus intime que s'il se bornait à toucher des effets, des meubles, des vêtemens et des murailles empreints de quelque miasme délétère? D'où je conclus que l'absorption d'un air impur et pestilentiel dans l'acte respiratoire est un véritable contact pulmonaire, et bien plus contagieux que tout autre. Au reste, les partisans de l'infection croient faire triompher leur doctrine en soutenant qu'une maladie qui ne reconnaît pas d'autre mode de propagation s'éteint promptement et n'est jamais transmissible par contact médiat ou immédiat, du moment qu'elle n'est plus dans l'atmosphère impure qui l'a formée; ce qui, à leurs yeux, est une découverte sublime, parce que alors le commerce sera débarrassé de toutes les entraves qu'on lui oppose; si mal à propos, dans l'espoir chimérique de repousser du continent une fièvre qui ne repullule jamais hors de son foyer primitif. Je ne leur répondrai ici que par un seul exemple, et cet exemple je l'extrais de l'ouvrage sur les épidémies, récemment publié par le docteur Foderé : « Il est bien connu maintenant, d'après le témoignage des savans et des voyageurs les plus dignes de foi, dit cet auteur, que la peste, originaire de la basse Egypte, qui n'y est d'abord produite que par infection, ne se développe jamais dans le Saïd et dans la Nubie, à moins qu'elle n'y soit apportée par contagion. Elle est là d'abord une maladie de simple infection, mais qui ne tarde pas à devenir contagieuse, à se répandre dans la haute Egypte, en Syrie, dans les parties les plus sèches du Levant et de notre Europe, si elle y est apportée, continuant à régner l'hiver aussi-bien que dans toute autre saison. La fièvre jaune, après avoir été produite par les causes nombreuses d'infection qui se développent dans les régions équinoxiales, franchit pareillement ses limites, et, devenue contagieuse, dépose ses élémens dans les hardes des malades et dans les corps poreux qu'ils ont touchés, pour aller se reproduire dans des régions lointaines, où il n'en était pas question auparavant (1). »

Que répondront à un fait aussi précis M. Devèze et ses partisans?

(1) *Leçons sur les épidémies et l'hygiène publique*, tom. 1, pag. 195

CHAPITRE X.

D'après tout ce qui a été dit dans les chapitres qui précèdent, il me semble que l'on peut parvenir à concilier les opinions contradictoires des non contagionistes et de leurs adversaires, en admettant que dans les fièvres de mauvais caractère la contagion provient toujours d'une infection miasmatique qui se forme instantanément autour des malades, selon les circonstances désignées dans le chapitre VII; mais cette infection, pouvant se reproduire, par la création de nouveaux miasmes, chez les personnes successivement atteintes, n'a rien de commun avec l'infection paludienne de MM. Devèze et Valentin, qui pensent que, dans aucun cas, cette dernière n'a la faculté de donner naissance à une fièvre contagieuse ou d'un type tel qu'elle puisse se communiquer d'un individu malade à un individu sain; ce qui doit avoir également lieu, selon ces auteurs, pour la fièvre jaune. Mais, pour réfuter cette assertion, qui est chaque jour si clairement démentie par l'expérience, il suffit de citer ce qui est relatif à la peste, maladie dont l'origine est bien certainement due à une infection locale en Egypte; et qui néanmoins se propage avec une si effrayante rapidité dans tous les pays étrangers sur le sol desquels elle est importée.

L'EXEMPLE que vient de citer le célèbre docteur Foderé, relativement à la naissance et à la propagation de la peste dans la basse et haute Egypte, explique très-bien ce qui se passe chaque jour au sujet des fièvres, qui, simples dans leur origine, prennent un caractère typhode ou contagieux par accident, et qui se propagent ensuite par la voie de l'infection miasmatique. Les contagionistes les plus outrés sont bien loin sans doute de récuser en pareil cas cette infection, puisqu'elle leur sert, au contraire, à consolider de plus en plus leur système. En effet, du moment que l'air qui entoure les malades se trouve saturé de miasmes, que les vêtemens, le linge, le lit et les meubles qui sont à leur usage, en sont infectés, la contagion commence et devient inévitable, parce, que sous aucun rapport, on ne pourra jamais attribuer à l'infection proprement dite, qui ne s'entend que d'une atmosphère viciée, les typhus qui se communiquent si fréquemment par la seule voie des objets contaminés, ce qui me conduit à dire que, s'il est vrai que les fièvres des prisons, des hôpitaux, des camps, sont engendrées par l'infection, elles doivent bientôt leurs progrès alarmans et leur caractère épidémique hors de leur foyer primitif, aux seuls élémens typhodes de la contagion, sous quelque forme que cette dernière se présente.

Il en est sans doute de même de la fièvre jaune: quoiqu'elle puisse appartenir, dès son origine, à des causes locales infectantes, et surtout à la chaleur si insalubre du climat des tropiques, qui paraît agir d'une manière spécifique en pareil cas, elle ne devient pas moins une fièvre miasmatique, lorsqu'elle se propage; et on lui voit même acquérir une plus grande violence, lorsqu'elle quitte son pays natal pour être importée sur notre continent, où elle devient toujours plus funeste dès qu'elle s'y multiplie. Sa marche est ici conforme en tout à celle de la peste; et il est impossible, si l'on veut être de bonne foi, qu'on puisse les séparer du même cadre nosologique; à part la diversité du climat qui les produit et leur caractère spécifique, elles présentent toutes deux une égale similitude dans les lois de leur propagation. Jusqu'ici on ne s'est pas encore avisé de contester bien sérieusement au typhus d'Orient la faculté contagieuse, quoiqu'il soit évidemment une endémie qui naisse de l'insalubrité du climat et du sol de l'Egypte. Serait-on plus fondé à refuser au typhus d'Amérique, qui est bien aussi une endémie des Antilles et qui a pareillement sa source dans des causes climatériques et locales insalubres, une faculté si généralement accordée à une fièvre qui appartient naturellement à la même famille? Dans l'une et dans l'autre, la contagion naît de l'infection; c'est là une vérité qui est chaque jour confirmée par l'expérience.

Ignore-t-on que la structure physiologique de l'homme est telle, qu'un état fébrile excité par des causes étrangères à son économie donne lieu, dans des circonstances défavorables, à une sécrétion insolite de miasmes, qui deviennent à leur tour les principes générateurs de toutes les affections typhodes? Chaque individu malade peut alors devenir successivement un nouveau foyer d'infection, d'où procède ensuite la contagion. C'est ainsi qu'ont toujours commencé les grandes épidémies ou les maladies contagieuses, qui, devant leur origine à des substances animales ou végétales putréfiées, ou à des altérations physiques dans des parties constituantes de l'air, ont introduit chez l'espèce humaine, et quelquefois chez les animaux les plus en relation avec elle, un germe morbide, qui n'a pas tardé à faire naître des levains pestilentiels, levains qui, par leur reproduction successive, ont bien souvent consommé la dépopulation des plus vastes empires.

Est-il un seul adversaire des contagionistes, quelque exalté qu'il soit dans son opinion, qui, dans les diverses fièvres que je viens de mentionner, osât assimiler leur infection particulière à celle des marais, et limiter la puissance des miasmes *suî generis* qui constituent la fièvre typhode, aux émanations d'hydrogène sulfuré et carboné qui s'exhalent des palétuviers des Antilles, et qui y forment, de concert avec la chaleur solaire, par leur action sur le foie, les premiers agens producteurs de la fièvre jaune? Par quelle expérience endiométrique prétendrait-on établir que cette dernière présente, *ab ovo* et lorsqu'elle sort pour ainsi dire de son berceau, les mêmes élémens morbifiques et délétères que lorsqu'elle est parvenue au *maximum* de sa virulence, après avoir fait une très-grande quantité de victimes sur notre continent? Sera-ce aux miasmes qui s'exhalèrent, par exemple, des vêtemens du fameux Jenkins, devenu si malheureusement célèbre aux assises d'Oxford, qu'il voudrait comparer les gaz qui s'élèvent du sein de nos eaux stagnantes, qui, quoique putrides, ne produisent pourtant en Europe que des fièvres intermittentes sans contagion? Une pareille identité pathologique, quelque système en médecine que l'on adopte, ne pourra jamais se soutenir. Il sera toujours nécessaire de reconnaître qu'il est des circonstances où la nature a établi une ligne de démarcation bien tranchée entre les fièvres qui proviennent originairement ou secondairement d'un miasme humain, et celles qui ne sont dues qu'à une exhalaison marécageuse simple, et ne tendent point à une dégénérescence léthifère; observant toutefois, comme je l'ai dit ci-dessus et dans les chapitres précédens, que, quoique la peste, la fièvre jaune, la fièvre intermittente pernicieuse, et même le choléra-morbus de l'Inde, doivent leur origine à une infection, qui, dans le principe, n'est que locale, ces maladies cependant ne sont pas moins contagieuses; qu'elles ont étendu et agrandi la sphère de leur activité, par une accumulation et un renouvellement successif de miasmes nouveaux, qui les élèvent d'abord à un type pthoroïde, type qui devient ensuite quelquefois pestilentiel.

La doctrine des docteurs Devèze et Valentin est donc erronée sur le point exclusif qu'ils lui assignent si bénévolement; elle n'a pu leur faire des partisans que lorsqu'elle n'a pas été suffisamment approfondie. N'est-il pas écrit en effet dans toutes les tables météréologiques dressées depuis Hippocrate et Galien jusqu'à Sydenham et Van-Swiéten, qu'un très-grand nombre de maladies qui n'ont été, dans le principe, que des épidémies dépendantes des variations ou d'un vice caché de l'atmosphère, ont fini, en se propageant, par devenir des typhus ou des maladies vraiment contagieuses; tandis que, dans d'autres circonstances, des fièvres qui étaient la suite de différens miasmes, n'importe leur origine marécageuse ou animale, ont bientôt pris un caractère épidémique; ce qui doit nécessairement arriver dans toutes les grandes contagions par l'infection de l'air, sans en excepter la peste, parce qu'on ne peut pas expliquer autrement la propagation rapide, si meurtrière et si lointaine, de cette redoutable maladie aux différentes époques où elle a exercé d'aussi grands ravages et laissé un si grand deuil dans les lugubres pages de l'histoire. Sans entrer ici dans une longue énumération des pestes les plus remarquables qui ont parcouru une grande partie du monde, je ne citerai que celle dite de Justinien, qui dura plus de cinquante ans, au rapport de Grégoire de Tours; celle de 1347, qui, dans l'espace de dix-sept ans, enleva les quatre cinquièmes de l'Europe; enfin celle de 1450, qui commença en Asie, d'où elle s'étendit en Illyrie, en Dalmatie, en Italie, puis en Hongrie, en Allemagne, en France, en Espagne et dans tout le reste de l'Europe, où elle dura près de trente ans. La seule voie du contact n'a pu favoriser une si étonnante propagation, les relations commerciales de peuple à peuple étant pour lors si bornées. On a beau dire que les miasmes de la peste sont fixes et fort peu volatils : dès qu'ils sont accumulés, ils doivent, en suivant les lois de toute matière organique, faire une masse; cette masse, ainsi formée, devient susceptible d'être agitée et dispersée dans l'espace par le vent; l'atmosphère s'en trouve alors infectée, et c'est ce qui nous explique pourquoi les oiseaux fuient l'enceinte des villes ravagées par les grandes pestes; pourquoi des hommes qui sont parfaitement isolés en reçoivent quelquefois les atteintes par l'influence de certains vents, et par le *pollen* vénéneux que ceux-ci transportent dans l'atmosphère. Il n'y a qu'à consulter les historiens de l'antiquité et des temps modernes, pour savoir ce qui s'est passé à Athènes, à Rome, à Venise, à Copenhague, à Londres, à Paris, à Marseille, à Moscou, et en dernier lieu à Barcelone, Malaga et Cadix, lors des affreuses contagions qui ont si souvent dévasté ces malheureuses villes, et l'on verra s'il est possible que, durant des explosions si violentes, les miasmes pestilentiels aient pu rester terre à terre pour être à l'abri de toute impulsion mécanique, et surtout de leur dispersion par le vent, auxquelles la matière brute la plus lourde et la plus pesante est elle-même soumise. L'expérience particulière des hommes qui ont vécu dans le Levant, et qui paraît contraire à cette idée, est ici de nulle autorité, parce qu'elle est en opposition directe avec les lois générales qui régissent les corps terrestres, et que ce serait une dérogation manifeste à l'harmonie de la nature. D'ailleurs ce qui a lieu en Égypte, berceau ordinaire de la peste, lorsqu'elle commence à sortir du cloaque infect qui la récèle, ne nous prouve-t-il pas que ses miasmes nagent et se disséminent dans l'air, puisque son apparition est toujours simultanée avec le souffle empoisonné et les effets meurtriers du kampinus. Chaque pays, en thèse générale, ne compte-t-il pas ses vents plus ou moins délétères? Les villes qui sont dans la direction de vastes marais ne sont-elles pas exposées à leur maligne influence? N'est-il pas constaté chaque jour que les exhalaisons paludiennes peuvent nuire jusqu'à la distance de deux lieues? Tout le monde connaît les effets pernicieux du *cativa aeria* des Romains, et surtout ceux des marais empoisonnés de Terracine.

Mais peut-être dira-t-on, Les miasmes qui appartiennent à des substances animales n'obéissent point aux mêmes lois que les effluves des marais? Pour que cette objection pût être reçue, il faudrait d'abord connaître la nature particulière de ces divers miasmes, et jusqu'ici la chimie n'est pas encore parvenue à nous éclairer sur cette partie de son domaine. Qui peut donc établir des différences sur des inconnues? Serait-on autorisé à penser que les parties matérielles et génératrices de ces grandes épidémies catharrales, gangréneuses, milliaires et pestilentielles, qui ont parcouru le globe avec tant de fréquence et de fureur dans le moyen âge, n'auraient été que des agrégats simples et sans combinaisons? Pourrait-on admettre que les gaz délétères qui les ont constituées n'auraient eu qu'une origine végétale ou minérale? Pourquoi en exclurait-on les miasmes des substances animales en putréfaction? n'y a-t-il pas des exemples qui nous prouvent que ces dernières ont été bien des fois les agens créateurs et les plus actifs d'un grand nombre d'épidémies. Saint Augustin nous a conservé l'histoire de la peste qui eut lieu en Afrique de son temps, et qui fit périr quatre-vingt mille hommes dans le seul royaume de Massinissa, et dans la ville d'Utique vingt-deux mille soldats sur trente mille qu'il y en avait. Cette fièvre pestilentielle avait eu pour cause la grande quantité de cadavres de sauterelles dont la terre était jonchée. Ambroise Paré parle également d'une maladie qui fut la suite de l'infection d'une grande quantité de cadavres qui avaient été jetés dans les puits de Penne, durant le temps des guerres civiles, et qui affligea une partie du pays d'Agenois, à une distance de plus de vingt milles. Enfin Forestus rapporte comme témoin oculaire tous les désastres d'une espèce de peste qui fut produite par la putréfaction d'une baleine monstrueuse qui avait été jetée par les eaux de l'Océan, sur les rives de la Hollande.

Je sais bien que, dans l'état actuel de nos connaissances et malgré les progrès des lumières, je puis dire, comme le docteur Foderé, « qu'il est » impossible d'expliquer l'origine de plusieurs ma» ladies populaires qui naissent sans cause mani» feste, qui attaquent tels organes de préférence » à d'autres; telle classe d'animaux plutôt qu'une » autre classe; tels individus d'une nation, plutôt » que ceux d'une autre, et qui paraissent tout à » coup sans s'être fait précéder d'aucun de ces » avant-coureurs auxquels, dans nos lieux com» muns de médecine, nous avons coutume d'avoir » recours pour satisfaire la curiosité du vulgaire. » Mais qu'à défaut de connaissances positives sur la » nature des miasmes et sur l'origine de plusieurs » d'entre eux, il est raisonnable de présumer, par » la considération de l'espèce de caractère pério» dique qu'affectent les grandes épidémies, que » la nature fait quelque part un travail pour la » préparation de ces miasmes, lesquels sont ensuite » lancés dans l'espace, et tranportés par les vents, » d'un pays à l'autre, à moins qu'ils ne soient absor» bés entièrement dans la région où ils sont arrêtés » pour la première fois. Cette doctrine se rap-

» proche beaucoup, comme on le voit, de celle des » premiers pères de l'art, qui conseillaient de boucher des ouvertures de montagne, pour empêcher l'abord de certains vents malfaisans (1). » Ce qui se passe en Europe pour les fièvres intermittentes, qui, quoique périodiques dans certaines contrées, n'y règnent pas toujous épidémiquement chaque année, ce qui a également lieu dans les Antilles pour la fièvre jaune, où elle a des intermittences très-marquées, et en Égypte pour la peste, qui compte aussi ses époques périodiques de grande dévastation, donne plus de probabilité à la doctrine de l'auteur célèbre que je viens de citer, et semble démontrer qu'il faut un certain temps d'élaboration aux miasmes, pour qu'ils produisent un grand effet, quelles que soient leur origine et leur nature.

De tout ce qui précède on peut donc conclure que le système exclusif de l'infection de la fièvre jaune n'est pas plus raisonnable, plus positif que celui qu'on soutiendrait de la même manière à l'égard de la peste, du typhus et des autres fièvres miasmatiques. Certainement l'origine de ces différentes fièvres doit toujours se rapporter à une infection locale et primitive; on doit même la

(1) *Medecine legale*, tom. VI, pag. 37 et 38.

reconnaître cette infection, dans toutes les épidémies commençantes; mais elle est bientôt suivie de la contagion médiate ou immédiate, parce que cette première ne tarde pas à en créer tous les élémens.

Dire que l'infection cesse dès que la contagion a paru, ce serait également avancer une grande erreur, puisque c'est ici par des fonctions morbides, à la vérité, que tout s'exécute. Après ce travail pathologique, l'air, les sécrétions naturelles des malades, leurs excrétions, leurs couvertures et leurs vêtemens, se chargent tour à tour ou simultanément de miasmes, et peuvent les communiquer par les différentes voies qui nous mettent en contact avec les objets empreints de quelque virus pestilentiel. Telle est la marche la plus simple de toutes les fièvres qui, bénignes dans leur origine, deviennent ensuite plus graves et susceptibles de communication. C'est seulement sous ce point de vue que le système de l'infection est soutenable; mais le présenter sans correctif, en nier les résultats, ne pas voir les altérations qu'il doit subir par les métamorphoses qui en sont la suite, sans qu'il *cesse* d'être *lui*, c'est se jeter dans le vague, raisonner sans fondement, et s'exposer à des réfutations décisives et péremptoires. Ainsi combien de disputes de mots seraient éteintes; combien de recherches et de livres deviendraient inutilès, si les non-contagionistes, profitant aujourd'hui de la concession qui leur est faite par un de leurs adversaires, devenaient moins exclusifs! L'empire de la contagion ne détruit point leur doctrine favorite; celle-ci est vraie, tant qu'ils ne la dépouilleront point de son principal attribut, qui est la contagion, comme en étant une conséquence immédiate et nécessaire, selon les circonstances précitées. Mais vouloir établir, comme MM. Devèze, Valentin, Chervin, et leurs partisans, que la fièvre jaune provenant d'une infection locale ne peut jamais dégénérer, et qu'il est de son essence d'être, dans tous les cas possibles et sous tous les climats, exempte de contagion, c'est se montrer en opposition avec l'expérience; c'est méconnaître l'origine et le type des fièvres les plus communes de notre Europe, et les rapports qui les lient, lorsqu'elles sont intenses, avec le typhus d'Amérique, pour défendre un système qui ne semble aujourd'hui embrassé que par l'esprit de parti et dans des vues purement mercantiles, comme si le salut de la France et le bien de l'humanité en général ne devaient pas sonner et retentir plus fort à leurs oreilles que les intérêts de quelques hommes qui, au sujet de nos lois sanitaires, n'ont d'autre mot à la bouche que le *de-*

lenda Carthago des anciens. Mais l'exemple du passé nous instruit pour l'avenir. Dans un danger imminent tous ces héros de l'opposition disparaissent, ainsi qu'on l'a vu à Marseille en 1720, et à Barcelone en 1821. C'est là encore la conduite qu'ont tenue un grand nombre de négocians de Barcelone, lorsqu'ils ont combattu avec tant de violence, dès le principe, les mesures sanitaires qui les auraient garantis des plus grands malheurs. Ils ont fui, ou ils sont morts victimes de leur aveuglement. Tels seraient, n'en doutons pas, le langage et la conduite parmi nous des plus grands adversaires de la contagion, enrôlés sous la bannière commerciale: dès la première annonce du péril, ils transporteraient ailleurs leurs violences. Fasse le ciel que leur imprudence et leur obstination restent long-temps stériles, et ne leur causent un jour ni fuite ni remords!!!!...

CHAPITRE XI.

La maladie importée de Malaga à Pommègue et au lazaret de Marseille, en septembre 1821, a présenté tous les symptômes de la fièvre jaune d'Amérique, mais le gonflement et le saignement des gencives en ont formé pour ainsi dire le caractère spécifique : et, sous ce dernier rapport, cette maladie m'a paru se rapprocher beaucoup du scorbut aigu.

En lisant sans prévention et sans esprit de parti les observations recueillies au lazaret de Marseille, il est impossible de ne pas reconnaître une identité parfaite entre les symptômes qu'elles offrent et ceux que les auteurs ont consignés dans leurs ouvrages sur la fièvre jaune d'Amérique. En effet on trouve dans les uns et dans les autres les mêmes signes caractéristiques de cette terrible affection, et on la voit suivre dans les deux hémisphères la même marche dans son principe, dans ses progrès, dans son état et dans sa terminaison. Les variations qui s'observent dans les différens individus qui sont atteints de cette fièvre ne doivent être attribuées qu'à leur idiosyncrasie particulière, aux circonstances diverses d'âges, de sexes, de tempéramens, de lieux, ainsi qu'à l'absorption plus ou moins considérable de ce que M. Nacquart appelle avec si juste raison le *pollen* contagieux (1). La peste présente les mêmes anomalies, suivant les saisons et les pays; il en est de même de toutes les autres maladies épidémiques et contagieuses: elles sont toujours soumises à l'influence de l'atmosphère, et modifiées par ses constitutions météorologiques; mais la qualité du genre ne s'efface jamais, et c'est à ce qu'elle a de caractéristique que les médecins doivent faire attention, afin de n'être pas surpris par l'épidémie, et aviser aux moyens les plus propres d'en prévenir la propagation.

A Marseille, comme partout ailleurs, on a aussi contesté la légitimité de la fièvre jaune de Pommègue; le temps, la justice et la raison, ont triomphé de l'erreur, du mensonge, des calomnies et des vaines déclamations, et, pour confirmer ici ce que j'avance, je n'ai besoin que de faire mention de l'accueil favorable que les observations publiées au lazaret de Marseille ont reçu du gouverne-

(1) *Dictionnaire des Sciences Médicales.* — Si de l'inutilité de tant d'épreuves il pouvait sortir une vérité, ce serait celle de l'insuffisance reconnue de toutes les théories contre une maladie qui présente autant de nuances différentes qu'il y a, pour ainsi dire, d'individus qui en sont attaqués. Dalmas, *Recherches méd. sur la fièvre jaune*, pag. 66 et 67.

ment, de la société de médecine de Cadix, de différentes autres sociétés médicales et savantes, ainsi que de tous les hommes de l'art qui ne recherchent que la vérité, et qui ne se laissent jamais entraîner par le faux esprit de système, ou la haine, ou les passions. Je citerai plus bas, comme une approbation flatteuse de ces observations, l'analyse qui en a été donnée dans les *Annales de la médecine physiologique*, cahier de juillet 1822, par M. le docteur Broussais. Ce document précieux en constate toute l'importance sous le rapport de la description aussi exacte que fidèle de la première fièvre jaune observée en France, et sous celui des vues nouvelles sur la nature et le caractère contagieux de cette cruelle maladie, qui dans tous les climats se montre si semblable à elle-même, et si analogue, par ses symptômes et ses effets, à nos fièvres pestilentielles d'Europe.

Les deux lettres suivantes sont trop honorables pour moi, pour que je ne les rapporte pas avant l'extrait de M. Broussais.

Paris, *le* 29 *janvier* 1822.

« Monsieur le Préfet,

« Le ministre a reçu les deux exemplaires que vous lui avez adressés, le 22 de ce mois, de l'ouvrage des médecins du lazaret de Marseille, sur la fièvre jaune qui a été importée à Pommègue et au lazaret de cette ville en 1821.

» S. E. me charge de vous remercier de cette communication; et, comme l'ouvrage dont il s'agit lui a paru renfermer des renseignemens fort utiles, des vues fort sages, elle désirerait en faire part à la commission centrale sanitaire et à l'académie de médecine.

» Je vous prie en conséquence de vouloir bien lui en adresser une trentaine d'exemplaires, si vous pouvez vous les procurer.

» Je suis avec la considération la plus distinguée,

» Monsieur le Préfet,

» Le Conseiller d'État. »

« *signé*, baron Capelle.

Cadix, 31 *juin* 1822.

« A Monsieur le docteur Robert, à Marseille.

» Mon cher monsieur et estimable collègue, lorsque je reçus le petit ouvrage que vous avez rédigé sur l'apparition de la fièvre jaune au lazaret de Marseille, votre nom m'était déjà connu. Votre écrit précédent sur le mode de prévenir la formation du cancer au sein (1), que je désirais tant con-

(1) Vol. in-8°. Se vend à Marseille, chez Mony, libraire

naître, aussitôt que j'en appris la publication, m'a fait passer quelques-uns de ces momens agréables qui satisfont le médecin au milieu de tant d'autres remplis de douleur et d'amertume, qui se présentent si souvent dans l'exercice de notre art épineux. Si la brièveté d'une lettre le permettait, je vous ferais part de quelques observations bien concluantes en faveur de votre méthode, même dans des cas beaucoup plus avancés que ceux que vous citez.

» En me réduisant à l'objet de la présente, je vous assure que, quoiqu'on ne m'ait communiqué votre dernier traité que pour très-peu de temps, je l'ai lu avec d'autant plus de plaisir, que j'y ai vu, à chaque page, la conformité la plus absolue des faits et des conséquences; ce qui m'a fait conclure que dans le cours de la fièvre jaune, comme dans beaucoup d'autres maladies épidémiques, la nature est toujours la même, sauf de légères modifications, et qu'en l'observant sans prévention et sans esprit de parti, on peut dire avec Hippocrate : *In Lybiâ et Delo atque Scythiâ, proposita hæc signa vera esse comprobavimus*. D'après ces considérations, j'ai fait connaître votre ouvrage à mes collègues mem-

à la Cannebière. Prix : 5 fr., et à Paris, chez les principaux libraires.

bres de la société médico-chirurgicale de Cadix, qui, après l'avoir lu, en ont fait l'éloge le plus mérité. J'ai cru de mon devoir de leur proposer d'établir avec vous une correspondance littéraire; et, mon projet admis à l'unanimité, il a été décidé de vous envoyer le titre ci-joint, qui exempte de toute rétribution pécuniaire, en qualité d'associé étranger, vous charge de coopérer à ses fins, en lui communiquant tout ce que vous croirez important aux progrès des connaissances médicales. Je me charge à vous payer de la même monnaie, quoique d'une moindre valeur.

» Vous m'obligerez d'user complétement de cette liberté : elle vient du désir de contribuer de tout mon pouvoir à la propagation de la science. Croyez que je suis votre affectionné serviteur et ami, et disposez avec plaisir de

» Francisco Javier Laso,

» Médecin de l'hôpital militaire de Cadix. »

Dans une réponse faite par la société de médecine de Cadix, sur les questions qui lui avaient été proposées par le gouvernement, on lit ce passage remarquable : « On n'accusera sans doute point le port de Pommègue d'être entouré de marais, et d'autres causes capables de faire naître l'infection. Les vents du nord qui ont soufflé avec violence, et la santé dont jouissaient les hommes composant les équipages de trente-sept bâtimens en quarantaine, à l'époque de l'arrivée du brick *le Nicolino*, infecté de la fièvre jaune, et qu'il a communiquée à ses voisins, prouve que c'est de son bord que s'est élancé l'élément contagieux, et que c'est dans ce bâtiment que le germe funeste avait été renfermé avant l'infection des autres. »

Dans ses Annales de la médecine physiologique, cahier de juillet 1822, M. le professeur Broussais, après avoir donné l'annonce de l'ouvrage publié par les médecins du lazaret de Marseille sur l'importation de la fièvre jaune à Pommègue, et rédigé au nom de ses collègues par M. Robert, s'exprime ainsi : « Cet opuscule est fait par un homme de mérite et de probité ; c'est un des plus substantiels et des plus positifs qui aient été publiés sur la fièvre jaune, il est rempli de faits revêtus de la plus grande authenticité. Il en résulte que le brick danois *le Nicolino*, capitaine Mold, parti de Malaga le 26 août 1821, y avait contracté la fièvre jaune, que la goëlette *la Guicsion*, capitaine Deckery, avait apportée de Barcelone ; que le capitaine Mold avait eu à son bord un matelot attaqué de la fièvre jaune, qu'il avait laissé pendant trois jours sans secours, enfermé dans la cale, et qu'il était mort au bout de six ; que de plus il avait eu d'autres malades qui avaient guéri; que, le 8 septembre, le lendemain de son arrivée, le capitaine ouvrit ses écoutilles; que les miasmes qui s'en exhalèrent disséminèrent la fièvre jaune sur six bâtimens qui étaient à l'ancre auprès de lui dans la rade de Marseille (à Pommègue); que la plupart de ces malades furent conduits au lazaret de Pommègue (il n'y a qu'un port à Pommègue, et le lazaret est à Marseille), où l'auteur les a observés conjointement avec les médecins et chirurgiens, les intendans et le capitaine du lazaret; que les uns sont morts et que les autres ont été guéris; mais que la maladie s'est éteinte dans sa source et n'a point infecté les habitans du lieu. Il est même à noter qu'elle ne s'est point communiquée à MM. les médecins, ni à aucun des employés du lazaret. Le bâtiment du capitaine Mold s'est donc trouvé, par le défaut de soins de propreté et de mesures de salubrité, converti en un foyer d'infection. De ce foyer sont sorties des émanations assez actives pour infecter les bâtimens les plus voisins sur lesquels le vent les a dirigées; mais elles ont bientôt perdu leur force, puisque sur quarante navires que contenait la rade, ces six ont seuls reçu la fièvre jaune. Voilà des faits; ils prouvent ce que j'ai avancé dans mes réflexions sur la lettre de M. Rochoux, et détruisent complétement son opinion sur la spécialité de la maladie de Barcelone, et son défaut d'analogie avec la fièvre jaune d'Amérique; mais ils confirment en même temps l'opinion de ceux qui soutiennent que cette maladie ne se propage pas fort loin au-delà de son foyer d'infection; et que des individus extraits de ce foyer, et transportés dans un lieu sain, ne pourraient la reproduire s'ils étaient isolés, bien aérés, et tenus proprement; tandis qu'ils la propageraient si on les y plaçait dans un local étroit, mal aéré, et où la propreté ne serait point maintenue. Ainsi s'éclaircit peu à peu la question de cette maladie, et désormais l'on aura la certitude d'en étouffer les progrès et de l'étouffer dans sa source, par la seule précaution de ne vouloir pas la laisser former de nouveaux foyers d'infection, lorsqu'elle aura pénétré dans quelques-uns de nos ports.

L'espace nous manque pour entrer dans des détails sur le traitement employé dans le lazaret de Pommègue. Nous dirons seulement que l'autopsie a démontré, chez un seul sujet dont on a fait l'ouverture, une gastro-entérite des plus étendues; et que dans le début, lorsque l'inflammation de l'estomac ne paraissait pas encore formée, lorsqu'on n'apercevait encore que *l'irritation nerveuse* de ce viscère et des sécréteurs des annexes, avec des douleurs et des convulsions sympathiques, MM. les médecins du lazaret de Pommègue (de Marseille) ont employé l'ipécacuanha à titre de vomitif, et l'ont fait suivre d'un mélange d'huile d'amandes douces et de deux onces d'huile de ricin, comme purgatif, avec assez de succès; qu'ils ont terminé la cure par la limonade, mais que le quinquina leur a paru nuisible; enfin, M. le docteur Robert, qui parle au nom de ses collègues, nous assure qu'il n'aurait pas hésité à recourir aux saignées et aux sangsues, s'il avait eu, dans le principe, à combattre une congestion sanguine à la tête, à la poitrine ou à l'épigastre. »

Mais indépendamment des symptômes généraux qui appartiennent à la fièvre jaune d'Amérique, tels que la douleur des lombes, de l'estomac, l'ictère, le vomissement noir, les selles noires, les hémorrhagies et la suppression des urines, les contagiés de Pommègue ont offert, pour ainsi dire, un symptôme spécifique de leur maladie, qui a été accompagnée le plus souvent du gonflement et du saignement des gencives. Ce gonflement et ce saignement des gencives n'ont point été mentionnés jusqu'ici par les auteurs qui ont écrit sur la fièvre jaune des Antilles, et on n'en trouve même aucun exemple dans les quarante observations recueillies par M. Bally en

Amérique. M. Dalmas rapporte au contraire que plusieurs de ses malades avaient des gencives sèches et arides, ce qui est sans doute entièrement opposé à la tuméfaction sanguinolente que j'ai signalée, et qui mérite d'autant plus notre attention, qu'ayant été observée dans l'épidémie de Cadix en 1819, il semblerait que ce serait un caractère particulier qu'aurait acquis, dans la péninsule et sur notre plage de Provence, la fièvre jaune des îles, en s'y reproduisant après son importation. Cet objet est trop important pour que je ne cite pas ici textuellement le passage que le docteur François Xavier Loro, de Cadix, a consacré à la description de ce symptôme, dans son excellent mémoire de l'épidémie précitée de 1819. « L'examen de la bouche, dit-il, confirmait aussi bien ce diagnostic (la gastrite); pour le moment, je ne parlerai que de l'état de la membrane palatine. Dès le quatrième jour de la maladie, cette membrane commençait à se gonfler; la partie qui borde les dents et qui s'enfonce dans les alvéoles présentait d'abord une ligne rouge, semblable à celle qu'on aperçoit au commencement de la salivation mercurielle. Ensuite, cet engorgement s'étendant subitement à toute la gencive, et progressivement à toute la membrane buccale, cette tuméfaction augmentait sensiblement au bord alvéolaire. Du quatrième au cinquième jour ensuite, au moindre contact, à la moindre succion, les gencives donnaient du sang. Quelquefois cette hémorrhagie venait spontanément, et il se faisait une exhalation continuelle, qui, en beaucoup d'occasions, était critique et ordinairement de bon augure. Très-fréquemment cette tuméfaction dégénérait, en certains endroits, en une véritable solution de continuité, suivie d'ulcères plus ou moins étendus et d'une durée variable; j'ai vu, chez beaucoup de malades, des morceaux entiers d'épiderme se détacher. »

La lésion des gencives chez les malades de Pommègue offrait une marche progressive; d'abord elles se gonflaient, puis elles devenaient douloureuses, ensuite violettes et saignantes, ce qui constitue un appareil morbifique bien différent de la phlogose légère que peut présenter cette partie lorsqu'il s'y fait accidentellement une hémorrhagie ou transsudation sanguine. Dans l'espèce dont il s'agit, les gencives s'engorgeaient, à la manière d'un tissu spongieux qui s'enfle et se détend peu à peu par l'afflux et la stase d'un sang qui semble manquer de vitalité, et qui, en outre, y est retenu par l'atonie de ses canaux naturels. C'était ici une véritable congestion par relâchement du système vasculaire sanguin buccal, et c'est cet état pathologique qui m'a fait penser que la fièvre jaune se rapproche beaucoup, lorsqu'elle est parvenue à un très-haut degré d'intensité, du scorbut aigu. C'est ainsi que l'on rencontre, dans ces deux maladies, une série successive de symptômes parfaitement identiques, tels qu'une prostration extraordinaire des forces, des lassitudes, des défaillances, des hémorrhagies générales et partielles, des pourritures, des gangrènes, enfin une extinction totale, plus ou moins prompte, des forces vitales. C'est sans doute ce qui a fait dire avec très-juste raison au docteur Dalmas : « En réfléchissant sur les phénomènes que présente la fièvre jaune, on est tout étonné de l'analogie qu'on trouve entre elle et le scorbut. Je ne suis pas assez téméraire pour en tirer aucune conséquence ; mais il est impossible de ne pas être frappé de la ressemblance qu'on remarque entre ces deux maladies. Toute la différence (et sans doute elle est grande) consiste en ce que l'une parvient en sept, et même en quatre jours, au terme d'une carrière que l'autre met quatre et sept mois à parcourir (1). » Les docteurs Valentin et Tood admettent aussi dans cette maladie la dégénérescence scorbutique.

(1) *Recherches historiques et médicales sur la fièvre jaune*, pag. 16.

CHAPITRE XII.

Les faits observés dans les Antilles pour prouver la non-contagion de la fièvre jaune ne peuvent, sous aucun rapport, détruire les faits recueillis en Europe, qui établissent d'une manière authentique et indubitable cette contagion.

Les partisans de la non-contagion, dont quelques-uns ont exercé leur art en Amérique, n'établissent, pour l'ordinaire, leur système que sur les faits dont ils ont été les témoins oculaires; mais, en admettant l'authenticité absolue de ces faits, que pourrait-il en résulter pour les observations recueillies sur le continent, et qui leur sont entièrement contraires? Croit-on, de bonne foi, qu'une maladie endémique ou contagieuse n'éprouve aucune modification, lorsqu'elle est importée sous un nouveau climat, et avec toutes les circonstances défavorables qui peuvent en aggraver les symptômes? L'histoire des épidémies qui sont étrangères à nos contrées ne nous annonce-t-elle pas quelle a été leur virulence dès leur origine? A-t-on pu oublier sous quels signes la siphilis, la petite vérole et la lèpre se sont manifestées lors de leur première importation? Ne peut-on pas les regarder aujourd'hui comme très-bénignes, si on les compare aux symptômes qui les accompagnaient anciennement? Serait-on plus fondé à admettre des changemens notables sur l'organisation physique et les mœurs de l'homme par l'influence des climats, lorsqu'on rejetterait cette influence sur les maladies que l'état social a rendues si inévitable et si triste apanage de l'humanité? Ignore-t-on que les semences végétales elles-mêmes ne sont point à l'abri de certaines altérations, lorsqu'on les transporte hors de leur pays natal?

S'il fallait prouver par des exemples, la vérité des assertions que je viens d'avancer, ne pourrais-je pas dire avec le savant Foderé « qu'au Levant la peste est parfois très-bénigne et ne fait pas plus de victimes que les fièvres d'Europe; » et avec M. de Humboldt, que « la fièvre jaune est également plus bénigne sous la zone torride qu'en Europe. »

Quels n'ont pas été les ravages de la petite vérole avant qu'elle fût naturalisée parmi nous, et même plusieurs siècles après son importation d'Afrique? Depuis l'époque de l'introduction en

France de la lèpre des Hébreux par le retour des croisés, cette maladie, si contagieuse dans son pays natal, et dans les premiers siècles qui suivirent son invasion, n'a-t-elle pas perdu d'année en année une partie de sa virulence, de manière à n'être plus considérée aujourd'hui que comme un virus héréditaire, et ayant cessé d'être contagieux par le contact ordinaire. On connaît avec quelle étonnante rapidité la siphilis, apportée en Espagne par la flotte de Christophe Colomb, et concentrée d'abord dans Barcelone, franchit les murs de cette grande ville, pour se répandre presque en même temps dans toute l'Europe civilisée, ce qui avait fait dire à Fracastor que, quoiqu'un très-grand nombre d'individus l'eussent contractée par contagion, plusieurs cependant s'en trouvaient attaqués sans cette cause.

Peut-il donc paraître étonnant que la fièvre jaune soit plus meurtrière sur le continent européen que dans le lieu de son origine? Un climat nouveau, des organisations nouvelles, des miasmes d'outre-mer qui, introduits dans un vaisseau, peuvent s'y combiner avec d'autres miasmes délétères tenant à une infection locale, ne sont-ils pas tout autant de circonstances qui, sans changer la nature du typhus d'Amérique, peuvent lui donner néanmoins un caractère pestilentiel? Sans cette dégénérescence, aurait-elle pu immoler un si grand nombre de victimes dans la péninsule? Son apparition successive à Gibraltar, à Livourne et à Marseille, où certainement elle s'est montrée avec des symptômes vraiment contagieux, ne prouve-t-elle pas qu'à l'instar des autres contagions qui ont été importées en Europe dans les siècles précédens, elle s'y est annoncée avec une violence qu'elle n'a peut-être pas ordinairement dans les îles, mais seulement lors des grandes épidémies auxquelles donnent toujours lieu la présence et le non-acclimatement d'un grand nombre d'Européens. Je ne suis pas éloigné de croire qu'il est dans l'ordre des choses possibles, que, par la suite des temps, cette fièvre puisse s'adoucir et perdre de sa violence dans nos climats. Ce qui s'est passé pour les virus extra-européens m'autorise à conclure, par analogie, que la Providence l'accordera peut-être à nos neveux comme un bienfait; mais en attendant, que de victimes, que de larmes, quel deuil, si une bonne police sanitaire ne retient pas pour toujours enchaîné le monstre exotique sur le lieu qui le voit périodiquement renaître, comme une nouvelle hydre, après chaque solstice d'été.

Indépendamment des modifications que doit nécessairement apporter dans le cours de cette maladie un climat qui favorise d'une manière aussi insolite la transpiration cutanée et pulmonaire, l'isolement des malades, et le site des maisons si vastes et si bien aérées des colonies, servent à prévenir encore la contagion, en s'opposant à l'accumulation des miasmes qui s'échappent de leur corps, et qui seuls concourent à la formation du premier levain pestilentiel, lorsqu'il se rencontre des circonstances défavorables, ainsi que cela se voit malheureusement dans toutes les villes d'Europe, qui sont infectées par les bâtimens qui viennent des Antilles. En effet, c'est dans ces villes, où la population ouvrière, entassée dans des logemens étroits et insalubres, fréquentant, par état, ces navires, et transportant leurs marchandises à terre, qu'éclate toujours la première atteinte du fléau destructeur; ce qui ne tarde pas à produire de nouveaux germes mortifères, parce que chaque individu qui en est la victime devient à son tour un foyer d'infection pour sa famille, et ainsi de proche en proche. Ce qui nous explique l'origine et la si rapide propagation de toutes les épidémies populaires en général.

Cette seule considération, que j'emprunte au système des non-contagionistes, puisque je m'appuie sur leur chère *infection*, suffit pour détruire de fond en comble les vains fondemens de leur doctrine, déjà si fortement ébranlée par un de ses plus ardens défenseurs, le docteur Valentin, qui a dit : « Il ne s'ensuit pas cependant de ce que cette maladie n'est pas susceptible de se communiquer par le contact, ou d'un individu à l'autre, comme la peste, par exemple, ainsi que d'autres maladies dont la contagion n'est pas un problème, qu'elle ne puisse produire quelquefois cet effet dans certaines circonstances ou secondairement. Ne voit-on pas, d'ailleurs, que des fièvres de mauvais caractère, et qu'on appelle vulgairement putrides et malignes, des dyssenteries, se communiquent souvent, par les émanations des malades ou de leurs excrétions, à ceux qui les soignent ou qui les environnent, selon certaines modifications, les dispositions morales et physiques, les lieux, les saisons, le régime, etc? » Un aveu aussi solennel doit être désormais écrit en gros caractère sur la bannière de tous les contagionistes, lorsqu'ils descendront dans l'arène, puisque, suivant eux, la fièvre jaune ne devient communicable et transmissible que *selon certaines modifications, les dispositions morales et physiques, les lieux, les saisons et le régime*, etc. Les partisans de la contagion n'exigent rien de plus; ils trouvent dans cette concession tout ce qui peut assurer le triomphe de la vérité et de leur doctrine; et ils se montreraient beaucoup trop exclusifs, s'ils s'avançaient au-delà de ces limites, naturellement tracées par les vrais principes et la saine raison.

Ainsi la marche que suit le plus ordinairement la fièvre jaune en Amérique ne peut pas être dans tous les cas celle qu'elle a suivie dans la péninsule et dans les autres pays de l'Europe méridionale où elle a été introduite, parce que *les dispositions morales et physiques, les lieux, les saisons. le régime et les modifications* n'ont pu être les mêmes. Il faudrait ignorer tous les changemens qui se sont introduits dans son économie depuis qu'elle a été transportée dans les États-Unis, ou qu'elle y a dû sa naissance à des causes locales particulières, pour ne pas reconnaître, avec le docteur Dalmas, combien elle est modifiée dans ce nouveau climat, et combien elle mérite à juste titre le caractère *épidémi-contagieux* que lui accorde cet auteur. « Je dois faire remarquer, dit-il, que la nature *épidémi-contagieuse* de la fièvre jaune des zones tempérées est une qualité qu'on ne trouve point partout au même degré à la fièvre jaune de la zone torride. La raison de ce phénomène tient, à ce que je crois, à l'air atmosphérique, qui doit être regardé comme l'agent principal de sa communication, et qui, étant moins vicié aux îles, par l'absence des causes locales qui altèrent ses principes au continent, constitue cette différence qui existe, non-seulement pour l'homme acclimaté, mais encore pour celui qui ne l'est pas. Je ne soutiendrai pas que cette différence est invariable, puisque, si le caractère principal d'une maladie peut être facilement déterminé par l'observation, il n'en est pas de même des diverses nuances qui la distinguent dans des lieux et à des époques différentes, lorsqu'elles sont surtout le résultat d'une multitude de causes et de circonstances dont la combinaison peut varier à l'infini. Cependant il est des traits plus marqués dans un pays que dans un autre. De ce nombre est le caractère *épidémi-contagieux*, je ne dirai pas exclusif, mais inhérent à la fièvre jaune des États-Unis..... Aux Antilles, la fièvre jaune dure avec plus ou moins de violence toute l'année ; au continent, son apparition est le signal de la cessation de toutes les autres maladies; aux îles, elle n'en exclut aucune ; à Saint-Domingue, le créole et l'homme acclimaté en ont toujours été exempts ; aux États-Unis, elle frappe principalement sur les habitans mêmes de la ville et sur ceux qui y sont nés, ce qui fait que la résidence n'y acclimate pas, et est loin d'être un préservatif (1). »

(1) Ouvrage cité, pag. 30 et 31.

D'après des notions aussi précises et aussi impartiales sur l'état et le caractère de la fièvre jaune au continent de l'Amérique du Nord, qui nous sont données par un partisan de la non-contagion, peut-on douter que cette maladie, une fois naturalisée en Europe, n'y prenne peut-être encore un type nouveau, et qui puisse lui faire contracter une alliance naturelle avec le typhus si généralement endémique dans cette partie du globe. Telle a dû être sa complication, si on en juge par les ravages qu'elle a faits en Espagne, et par la violence avec laquelle elle s'est développée à Livourne et à Pommègue, lors de son importation.

D'ailleurs, raisonnerait-on d'une manière bien philosophique en médecine, si l'on rejetait l'influence des climats, des saisons, des tempéramens et des localités, sur le caractère et la marche des épidémies en général, et principalement sur celles qui nous sont importées? L'expérience, armée de son flambeau chimique, ne déposerait-elle pas contre les téméraires défenseurs de leur homogénéité, et d'une doctrine qui, chaque jour démentie par les faits les plus nombreux, ne laisserait pas même la consolation d'un nom éphémère au plus brillant de ses auteurs.

D'où je dois conclure que l'expérience des médecins des Antilles, qui nient la contagion, sans en exempter les laborieuses recherches du docteur Chervin et ses imposantes autorités, ne pourrait jamais infirmer les faits recueillis en Europe qui la constatent. Aucun d'eux n'a suivi la maladie hors de son pays natal; l'opinion publique de l'Europe les récusera toujours, lorsqu'ils voudront appuyer leur nouvelle doctrine sur des observations d'outre-mer. C'est sur les champs de bataille de la péninsule, de Gibraltar, de Livourne et de Pommègue, qu'il faut avoir combattu, si l'on veut être admis au congrès qui doit juger avec connaissance de cause le nouvel ennemi de la population européenne. Tout autre athlète sera toujours regardé naturellement comme hors de la ligne d'opération.

C'est en vain que le docteur Chervin, qui est devenu célèbre par ses voyages dans toutes les îles occidentales françaises, espagnoles, anglaises et danoises, pendant huit ans, qui a parcouru encore toute la péninsule pendant deux ans, pour ramasser dans ces deux hémisphères des matériaux contre la contagion, alléguera, dans les quatre volumes in-4° qu'il se propose de publier sur cette matière, que les faits que les contagionistes ont cités dans ce dernier royaume, pour appuyer leur opinion, sont *inexacts*, *altérés*, et quelquefois évidemment *faux*. Un démenti aussi solennel, donné aux médecins espagnols qui ont reconnu dans la fièvre jaune, qui leur a été importée des Antilles, un caractère contagieux, parmi lesquels médecins il suffit de citer les Arajula, les Amesser, les Florès, les Loso, etc., une assertion qui contredit d'une manière aussi formelle la réponse que la société médico-chirurgicale de Cadix a faite officiellement, pour constater aux yeux de l'autorité les dangers de l'importation et de la propagation de cette fièvre, ne doit pas par elle-même acquérir une grande importance, parce qu'on sait que le docteur Chervin n'a été en Espagne, comme il avait été précédemment dans les îles, que dans la seule intention d'y trouver des preuves contre la contagion. Tous les faits qui ont paru sourire à son idée favorite, et sans doute bien dominante, puisqu'elle lui a fait entreprendre des voyages si périlleux, et lui a fait faire une dépense si considérable, quelque inexacts, quelque altérés qu'ils aient pu être, ont été recueillis par lui avec empressement, et réunis au grand faisceau de la non-contagion. Les auteurs qu'il a consultés, étant choisis dans une classe, pour ainsi dire, exclusive, ont pu agir aussi quelquefois d'après une opinion qui n'a pas toujours fait briller à leurs yeux le flambeau de la vérité ; ils sont d'ailleurs en très-grande minorité dans la péninsule, et leur témoignage ne pourra jamais détruire celui de la société savante et des médecins justement célèbres qui ont établi d'une manière irrécusable des faits tout contraires à ceux du petit nombre de dissidens invoqués par le docteur Chervin, et qui peuvent n'avoir pas toujours été véridiques ni très-impartiaux.

Ce docteur oppose encore au système de ses adversaires un argument qu'il croit irréfutable. Il pense que la fièvre jaune étant une maladie *suigeneris*, et n'ayant point de principe contagieux dans les îles, ne peut jamais en acquérir sur le continent, quoiqu'il admette qu'elle puisse être importée par un bâtiment devenu alors le foyer spécial d'infection, qui l'a fait développer à bord, comme le foyer général l'a fait développer dans les colonies. Le plus léger examen des symptômes de cette fièvre, ses diverses périodes, ses progrès, surtout sa funeste terminaison et ses résultats nécroscopiques, l'assimileraient toujours, aux yeux du physiologiste, aux fièvres générales d'Europe, marquées également comme elles par une fièvre plus ou moins ardente, le délire, des vomissemens, des cardialgies, des douleurs de reins atroces, des hémorrhagies, la suppression des urines, et tout le cortège effrayant d'une gastro-entérite des plus intenses, qui, lorsqu'elle devient mortelle, offre les mêmes altérations de tissus. Quel médecin pourrait nier, en voyant une identité aussi frappante dans les phénomènes physiologiques de cette fièvre, et dans les traces pathologiques qu'elle laisse après la mort, que les lésions qui précèdent et accompagnent cette pyrexie appartiennent à une maladie qui a ses analogues sur notre continent, et qu'à part les nuances qui la caractérisent, on sera toujours fondé à la rapprocher de nos fièvres de mauvais caractère, malgré *sa spécificité*, parce qu'elle peut très-légitimement être classée dans notre cadre pyrétologique, au rang de nos typhus d'Europe?

CHAPITRE XIII.

Preuves historiques de l'importation de la fièvre jaune en Espagne à différentes époques, depuis la découverte de l'Amérique par Christophe Colomb, et jusqu'à quel point ses fréquentes apparitions dans ce royaume depuis 1800 peuvent-elles nous y faire craindre son acclimatement, et par la suite sa propagation ou son développement spontané dans plusieurs autres contrées de l'Europe méridionale?

Si quelque chose doit étonner dans l'histoire de l'origine et de l'importation de la fièvre jaune en Europe, c'est que les compagnons de Christophe Colomb, qui, au rapport de Henera, d'Oviedo, de Gomara, revenant des Indes occidentales, dès l'année 1494, avec une couleur jaune semblable à celle du safran, après avoir essuyé la maladie pestilentielle du pays, n'en aient point introduit, à leur retour, le germe contagieux sur le continent. Suivant Arejula, ce n'est qu'en 1701 que Cadix a connu pour la première fois ce redoutable fléau, et le père Labat dit positivement qu'en arrivant dans cette ville en 1705, le navire où il était embarqué fut soumis à une visite sanitaire, à cause d'un vaisseau venu des îles de l'Amérique, et qui en avait apporté une maladie contagieuse. Ainsi il paraît bien démontré, par le silence des historiens, par celui des médecins antérieurs à ces deux époques, et par celui des auteurs que je viens de citer, que l'importation de la fièvre jaune en Espagne ne remonte pas au-delà du commencement du dix-huitième siècle. On ignorera sans doute long-temps encore pourquoi, pendant l'espace de plus de deux cents ans, la péninsule a été exempte de toute contagion, lorsque tant de causes locales, tant de discordes civiles, tant de relations avec les Antilles, et surtout l'ignorance ou l'oubli des lois sanitaires et de l'hygiène publique, semblaient devoir en favoriser si fréquemment la funeste importation. On ne conçoit pas non plus aussi les causes de l'intermittence qui a régné depuis 1705 jusqu'à 1731, par l'apparition de la fièvre jaune à Cadix, malgré les épidémies qui affligeaient tous les pays d'outre-mer, pour lors en relations de commerce si multipliées avec cette ville. Cependant ce fléau se renouvela en 1733, 1734, en 1744 et 1764; ce qui commença à former pour elle sept épidémies dans le court espace d'un siècle. Aucune autre ville de l'Espagne n'en avait encore été atteinte, excepté Malaga, qui, en 1791, vit introduire dans ses murs cette affreuse contagion, et compta dix mille victimes. Mais le dix-neuvième siècle s'est ouvert sous les auspices les plus funestes pour l'Espagne, puisque, dès l'année 1800, Cadix, Xérès et Séville perdirent un si grand nombre de leurs habitans (1). La même maladie a reparu ensuite à Medina-Sidonia et à Séville en 1801; à Cadix et à Malaga en 1803; à Cadix, Cadone, Carthagène, Grenade, Alicante, Malaga et Antequerra, en 1804; à Cadix et à Carthagène en 1810; à Murcie, Alicante et Carthagène, en 1811; à Cadix en 1813; à Cadix, l'île de Léon, Xérès et Séville, en 1819; à Cadix et au port Sainte-Marie en 1820; enfin, à Malaga, Barcelone, Tortose, Mesquinenza, à San-Lucar de Barrameda, et aux Aigles, en 1821. Ainsi dans les vingt-et-une premières années de ce siècle, Cadix a été exposée

(1) Les tables de mortalité qui furent dressées à cette époque portent pour Cadix le nombre des malades à 48,520, et celui des morts à 9,977. A Xérès, il y eut 30,000 malades et 14,000 morts, et à Séville, 76,488 malades et 14,685 morts. Les épidémies suivantes ont été encore plus meurtrières dans les autres villes de la Péninsule, puisqu'au rapport de M. Bally, celle de 1804 se déclara dans vingt-huit villes, bourgs ou villages, et fit périr 15,414 individus sur 453,720 malades. On sait que c'est la même année que la fièvre jaune fut importée à Livourne et au lazaret de Marseille. Très-contagieuse dans cette première ville, elle ne le fut pas dans ce dernier établissement sanitaire, ainsi qu'en 1802 et 1821, ce qu'on ne peut attribuer qu'à son excessive salubrité.

sept fois aux ravages de cette cruelle maladie ; et dans le même intervalle on reconnaît encore dix épidémies de ce typhus, disséminées dans plusieurs autres villes maritimes de la péninsule ; ce qui nous démontre que la fièvre jaune tend, par ses fréquentes apparitions en Europe, à s'y acclimater, puisqu'elle a déjà fait en Espagne plus de ravages, seulement depuis l'année 1800, que dans le long espace de plus de trois siècles. C'est en vain que l'on pourra supposer que jadis les voyages de mer étaient plus longs que de nos jours ; que les relations commerciales étaient aussi moins fréquentes qu'aujourd'hui ; en admettant toutefois qu'il y eût quelque chose de positif dans ces deux assertions, il ne sera pas moins vrai de dire que cette maladie a une tendance toute particulière à envahir le continent ; que sa faculté contagieuse paraît beaucoup plus active qu'anciennement ; enfin qu'on ignore jusqu'à quel point les dispositions actuelles de l'atmosphère, et les mœurs européennes de ce siècle, peuvent en favoriser parmi nous l'importation ou l'acclimatement.

L'histoire de toutes les maladies contagieuses qui ont une origine étrangère, et qui ont cependant poussé en Europe de si profondes racines depuis qu'elles y ont été introduites, celle de l'ophthalmie d'Égypte, qui a fait de si grands ravages dans l'armée prussienne des Pays-Bas, lorsque les Anglais, de retour des bords du Nil, eurent propagé cette cruelle maladie, doit nous faire craindre avec juste raison que la fièvre jaune d'Amérique, introduite par de fréquentes importations sur le sol de la péninsule, ne finisse par s'y naturaliser, parce qu'elle y trouvera toutes les conditions physiques et morales propres à sa renaissance et à sa perpétuité. Il est même raisonnable de croire qu'après plusieurs épidémies consécutives de ce typhus, si les lois sanitaires et celles de l'hygiène étaient encore négligées en Espagne, une portion des miasmes qui se seraient développés durant la contagion, puisse être conservée dans des hardes contaminées durant l'hiver, et reproduire ensuite, après le solstice d'été, la même maladie sans aucune importation nouvelle (1). Ce sont quelques faits de cette nature qui vraisemblablement ont pu

(1) Il est constaté qu'avant l'année 1793, la fièvre jaune n'était pas connue à la Nouvelle-Orléans. A cette époque un bâtiment de New-Yorck y arriva avec la contagion à bord. Tout l'équipage périt: les marchandises du bâtiment infecté furent déposées dans un magasin, où elles restèrent un an sans donner lieu à aucun accident; mais l'été suivant, ayant été extraites de ce magasin et répandues dans le commerce, la fièvre jaune se manifesta dans la ville, et depuis lors elle y est devenue endémique. Cet exemple doit faire réfléchir l'Europe méridionale sur ce qu'elle aurait à craindre si le système de la non-contagion venait à triompher.

donner lieu à quelques auteurs de penser qu'il pouvait exister dans l'économie humaine des germes contagieux qui, après être restés cachés et inactifs pendant le froid, reprennent toute leur influence morbifique avec la température brûlante de l'été.

Les craintes que je manifeste ici au sujet de la naturalisation de la fièvre jaune en Espagne s'étendent aussi sur tout le littoral de la Méditerranée, soumis aux mêmes circonstances atmosphériques et aux mêmes conditions maritimes que la péninsule. Déjà n'a-t-on pas vu cette maladie pénétrer à Livourne en 1804; dans le port et le lazaret de Marseille en 1802, 1804 et 1811? Quel médecin peut nier, s'il est de bonne foi dans ses opinions, que les malheurs qui ont affligé l'Espagne depuis vingt ans ne menacent aussi l'Europe méridionale, puisque tout peut y favoriser d'une manière si naturelle l'introduction et l'acclimatement de l'épidémie d'outre-mer.

Si, comme je l'ai déjà dit dans le chapitre v, il est peu d'années où l'on ne voie apparaître sur les côtes de l'Italie et de la France des fièvres jaunes sporadiques qui ne reconnaissent pour cause qu'une haute température atmosphérique, et l'influence peut-être aussi de quelque autre agent morbifique, ne doit-on pas trembler qu'un germe du typhus américain, introduit par imprudence sur un sol qui paraît si apte à le faire fructifier, n'y donne lieu à une maladie endémique, après le renouvellement successif de plusieurs contagions, s'il survenait surtout des phénomènes météorologiques jusqu'ici inconnus, et dans les principes de l'atmosphère une condition quelconque qui devînt favorable à sa funeste propagation?

Tant que le fléau dépopulateur que je signale restera concentré en Amérique, il sera bien plus facile aux états européens qui peuvent le craindre, de s'en garantir, que s'il venait à être reproduit annuellement sur les côtes d'Espagne. Dans une aussi fâcheuse conjoncture, les bords de la Méditerranée devraient être sans cesse en alarmes, parce que, malgré toute la vigilance de la police sanitaire la plus active, il y aurait peut-être un jour des circonstances qui favoriseraient sa dissémination ou son développement spontané dans les états qui sont unis à ce royaume par des rapports commerciaux si multipliés, ou accidentellement exposés aux mêmes influences atmosphériques.

- Quoique l'importation de la fièvre jaune en Espagne soit bien constatée, la doctrine cependant de la nature endémique de cette maladie est admise dans certains cas, par M. le professeur Desgenettes. Il fonde son opinion sur ce que de bons observateurs ont décrit la fièvre jaune née et développée souvent au milieu de la péninsule, particulièrement aux quinzième et seizième siècles, sans qu'il y eût eu de communication préalable avec des pays infectés (1). Quelques autres médecins ont pensé de même, entraînés sans doute par la fréquence et la multiplicité des épidémies qui dans les dernières années ont désolé l'Espagne sur tant de points différens et à des intervalles si peu éloignés les uns des autres. Mais des juges éclairés ont prononcé d'une manière définitive sur cette importante question. La société médico-chirurgicale de Cadix, dans son *Dictamen* en réponse aux cortès extraordinaires, a rapporté des preuves bien authentiques de l'importation de la fièvre jaune en Espagne, où il n'existe, dit-elle, aucune cause locale d'infection propre à la reproduire du moins épidémiquement. Elle a suivi pas à pas la marche de la contagion dans toutes les épidémies qui s'y sont manifestées depuis 1800, et comme c'est dans les petits pays que l'on connaît d'une manière plus précise tous les détails qui concernent l'invasion et la propagation d'une fièvre de mauvais caractère, elle a noté avec soin tout ce qui appartient aux épidémies de ces lieux.

(1) Dictionnaire des Sciences méd., tom XV, pag. 350.

Mais pour ne laisser aucun doute sur un objet aussi important, je crois ne pouvoir en mieux éclairer la discusion qu'en rapportant ici textuellement la réponse faite aux cortès par cette société savante sur les trois questions suivantes : 1° la fièvre jaune est-elle importée ou non? 2° la fièvre jaune peut-elle naître à Cadix? 3° la fièvre jaune se reproduit-elle ou non à Cadix (1)?

« La fièvre jaune est-elle importée ou non?

» En Europe nous ne connaissions pas encore d'épidémie avec vomissement noir et jaunisse, long-temps même après la découverte de l'Amérique; ce ne fut que dans les dix-huitième et dix-neuvième siècles qu'une pareille épidémie s'est montrée assez fréquemment à Cadix, Malaga, Barcelone, Livourne, Mayorca, aux Canaries, etc.; et il faut considérer que c'est précisément dans le temps où l'Europe a éprouvé un grand bouleversement que nous avons reçu le germe exotique de la fièvre jaune. Ce serait inutilement que nous irions chercher ailleurs la cause de cette maladie, si on prouvait qu'elle a été connue dans nos climats de temps immémorial, quoiqu'elle ne fît

(1) *Periodico de la sociedad medico-quirurgica de Cadiz. Primer trimestre del ano de* 1822. Tomo III, numero 1, pag. 8 et seg

pas d'aussi affreux ravages. Si la fièvre jaune règne en Amérique, et si elle y est contagieuse ; si nous avons avec ses ports un commerce très-suivi, et qu'annuellement il nous arrive beaucoup de vaisseaux en provenant qui ont eu des matelots malades et morts de la fièvre jaune, pourquoi aller se tourmenter l'imagination par des recherches superflues et des théories arbitraires pour prouver que la fièvre jaune peut naître en Espagne ?

» Il est notoire que la fièvre jaune, en 1800, avait fait de grands ravages à la Havane, qu'entre autres vaisseaux en provenant il était entré dans notre port la frégate espagnole *l'Aigle*, qui avait perdu cinq hommes ; la polacre espagnole *le Jupiter*, qui eut tout son équipage malade et perdit cinq hommes, la corvette américaine *la Dauphine*, qui eut encore tout son équipage atteint de cette maladie, et perdit trois hommes. Est-il étrange d'après cela qu'on attribue à l'arrivée de ces vaisseaux l'introduction de la contagion. Qu'on fasse attention que la corvette *la Dauphine*, avait avec elle des passagers espagnols qui la communiquèrent à Séville, presque en même temps qu'à Cadix, tandis que les pays placés entre ces deux villes conservèrent la plus parfaite santé. Nous pourrions ajouter que le premier malade de la fièvre jaune au Port-Royal, fut Antoine Guzo, charpentier, qui avait travaillé sur ladite corvette.

» A Livourne, la fièvre jaune se manifesta en 1804, peu de jours après l'entrée dans son port de la frégate espagnole *la Tudelana*, venant de la Havane et de Cadix; elle avait perdu quatre personnes pendant sa navigation. Deux malades débarquèrent et allèrent loger à Livourne, à une auberge dans laquelle il mourut ensuite deux personnes. Les Livournois durent leur malheur à cet accident.

» On ne peut pas, avec raison, dire que l'île de Pommègue, d'où les malades sont transportés au lazaret de Marseille, soit un endroit malsain; là on ne rencontre ni lagunes, ni marais, ni substances végétales en putréfaction, rien enfin qui puisse infecter l'atmosphère. Les vents très-frais qui ont régné pendant tout l'été de 1821, les équipages et les gardes de trente-sept bâtimens quarantenaires, composés d'environ six cents hommes, qui étaient dans ce port, jouissaient de la meilleure santé. Le brick Danois *le Nicolino*, qui avait eu, dans sa courte traversée de Malaga à Marseille, deux malades de la fièvre jaune, arriva; et le jour suivant il communique la maladie aux six bâtimens les plus rapprochés de lui. Serait-il déraisonnable de croire que sans le brick *le Nicolino*, d'où était parti le germe de la maladie, et d'où provenaient les miasmes, la santé aurait continué à l'île de Pommègue?

» La même année on jouissait à Mahon de la plus parfaite santé, lorsqu'il arriva deux vaisseaux venant de Barcelone et de Malaga. Peu de jours après la contagion se déclara sur une polacre anglaise, qui eut tout son équipage malade; elle se propagea de là à trente-huit vaisseaux, s'introduisit dans le lazaret, où il mourut un malade et un prêtre; elle s'éteignit enfin sans atteindre les habitans de la ville. Peut-on nier ici l'importation? Ces faits et les raisons que nous avons données, ont décidé la société à regarder comme importée la fièvre jaune qui s'est déclarée en Espagne. » (Suit en note une longue liste de petits pays où il est plus facile de constater l'importation de la fièvre jaune, et où les circonstances les plus légères sont entièrement connues. On y voit, de la manière la plus claire et la plus précise, que la fièvre jaune y a été transportée par des individus venant des lieux où elle régnait, ou de vaisseaux qui l'avaient contractée dans les îles. Ces lieux sont Puerto-Réal, Puerto-Sainte-Marie, Xérès-de-la-Frontera, Rota, San-Lucar-de-Barameda, Lebrija, Espera, Alguicas, Los-Banios, San-Roque, Jimena, Medina-Sidonia, Ubrique, Moron, Ronda, Espeja, Rembla, Jumilla.)

« La fièvre jaune peut-elle naître à Cadix?

» Cette question se lie tellement à la précédente, qu'en l'examinant bien on pourrait ne faire qu'une seule réponse. Serait-il possible de dire que les influences ou causes auxquelles on prétend attribuer l'origine de la fièvre jaune, qui ont été pendant tant de siècles sans action à Cadix, viennent agir précisément à l'époque où les raisons pour faire croire à son importation existent le plus évidemment? Ce phénomène, si remarquable à Cadix, pourrait-il aussi, par une singulière combinaison de circonstances, avoir lieu à Barcelone, Malaga, Livourne, Pommègue, Mayorca, aux Canaries, etc.? Il faudrait être bien crédule pour admettre des suppositions si arbitraires. Cette seule réflexion aurait décidé la société à répondre par la négative, si l'importance que les adversaires de cette opinion ont donnée à leurs argumens ne nous obligeait à traiter ce point avec un peu plus d'étendue.

» Si on veut nous faire chercher à Cadix ou dans ses environs les causes productrices d'un mal plus cruel que les fièvres rémittentes des camps, plus terrible que les fièvres ardentes d'été, plus dangereux que les fièvres d'hôpitaux et des prisons, enfin aussi funeste et aussi mortifère que la peste qui a désolé l'Europe ; nous le répétons, où trouverons-nous ces causes? Sera-ce dans les pays des environs? Nous allons l'examiner.

» Espeja, Ronda, Espera, Ubrique, Jimilla, Arcos-la-Rembla, pays situés sur des lieux secs et élevés, sans marais, ni étangs qui infectent l'atmosphère et qui l'empêchent de se purifier; pays peu peuplés, dont les habitans ont des mœurs simples, et se livrent tous aux travaux des champs, furent atteints par la contagion qui se propagea chez leurs voisins. Vejor, Tarifa, Chipiana, Corcil, et autres pays situés sur la même plage, et entourés de marais et d'étangs qui donnent naissance aux miasmes producteurs des fièvres intermittentes, n'ont jamais été atteints de la fièvre jaune, quoiqu'ils aient été entourés de pays infectés; et si par hasard quelqu'un entrait dans ces pays avec la maladie, il mourait ou guérissait sans la propager. Medina-Sidonia, dans la meilleure situation, fut cruellement ravagée en 1801. Puerto-Real, situé dans un terrain hors de la côte de la baie, avec des marais producteurs des fièvres tierces, n'a pas été infecté de la fièvre jaune depuis 1800, et ce pays s'en est préservé facilement en 1804 et 1819, en s'interdisant toute communication avec les lieux malades. Lebrija, situé sur les marais du Guadalquivir, n'a pas été atteinte de la fièvre jaune depuis 1800 jusqu'en 1811, et elle dut cette dernière invasion à l'abandon des précautions observées jusqu'alors. La même chose a eu lieu à San-Lucar, en 1819 et 1821.

» Il résulte de cet exposé, que ni les lieux hauts ou bas, ni les marais, ni les étangs, ni les plages, n'ont pu donner naissance à la fièvre jaune ou en préserver; mais que cela a dépendu bien plutôt de la plus ou moins grande relation qu'on avait avec les pays contagionés, et des précautions qu'on prenait à l'égard de ceux qui en provenaient. Ainsi, on voit qu'à Rota et à Port-Sainte-Marie, où les relations avec Cadix sont indispensables, l'épidémie s'est toujours déclarée lorsqu'elle existait dans cette dernière ville.

» Les causes productrices de la fièvre jaune seraient-elles dans la baie de Cadix? Cela n'est pas plus croyable, parce qu'en 1804 les équipages de soixante-quatre vaisseaux conservèrent une parfaite santé, de même que ceux de trente transports en 1819, sans autre précaution que de s'interdire toute communication avec les lieux infectés.

» Où pourrait-on trouver alors la source d'une aussi horrible contagion? la société l'ignore. On en peut pas l'attribuer aux égouts, puisque dans le dernier siècle la fièvre jaune a paru trois fois sans qu'ils existassent, et que depuis elle s'est montrée en des parages où il n'y en a pas.

» La chaleur de quelques jours était aussi suffisante pour faire naître cette maladie, en raison que ces changemens de température sont communs à tous les pays, et que les effets de la chaleur, dans les jours tempérés, ne sont jamais comparables à sa durée et à son intensité dans les lieux embrasés des régions tropicales. De plus, nous avons vu qu'à Cadix les chaleurs des années 1787, 89, 90, 91 et 94, furent égales et même plus fortes qu'en 1800, sans que la fièvre jaune se soit déclarée.

» Supposons que quelquefois l'origine de cette fièvre, chez les étrangers qui viennent à Cadix, doive être attribuée au passage d'une région froide à une autre plus chaude, cela devrait être général dans tous les parages de la Méditerranée situés à peu près à la même latitude que cette ville. Mais alors il faudrait oublier qu'en 1800, ceux qui venaient des pays tempérés, comme ceux qui venaient des pays froids, en furent atteints. Trois des vaisseaux qui furent les plus maltraités de la fièvre jaune à Pommègue, venaient du fond de la Méditerranée, et un d'eux d'Alexandrie, située au trente et unième degré.

« Mais, d'un autre côté, la société fera observer

que les épidémies de fièvre jaune n'ont jamais suivi des lois particulières à ces influences, lorsque leurs effets sont généraux. En premier lieu, loin de se montrer indistinctement sur différens points, elle se déclare ordinairement dans un seul endroit, d'où elle se répand avec un ordre si visible, que les contagionistes ne pourraient le nier, ni accuser de ce fait une prédisposition individuelle; et s'ils voulaient l'expliquer de cette manière, en supposant à la maladie une plus grande violence, croirait-on que cette prédisposition peut se rencontrer, comme par hasard, chez tous les habitans d'une maison, d'un quartier, d'un pays, et qu'elle n'existe pas en d'autres points?

» Il paraît également raisonnable de penser que, si les causes productrices de la fièvre jaune existaient dans notre pays, elles produiraient des épidémies générales, bénignes dans les années tempérées; et avant que la maladie eût atteint le *maximum* d'intensité qu'on lui observe, elle devrait toujours présenter des affections plus simples dans le principe, à raison de la moindre énergie des causes qui la produisent. Bien loin de là, on ne connaît pas à Cadix de maladies endémiques qui soient, comme dans la fièvre jaune, aussi bien caractérisées au premier comme au dernier malade.

» Enfin la société, voyant l'affreuse mortalité occasionée par la fièvre jaune chez tous les Espagnols européens, toutes les fois qu'elle a sévi, ne peut pas faire autrement que de reconnaître des causes étrangères et nouvelles pour la produire, en faisant attention surtout que les indigènes, et ceux qui sont acclimatés dans les pays où elle naît, n'y sont pas sujets, comme cela se voit à la Vera-Cruz et à la Havane.

» Si ces causes productrices de la fièvre n'étaient pas nouvelles et exotiques, comment Cadix, le centre du commerce de toute l'Europe, et le point de réunion des grandes flottes militaires, aurait-il pu échapper à cette maladie pendant tant de siècles? Les grandes expéditions réunies à Cadix, contre Alger, Mahon, Colonia del Sacramento, Gibraltar, la Jamaïque, etc., n'auraient-elles pas été désolées si la fièvre jaune y était endémique? La société, convaincue par ces raisons, croit que la fièvre jaune n'est endémique dans aucun point de la péninsule.

» La fièvre jaune se reproduit-elle ou non à Cadix?

» Si chacun des nombreux vaisseaux qui viennent infectés d'Amérique, étaient un foyer pour une épidémie de fièvre jaune, depuis long-temps

Cadix n'existerait plus, ou serait réduit à très-peu de chose. Mais une rare réunion de circonstances fait que ce germe contagieux reste le plus souvent sans se développer, et qu'on ne le voit que quelquefois produire l'effet dont il est susceptible. Semblable en cela aux étincelles que fait jaillir le briquet, un très-grand nombre se perd avant de mettre feu à l'amadou disposé à cet effet.

» Ces réflexions, qui tendent à repousser l'idée que la fièvre jaune est importée toutes les fois qu'elle se manifeste, nous obligent à rechercher une autre cause à laquelle on puisse raisonnablement attribuer dans quelques cas son développement. La société n'ira pas inventer des théories, ni encore moins faire des applications forcées, elle rappellera uniquement les principes les plus généraux de l'art; et, appuyée sur eux et sur des observations irrécusables, elle démontrera que la reproduction du virus contagieux n'est pas une idée purement hypothétique, qu'au contraire elle est appuyée sur des faits qu'il n'est pas possible de démentir.

» Ceux qui croient que la fièvre jaune est contagieuse et qu'elle peut être importée, conviennent indirectement qu'elle peut se reproduire, car les habits et autres effets infectés ne pourraient, d'une autre manière, développer la contagion un mois ou deux après avoir été séparés des malades. La difficulté est de savoir si cette aptitude ne peut pas se conserver plus long-temps, d'une année à l'autre, par exemple.

» S'il était possible de résoudre cette question par des analogies, ce que nous voyons des semences et des odeurs nous fournirait un très-grand nombre de preuves, puisqu'il n'y a rien de plus fréquent que de voir les premières se conserver plusieurs années avec la faculté de se développer et de germer, et les secondes demeurer long-temps dans des habits qui en sont imprégnés et qu'on a renfermés, et devenant surtout beaucoup plus sensibles pendant les chaleurs. Les médecins de Médina-Sidonia, en répondant à la question qui leur fut faite par la junte des médecins établie à Cadix, ont donné l'observation suivante, en preuve du long espace de temps pendant lequel peuvent se conserver les miasmes animaux: Une des vaches qui se trouvaient dans les pâturages d'Arjamitas mourut d'une maladie contagieuse; les quatre hommes qui l'écorchèrent furent gravement malades en même temps, et deux moururent. L'horreur que cette peau inspira aux autres gardiens, et la crainte qu'elle ne les contagiât tous, les obligea à la sortir et à la mettre sur le toit de leurs cabanes. Elle resta là, pendant trois ans, exposée à toutes les vicissitudes de l'atmosphère. On fut alors obligé de renouveler le toit de la cabane, et les ouvriers ne purent pas faire autrement que de toucher les restes de cette peau. Trois d'entre eux tombèrent malades et deux moururent, présentant les mêmes symptômes que ceux qui, trois ans auparavant, avaient écorché l'animal. Mais passons à d'autres faits.

» L'histoire des pestes d'Europe est pleine d'observations où l'on voit que la contagion dure pendant toute l'année dans certains pays. Ses ravages diminuent pendant les froids de l'hiver, et augmentent de nouveau au commencement du printemps. Le froid porte ici son influence sur la contagion en l'affaiblissant, la rendant moins expansive, et concentrant les miasmes infectés. D'autres fois la contagion dure pendant tout l'été et toute l'automne, cesse en hiver, et se développe de nouveau au printemps, au moment où renaissent les chaleurs ; ce qui prouve que la chaleur possède ici une propriété toute différente du froid, propriété qui est de mettre en action le virus contagieux, dont la nature se conserve lorsqu'on a soustrait à l'action de l'air les habits qui en sont imprégnés. Une série successive d'observations a confirmé ces faits, et ce qui les confirme encore plus, c'est l'apparition annuelle de la peste à Smyrne et à Constantinople.

» En revenant à la fièvre jaune, nous voyons que la reproduction de cette maladie est manifeste et sensible. C'est à cette faculté qu'est due sa reparition à Cadix, en 1801, car elle n'attaqua qu'un seul régiment qui, nouvellement arrivé, fut loger à un endroit où, l'année d'auparavant, avaient été des soldats infectés. A Séville elle se reproduisit la même année, parce qu'on déplia des effets qui avaient appartenu à une femme morte en 1800. Ces effets avaient été déposés dans la maison du second corrégidor, et ils furent remis le 2 juin à celle à qui ils appartenaient, laquelle mit, le même jour, une robe faisant partie de ces effets. Elle tomba malade, et par suite sa fille et deux domestiques. Les épidémies de Xérès, en 1820, et celle de Puerto, en 1821, se reproduisirent probablement par les restes de contagion qui avaient ravagé ces pays l'année d'auparavant. A Médina-Sidonia, on ne peut pas croire que l'apparition de la fièvre jaune fut due à quelque foyer, lorsqu'elle se montra de nouveau l'année qui suivit celle qui l'avait ravagée ainsi que tous les pays des environs, parce que ces derniers jouissaient alors de la plus parfaite santé.

» Les premiers affectés de la fièvre jaune observée à Cadix en 1800, durent probablement leur maladie à la même cause. Le premier atteint fut un Français arrivé de Madrid en février, et qui logeait dans une petite habitation où, l'année auparavant, étaient morts deux individus et un autre avait été très-dangereusement malade. A la fin de mai, il éprouva successivement tous les symptômes les plus caractéristiques de la fièvre jaune. Le second atteint fut l'officier d'ordonnance de l'honorable seigneur Obispo, qui habitait un quartier obscur et peu aéré, où était mort l'année auparavant son prédécesseur. Le médecin à qui nous devons cette observation nous assure qu'on avait laissé dans la maison les restes des excrémens du mort. Nous pourrions accumuler d'autres observations en preuve de la reproduction de cette contagion, observations aussi publiques, aussi évidentes que l'est l'importation dans notre Europe, de la variole et des autres exanthèmes qui nous viennent de l'Asie. En conséquence, la société ne doute pas que la fièvre jaune ne puisse se reproduire toutes les fois qu'il y aura le concours des causes indispensables pour son développement.

» A cette faculté reproductrice nous devons plusieurs des épidémies observées à Cadix depuis 1800, et il ne serait pas extraordinaire de la voir se reproduire en Catalogne, si une température trop basse ne présente pas des obstacles à son développement, et si les autorités locales ne prennent pas des mesures pour détruire les foyers d'infection et l'empêcher de faire des progrès si elle se montre.

» La reproduction de la fièvre jaune est très difficile dans les campagnes et dans les petits pays; elle est plus facile dans les grandes villes très-peuplées, où mille causes s'opposent à ce qu'on puisse bien purifier les objets infectés, et connaître les premiers atteints. Mais les plus exposées à cette maladie sont les villes méridionales spécialement, celles qui par la nature de leur commerce reçoivent beaucoup d'étrangers, et dont la population se renouvelle souvent. »

On voit que c'est sur les raisonnemens les plus solides et les faits les plus authentiques, que la société médico-chirurgicale de Cadix a étayé son irréfragable réponse. Les malheurs qui ont affligé Cadix depuis le commencement de ce siècle, ont fourni aux médecins de cette ville des leçons bien utiles et des exemples bien instructifs. Il est rare que les hommes de l'art qui ont pratiqué dans les colonies, aient eu à la fois sous leurs yeux un si grand nombre d'observations cliniques, puisque dans ces contrées la maladie ne sévit, pour l'ordinaire, qu'isolément sur les étrangers non acclimatés, tandis que sur les côtes d'Espagne une grande partie de la population en a été si fréquemment, depuis quelques années, la malheureuse victime.

CHAPITRE XIV.

Erreur de M. le docteur Rochoux, relativement à la distinction qu'il a voulu établir entre ce qu'il appelle le typhus amaril et la fièvre jaune. L'observation clinique démontre que cette idée nouvelle, quoique très-ingénieuse, n'est que le rêve fugitif d'une brillante imagination, parce que toute fièvre jaune qui devient intense prend le caractère d'un véritable typhus.

C'est sans doute avec une bien vive peine que je me vois forcé de combattre ici l'opinion d'un homme dont les recherches sur l'apoplexie, et les autres travaux d'anatomie pathologique, annoncent un si grand talent d'observation; mais l'intérêt de la science, celui même de l'humanité, exige une réfutation authentique d'un système qui pourrait avoir les suites les plus dangereuses s'il venait à se répandre et à faire tomber en désuétude les lois sanitaires, jusqu'à ce jour exécutées avec tant de sollicitude et de succès dans nos villes maritimes de l'Europe, pour repousser le fléau pestilentiel des Antilles.

Aux yeux des gens de l'art, l'erreur de M. Rochoux aurait été plus excusable, s'il n'avait jamais vu la fièvre jaune dans les Antilles, s'il n'avait lui-même publié une excellente monographie de cette fièvre. Les jugemens divers qui ont été portés sur la nature et le caractère contagieux et non contagieux de cette affection, auraient pu l'entraîner, ainsi que tant d'autres, dans le vaste champ des hypothèses, et ne lui faire voir la vérité qu'à travers un prisme. Mais qui pourra jamais l'absoudre d'avoir méconnu, en 1821, une maladie qu'il avait déjà si bien décrite quelques années auparavant.

Dans sa dissertation sur le typhus amaril, M. Rochoux explique de quelle manière il a été conduit à donner cette dénomination à la maladie de Barcelone, plutôt que celle de fièvre jaune; et, chose étonnante pour un auteur qui crée et invente un système, il se montre assez impartial, assez désintéressé et assez véridique pour déclarer que c'est moi qui lui en ai fourni la première idée. Voici comment il raconte à ce sujet mes titres de paternité (1) :

« Des expériences bien faites, dans les Antilles, des observations non moins concluantes, recueil-

(1) *Dissertation sur le Typhus amaril ou maladie de Barcelone en* 1821, pag. 1 et 2.

lies avec certitude en Europe, semblaient, dit-il, avoir prouvé que la maladie également désignée dans les deux mondes sous le nom de fièvre jaune est ou n'est pas contagieuse. Personne ne paraissait soupçonner que si vraiment on avait observé des faits évidemment en opposition, ils avaient été fournis par des maladies de nature différente, bien que portant le même nom. Une idée aussi simple devait, par cette raison même, être dédaignée. Cependant elle m'occupait fortement, surtout depuis la lecture de l'élégant ouvrage de M. Pariset, et je désirais avec ardeur trouver l'occasion de la vérifier, lorsque le gouvernement me désigna pour faire partie de la commission médicale envoyée en Catalogne. Ce fut dans ces dispositions d'esprit que j'eus communication, à Toulouse, d'une lettre du docteur Robert; elle renfermait, en somme, que la fièvre jaune avait été observée sur plusieurs navires dans le port de Marseille (à Pommègue et dans le port), ce que l'ouverture d'un cadavre, décrite très-exactement, ne permettait pas de révoquer en doute. Elle ne s'était pourtant pas communiquée en aucune manière (l'histoire de trois gardes contagiés et morts, et celle du pontonier Lampraye, prouvent le contraire); tandis que sur le seul navire grec (autrichien), à bord duquel étaient morts plusieurs hommes, avec des symptômes plutôt propres au typhus qu'à la fièvre jaune, suivant les expressions de l'auteur, la maladie s'était communiquée à deux gardes de santé (à un seulement), dont un avait succombé. Ces observations furent pour moi un trait de lumière. »

La lettre dont parle ici M. Rochoux avait été écrite, le 18 septembre, à M. Pariset; mais, n'étant partie de Marseille que le 22, elle ne lui fut remise que le 28, au moment où ce médecin montait en voiture pour se rendre à Barcelone. A cette époque, il n'y avait que trois jours que le capitaine autrichien Chiozotto était mort, c'est-à-dire le 15 septembre; et ce ne fut que le 22 du même mois que nous apprîmes, au lazaret, l'ouverture des écoutilles du capitaine Mold. Il était donc bien naturel d'ignorer, le 18, ce qui n'est parvenu à notre connaissance que le 22. En effet, comment soupçonner qu'un bâtiment autrichien, venant de Saint-Jean-d'Acre et de Chypre, qui, arrivé le 18 août à Pommègue, et dont le capitaine avait joui d'une bonne santé jusqu'au 13 septembre, ainsi que les vingt-un hommes composant son équipage, était dans le cas d'être infecté de la fièvre jaune, lorsque la circonstance qui avait pu la lui communiquer nous était encore inconnue. Nous ne pouvions faire mention alors que des symptômes que nous voyions, et qui nous parurent appartenir à la classe des typhus. Aurait-on pu caractériser autrement une maladie qui se présentait à nous, dès notre première visite, avec un cortège de symptômes aussi effrayans que celui des convulsions générales, de stupeur, d'écume à la bouche, et de carphologie. M. Rochoux aurait eu un *véritable trait de lumière,* si, après avoir lu ma lettre du 18 septembre, il s'était dit : Tu as vu et traité la fièvre jaune aux colonies; elle t'a paru n'y être pas contagieuse, mais beaucoup de médecins ont émis une opinion contraire, fondés sur ce que différens monumens historiques attestent que cette fièvre a été importée, à différentes époques, dans la péninsule et à Livourne, où elle a été également accompagnée de contagion. Pourquoi l'exemple de ce qui vient de se passer à Marseille, dans une des rades les plus salubres de la Méditerranée, ne viendrait-il point concourir à te faire réformer tes premières idées? Voyons et examinons. Une conduite aussi sage et aussi réfléchie aurait été bien plus raisonnable et bien plus conforme aux vrais principes de la médecine pratique, que la subite résolution de faire deux maladies de la même fièvre, quoique les symptômes soient identiquement les mêmes, et qu'on n'y remarque que des nuances d'intensité et de dégénérescence qui sont bien loin d'établir parmi elles un ordre différentiel et spécial vraiment caractéristique. M. Rochoux aurait sans doute alors porté avec fruit son attention sur les circonstances qui peuvent faire élever une fièvre jaune simple au rang d'une fièvre contagieuse ou typhode; il aurait tracé lui-même les règles à l'aide desquelles j'ai expliqué comment toutes les fièvres en général, quoique non contagieuses dès leur principe, peuvent néanmoins acquérir cette funeste propriété, et dans quelles circonstances la fièvre jaune surtout pouvait être importée sur notre continent. Ce seul fait, une fois bien constaté, lui aurait fait admettre une opinion moins exclusive, et il n'aurait pas tardé à le faire déclarer contagoniste modéré, et à lui faire abandonner l'idée de publier un système aussi erroné que celui qui l'a porté à méconnaître la nature de la fièvre jaune de Barcelone, et à lui substituer une maladie qui n'existe point comme genre, mais comme le *summum* de la fièvre ictérode, telle qu'elle s'est montrée dans cette dernière ville, et dans toutes les épidémies violentes.

En analysant page par page son mémoire, on voit que, quoiqu'il fasse assaut continuel d'esprit et de subtilités scolastiques, pour donner quelque apparence de crédit à son système, on le combat avec succès par ses propres armes, puisqu'on découvre dans le typhus amaril les mêmes symptômes caractéristiques que dans la fièvre jaune. Dans l'une comme dans l'autre, la symptomatologie générale et particulière se ressemblent; et l'on peut dire avec vérité que, sauf quelques exceptions qui ne seront jamais regardées comme destructives, l'idée fondamentale ne permet pas d'admettre deux maladies diverses dans le même type fébrile.

Quel est l'homme le plus étranger à la médecine, qui, en voyant dans la description du typhus amaril de Barcelone, tracée par M. Rochoux, des symptômes tels que douleurs de tête et des lombes, jaunisse, vomissemens noirs, hémorrhagies, suppression d'urine, et mort plus ou moins prompte, et trouvant dans la description comparative de la fièvre jaune, que donne le même M. Rochoux dans son ouvrage précité, les mêmes symptômes de gastrite, d'ictérite, de méléna, d'ischurie et de terminaison funeste, ne sera pas disposé à conclure, avec les simples lumières de la raison, qu'il ne doit y avoir naturellement aucune différence morbide là où se rencontre toujours, et comme par nécessité, la même filiation de symptômes pathognomoniques.

Ce que raconte M. Rochoux du monument qu'il a découvert dans le jardin des capucins de Sarria, loin de confirmer son opinion sur l'existence du typhus amaril, formant l'élément contagieux qui ravagea Barcelone en 1652, et n'appartenant point à la fièvre jaune d'Amérique, est trop peu concluant pour nous persuader que son typhus amaril, qui est de si fraîche date, puisse remonter à une époque déjà si éloignée. Le malade qui est représenté sur le monument, et qui est *fort jaune, qui rejette en abondance des matières noires*, n'indique-t-il pas bien manifestement que la maladie qui le travaille est la véritable fièvre jaune, puisque cet auteur dit, page 31, ligne 13: *On observe la jaunisse chez tous les sujets qui succombent*, tandis qu'en parlant du typhus amaril, page 23, lignes 17 et 18, il s'exprime ainsi : *Au moment de la mort, quelquefois seulement après, le corps devient d'un jaune citron.* Ce que M. Rochoux rapporte des vomissemens est encore plus positif. *Les vomissemens*, d'après lui, page 30, lignes 9, 10, 11 et 13, *sont un des symptômes les plus fatigans que puissent éprouver les sujets atteints de la fièvre jaune, et le vomissement noir manque à peine une fois sur cent.* Dans le typhus amaril, au contraire, suivant M. Rochoux, page 30, lignes 29 et 30, *les malades périssent pour la plupart sans vomir noir*. Ce qui s'explique bien naturellement, parce que, dans ce dernier cas, la maladie étant plus violente, elle emporte les malades avant qu'elle ait parcouru toutes ses périodes.

Il n'est guerre facile de concevoir comment, avec un texte aussi précis, M. Rochoux a pu rapporter à une maladie nouvelle et de son invention, des symptômes qui appartiennent si légitimement à l'ancienne fièvre des colonies. La dissension qui existe aujourd'hui entre cet auteur et ses collègues envoyés à Barcelone, doit prouver à tout homme impartial que si, aujourd'hui où les sciences naturelles et l'esprit philosophique ont fait tant de progrès, il est des maladies qui donnent lieu à des controverses parmi les médecins de la même ville, témoins et même souvent victimes de l'épidémie régnante, il ne faut pas être étonné qu'il y ait tant d'incertitudes dans le récit des historiens, lorsqu'ils décrivent ces époques calamiteuses où des fléaux dépopulateurs ont ravagé une grande partie du monde. Ces considérations, loin de faire errer M. Rochoux dans l'obscur labyrinthe des trente et une pestes qui, suivant Campmarri, se sont manifestées à Barcelone depuis 1333 jusqu'en 1651, et dont vingt-deux au moins n'ont aucun rapport, au dire de ce dernier auteur, avec la fièvre jaune, auraient dû lui faire lire sur la pierre monumentale de Sarria, que l'épidémie de 1651, une des plus dangereuses que l'on connaisse depuis la fameuse peste noire du quinzième siècle, était une véritable fièvre jaune d'Amérique, puisque les deux principaux symptômes qui la caractérisent sont retracés avec des signes si ostensibles sur un monument que la reconnaissance a consacré aux religieux qui se dévouèrent avec tant de zèle au service temporel et spirituel des malheureuses victimes de cette horrible contagion.

Un esprit moins prévenu, et peut-être aussi moins attaché à son premier système, n'aurait pas manqué de retirer de cette pierre sépulcrale des lumières propres à l'éclairer sur la nature de la maladie soumise à ses observations et à son examen. M. Rochoux n'aurait rien perdu, ce me semble, de la réputation de savant médecin pathologiste, en reconnaissant à la fièvre jaune de Barcelone un caractère contagieux que jusqu'à ce moment il avait refusé à la fièvre des Antilles. Ne sait-il pas par expérience que certaines maladies s'aggravent lorsqu'elles sont transportées dans de nouveaux climats? et l'histoire de la syphilis, qui nous vient de la même contrée que la fièvre jaune, ne fut-elle pas assez terrible lors de sa première importation, et avant d'être devenue endémique en Europe, pour faire croire que cette dernière fièvre peut aussi aujourd'hui avoir parmi nous le même caractère de férocité, uniquement parce qu'elle est nouvelle et encore exotique. M. Rochoux aurait rendu un bien plus grand service à l'art, si au lieu d'augmenter la somme de nos maux en créant une nouvelle maladie, il avait examiné la grande question qui a occupé certains médecins de la péninsule, et qui a pour but de savoir s'il ne serait pas possible d'admettre, en Espagne, l'apparition de certaines fièvres jaunes sporadiques, qui, à raison de leur multiplicité, ou de leur renaissance plus ou moins rapprochée, et des diverses influences atmosphériques, telles qu'une excessive chaleur, par exemple, jointe à une abondante humidité, pourraient acquérir une faculté contagieuse, et donner ensuite lieu à quelque grande épidémie, surtout si cette contrée avait reçu d'Amérique quelque germe ictérode antérieur. C'était là un des objets théoriques et pratiques qui pouvaient illustrer sa mission aux yeux de la science et de l'humanité. En traitant ce sujet, M. Rochoux m'aurait ravi sans doute l'avantage que j'ai de pouvoir aujourd'hui m'en occuper le premier en France. Il aurait moissonné d'une main habile et sûre là où je ne ferai moi-même que glaner; en sacrifiant son ancienne opinion, il aurait élevé un monument utile à la science; et ce serait sur le vaste théâtre des ravages de la fièvre jaune de Barcelone, ce serait sur la tombe même de son illustre compagnon, l'infortuné Mazet, qu'il aurait découvert la véritable nature de cette fièvre, l'origine de sa contagion, les circonstances qui la provoquent et la font dégénérer en grande épidémie, celles qui concourent à l'éteindre, et qui ont primitivement favorisé son importation, car c'est dans ce peu de mots que consiste toute l'histoire de cette terrible maladie. C'est par l'analyse et l'examen des circonstances dont je viens de parler, qu'on parviendra à faire concorder un jour les systèmes si opposés des auteurs dissidens, sans blesser l'amour-propre d'aucun d'eux, et à établir sur des bases solides l'étiologie d'une maladie qui, quelquefois bénigne dans son pays natal, devient presque toujours très-meurtrière, sur notre continent, à raison des circonstances diverses qui ont présidé à son importation, de l'idiosyncrasie des individus qui en sont atteints, et de l'insalubrité des lieux où elle se répand.

CHAPITRE XV.

Les nouvelles recherches d'anatomie pathologique que l'on dirige aujourd'hui avec tant d'ardeur sur le système nerveux cérébro-spinal parviendront-elles à nous faire découvrir si les altérations de l'appareil digestif dans les maladies fébriles sont plutôt l'effet que la cause des lésions de ce même système? et jusqu'à quel point l'*hydrorachis* des modernes peut-il prouver que la fièvre jaune a cessé d'être une gastro-entéro-hépatite, lorsque son *contagium* ne tue pas par asphyxie, à la manière de certains gaz délétères?

S'il est vrai que les progrès récens de l'anatomie pathologique aient servi à perfectionner l'enseignement de la médecine, d'une manière bien plus rapide et plus conforme à l'état actuel de la science, que tous les systèmes qui, tour à tour, ont dominé dans les anciennes écoles, il n'est pas étonnant que le caractère des maladies les plus extraordinaires soit aujourd'hui étudié et saisi avec plus de facilité, et sous des rapports qui jettent le plus grand jour sur leur étiologie : aussi la redoutable fièvre jaune a cessé d'être, pour les observateurs de bonne foi, un monstre inconnu qu'aucune arme ne pouvait abattre, et qu'on aurait dit entièrement suscité par le génie du mal, pour la destruction entière du genre humain. Un examen sévère et plus approfondi de ses symptômes, et les résultats qu'a offerts l'autopsie cadavérique, ont dévoilé sa véritable nature. Ainsi, à Saint-Domingue comme à la Martinique, à New-York comme à Philadelphie, à Livourne comme à Marseille, à Malaga comme à Cadix, à Barcelone comme à Tortose, ce sont les mêmes organes et les mêmes tissus qui sont toujours plus ou moins profondément lésés, suivant la durée et l'intensité des symptômes, et ainsi que le constatent les observations nécroscopiques publiées par les auteurs qui ont exercé dans ces différentes villes. Mais l'épidémie de Cadix, de 1819, a été si exactement décrite par le docteur François Javier Laso, médecin de l'hôpital militaire de cette ville, qu'on ne doit plus avoir aucun doute sur le caractère de celles qui l'ont précédée, si l'on en juge par les vingt-sept observations consignées dans le mémoire de cet illustre professeur, et éclairées par l'autopsie cadavérique. On voit dans toutes les traces d'une phlegmasie intestinale ou gastro-entérite bien prononcée, à moins que la maladie n'ait été foudroyante, parce que, dans ce cas, on ne trouve, pour résultat pathologique, que les signes d'une asphyxie du poumon, cet organe étant alors rempli d'un sang noir, écumeux et carbonisé, ainsi qu'on le remarque dans toutes les fièvres miasmatiques où la mort a été instantanée, et dans lesquelles le miasme délétère a agi comme un poison stupéfiant.

Il ne sera pas inutile de remarquer encore ici que les ouvertures cadavériques faites au lazaret de Marseille, en 1802, 1804 et 1821, ont démontré des lésions en tout semblables à celles qui viennent d'être signalées par le docteur Laso, et qui l'avaient déjà été, il y a vingt ans, par les docteurs Pallerie, Dufour, Brynole, Pascheti et Moschi, à Livourne. Mais on ignore encore pourquoi le poumon a d'aussi fréquentes adhérences avec la plère costale droite; phénomène si particulier, qu'il a excité l'attention du docteur Laso, à Cadix, et qui nous a vivement frappé à Marseille, lors de l'autopsie de Limberg. C'est aux savantes recherches des médecins français envoyés à Barcelone que nous devons de nouveaux détails pathologiques sur les différentes altérations qu'ils ont découvertes par la nécropsie d'un grand nombre de victimes. Mais la plus importante, et qui n'était pas encore connue, est celle qui concerne l'hydrorachis, ou l'épanchement de sérosité dans le sac de l'arachnoïde, vers la région lombaire.

« Lorsque nous fîmes cette découverte, disent-ils, que nous avions préjugée long-temps auparavant, elle nous frappa par son importance et par sa corrélation avec plusieurs des principaux phénomènes qui s'observent dans l'état vivant. Nous fûmes tentés de croire que le poison de la fièvre jaune, quel qu'il soit, dirige son action primitive vers le rachis. Il serait fort indifférent de rencontrer quelques gros ou quelques onces de liquide dans l'arachnoïde, si l'on ne pouvait en tirer des conséquences thérapeutiques. Nous pensons que l'existence de l'hydrorachis, qui n'est évidemment qu'un effet, était un trait de lumière et pouvait conduire à des résultats de la plus haute importance.

» Les lésions des autres centres nerveux, lorsqu'elles existent, nous paraissent sympathiques et consécutives : nous classons ainsi les affections dont le siège est dans la tête, et quelques affections de l'arachnoïde cérébrale. C'est probablement aussi par les nerfs du rachis que les désordres ont lieu dans les viscères abdominaux, et qu'en même temps des douleurs atroces se font apercevoir dans les muscles des jambes, dans les environs des rotules, et quelquefois dans les cuisses. De là s'est fortifiée en nous l'idée principale que nous avions eue autrefois; savoir, qu'une diversion *puissante, extraordinaire et violente*, opérée le premier jour sur la peau des lombes et dans tout le trajet du rachis, serait peut-être une base de traitement fertile en grands résultats (1). »

On conçoit facilement ici que ces médecins entendent parler de l'usage du *moxa*, d'après l'idée que si le poison de la fièvre jaune dirige spécialement son action sur le cordon médullaire ou sur l'arachnoïde spinale, il serait bien rationnel de chercher à déplacer l'irritation par une dérivation puissante. Mais, pour savoir si l'hydrorachis appartient plus à la fièvre jaune qu'à toute autre fièvre de mauvais caractère, il faut faire, ce me semble, (ceci soit dit sans offenser les célèbres auteurs de la nouvelle théorie) des ouvertures cadavériques multipliées, chez les individus qui ont succombé à la peste, au typhus des armées, des prisons, des hôpitaux, de mer, aux fièvres adynamiques et ataxiques ordinaires, ainsi qu'au choléra-morbus de l'Inde.

On sent d'avance toute l'utilité de pareilles recherches, et combien elles releveraient la gloire des médecins qui les ont provoquées, si en ne donnant dans ces divers cas que des résultats négatifs, elles démontraient que l'hydrorachis est un

(1) *Histoire médicale de la fièvre jaune*, par MM. Bally, François, Pariset.

état pathologique qui appartient exclusivement à la fièvre jaune.

Comme le triomphe de la vérité ne peut être bien assuré qu'après une discussion franche, libre et indépendante, je vais hasarder quelques observations critiques sur ce nouvel aperçu pathologique. Serait-il, par exemple, déraisonnable de penser que dans la fièvre jaune les lésions que l'on trouve dans les trois grandes cavités, dans leurs annexes et dans les appareils des systèmes digestif, respiratoire, circulatoire et générateur, pourraient n'être que le produit d'une phlegmasie qui d'abord fixée sur la membrane muqueuse gastro-intestinale, se serait propagée ensuite par irradiation nerveuse ou par sympathie organique, jusque dans les différens organes et les différens tissus qui composent l'ensemble de l'économie humaine, en développant en outre une action morbide sur les nerfs rachidiens, par l'intermédiaire du grand sympathique? Jusqu'à quel point peut-il donc être possible, dans l'état actuel de nos connaissances, de reconnaître, après la mort, les altérations qui sont primitives et celles qui ne sont qu'un effet consécutif de l'augmentation des symptômes et de la multiplicité des lésions qui en dépendent? D'ailleurs, s'il est reconnu que les affections du système nerveux ne laissent le plus souvent aucune trace après elles, quoique ayant bouleversé toutes les fonctions durant la vie, le poison de la fièvre jaune pourra également, en pareil cas, ne laisser aucun signe de l'existence de son action délétère sur le prolongement et la queue du canal rachidien, si toutefois il était vrai que ce fût là son premier siège, comme semblent le croire les médecins précités.

Mais pourquoi vouloir que la maladie se porte, dès son début, sur la moelle épinière, lorsqu'il est bien plus naturel que l'organe qui, par sa position anatomique, se trouve le plus exposé à l'action des miasmes, soit celui qui est affecté primitivement, dans les cas surtout où l'autopsie cadavérique prouve qu'il y a deux organes éloignés l'un de l'autre qui sont malades simultanément. Il est encore plus que vraisemblable que l'organe qui sera le plus profondément lésé doit avoir été le foyer principal de la maladie. Ainsi, dans la fièvre jaune, l'action des miasmes contagieux peut s'exercer très-facilement sur la muqueuse digestive, tandis que la moelle épinière se trouve à l'abri de l'action de tout miasme et du contact de tout corps extérieur. Alors on pourra dire avec vérité que la muqueuse gastro-intestinale a été la première affectée, et que le léger épanchement dans l'arachnoïde épinière n'est qu'un effet sympathique de la première affection, sans exclure dans quelques cas une légère inflammation locale et consécutive ; car, par la même raison que les auteurs que j'ai cités veulent faire partir la maladie du canal rachidien, ne pourrait-on pas dire que si, dans la fièvre jaune, la moelle épinière est malade, elle l'est sympathiquement et par une irradiation nerveuse qui y vient aboutir en partant du système gastro-intestinal, avec lequel elle communique de la manière la plus évidente, par l'intermédiaire du nerf trisplanchnique, qui tire très-manifestement son origine du prolongement rachidien par trente filets de communication.

Par cette théorie, on pourrait de même expliquer les douleurs lombaires et des membres ; car « lorsque les plexus nerveux du bas-ventre sont » irrités et hors de leur assiette ordinaire, l'irritation (dont on n'a aucune perception dans » l'état naturel) se transmet à la moelle de l'épine, » et de là au cerveau, parce que le mouvement » du principe nerveux force les ganglions lombaires et thorachiques du nerf trisplanchnique (1). »

Si l'on examine avec attention dans la fièvre

(1) Lobstens, art. *trisplanchnique* du *Dictionnaire des Sciences médicales*.

jaune les lésions qu'offrent la moelle épinière et la muqueuse gastro-intestinale, d'après le plus ou moins d'intensité dans la maladie, il semble qu'on peut parvenir à reconnaître d'une manière certaine le lieu où la maladie s'est primitivement développée. Les lésions de ce premier organe, d'après les auteurs qui les ont d'abord constatées (1), ne sont qu'un épanchement de sérosité au bout de l'arachnoïde spinale, évalué *depuis deux gros jusqu'à deux onces*, et une ligne couleur rosée des nerfs sacrés. A présent, peut-on comparer pour son intensité cette lésion à celles qu'on rencontre dans la cavité abdominale, telles que l'injection des vaisseaux qui rampent à l'extérieur de l'estomac et du mésentère, la gangrène et la lividité de cette membrane, l'épaississement, la rougeur, l'altération de la muqueuse gastro-intestinale, le rétrécissement, la contraction de l'ouverture pilorique et des autres intestins, et surtout l'inflammation du foie et de la vésicule biliaire, inflammation qui, en altérant la bile, lui donne une qualité irritante et la rend si propre à phlogoser tous les tissus avec lesquels elle est mise en contact, sans compter la lésion des autres organes de l'abdomen et de la poitrine, tels que la vessie, le

(1) *Histoire médicale de la fièvre jaune*, page 343.

poumon, les plèvres, la droite surtout, etc. (1).

Rien de plus raisonnable, d'après ces faits, et rien de mieux démontré pour moi, que, dans la fièvre jaune, la muqueuse gastro-intestinale et l'organe hépatique sont primitivement affectés, et que si les organes contenus dans le rachis sont malades, ce n'est que secondairement et sympathiquement. Il paraît d'ailleurs que les illustres membres de la commission envoyée à Barcelone, qui, par leurs travaux infatigables et si dangereux, ont les premiers constaté l'épanchement dans la moelle épinière, n'ont pas tiré des conséquences bien positives de cette lésion, puisqu'ils finissent par dire : « Nous restons toujours dans une grande » ignorance sur l'explication du phénomène suivant. Comment l'hydrorachis, et par conséquent » la gêne des nerfs lombaires et sacrés, ne déterminent-ils jamais la paralysie des extrémités » pelviennes? » A l'appui de ce doute ils rapportent, dans une note, que M. Magendie a rencontré l'hydrorachis sur les chiens qu'il a ouverts

(1) Rien de plus précis sur l'état des organes chez les individus morts de la fièvre jaune, que ce que l'on trouve dans un mémoire publié dans le troisième numéro du tome II du *Journal periodique* de la société médico-chirurgicale de Cadix, et qui a pour titre : *Inspectiones anatomicas concernientes à la historia de la fiebre amarilla, verificadas en el hospital militar de esta plaza durante la epidemia que reino en el ano de* 1819.

vivans; ce qui me prouverait que les mêmes auteurs seraient très-portés à considérer ce phénomène comme ne constituant pas à lui seul et d'une manière positive et indubitable le siège de la fièvre jaune, et m'absout en quelque sorte de la témérité que j'ai eue d'avoir osé critiquer leur opinion.

D'autres objections seront faites sans doute encore aux créateurs du nouveau système hydrorachidien. On ne manquera pas de leur opposer, puisqu'ils regardent dans la fièvre jaune toutes les irritations des viscères abdominaux et thorachiques comme des lésions consécutives et dépendantes de celles de la moelle épinière et de ses annexes, les effets que produisent les poisons sur la membrane gastro-intestinale. Les résultats pathologiques s'accordent avec la symptomatologie. La substance vénéneuse, surtout si elle est dans la classe des poisons minéraux corrosifs, excite d'abord une phlogose du tissu avec lequel elle est en contact; cette phlogose amène ensuite un état pathologique en tout semblable à celui que l'on rencontre dans la fièvre jaune. Si le cordon médullaire se trouve affecté après la mort, sera-t-on autorisé à conclure que sa lésion a été primitive, et que celle de l'estomac et des intestins n'est que secondaire? Dans les simples maladies fébriles qui ont leur siège dans l'appareil digestif, et qui proviennent d'intempérance ou de vicissitudes atmosphériques, la phlegmasie plus ou moins grave qui les accompagne pourra-t-elle être regardée aussi comme un effet consécutif et non comme une lésion primitive? On ne peut disconvenir que ce ne soit une idée fort ingénieuse que celle d'aller chercher dans les nerfs du rachis le siège de la fièvre jaune. Mais la peste et les autres fièvres de mauvais caractère ne peuvent-elles pas reconnaître aussi la même lésion pathologique? Comment supposer que les miasmes iront porter leur action spécifique sur le système nerveux spinal, que la nature a dérobé avec tant de prévoyance à l'action des corps extérieurs, plutôt que sur la muqueuse du poumon, de l'estomac et des intestins, avec laquelle ils ont des rapports si directs par le seul canal de la respiration et celui de la digestion? A-t-on bien examiné jusqu'à ce jour toutes les communications que cette muqueuse a, par ses prolongemens, avec les tissus des principaux viscères, et surtout avec le système veineux, par l'intermédiaire duquel l'absorption des substances délétères a toujours lieu, quelle qu'ait été la surface du corps avec laquelle ils aient été mis en contact, d'après l'opinion de M. Magendie. Pourquoi croire que l'organe si important de la nutrition, puisque c'est de lui que les autres organes reçoivent chaque jour les matériaux propres à conserver la vie, joue un rôle si passif dans une maladie qui l'affecte d'une manière si profonde, qu'il est toujours fortement enflammé et fréquemment frappé de gangrène? L'analogie peut nous faire supposer que dans des cas même où l'estomac ne paraîtrait pas malade aux yeux du pathologiste, il n'en serait pas moins le foyer de la maladie. Ainsi, comme nous l'avons dit, on ne peut pas refuser de reconnaître que les poisons portent leur action primitive sur l'estomac. Cependant il est des cas où, pris en très-grande quantité, ils tuent subitement, et ne laissent après la mort aucune lésion : il en est de même de la fièvre jaune, lorsque, dans certains cas, les miasmes contagieux sont si délétères, que ceux qui sont soumis à leur action périssent de la manière la plus prompte. Dans ces cas, la vie se trouve anéantie instantanément, et il est impossible de rencontrer aucune trace de lésion. Cependant le poison n'a pas moins agi sur la muqueuse gastrique, seulement son action n'a pas été assez longue pour déterminer la réaction vitale qui constitue l'inflammation et ses accidens funestes. Il serait toutefois possible que cette action fût prolongée et ne laissât aucune trace de son existence.

C'est ce qui se voit dans la colique de plomb ; car ici il est bien certain que la maladie a son siège sur la muqueuse gastro-intestinale, quoique les principaux symptômes soient de fortes rachialgies et des crampes convulsives, puisque le seul traitement efficace, celui de l'hôpital de la Charité de Paris, consiste dans des évacuations abondantes déterminées par l'émétique à très-haute dose, et les plus forts drastiques qui chassent les molécules saturnines fixées en quelque sorte sur cette muqueuse, comme le pensait le célèbre Corvisart. Ce n'est donc qu'au moyen de la communication qui existe entre les nerfs des viscères abdominaux et la moelle épinière, que l'impression du poison déterminerait sympathiquement des douleurs vers le rachis, communication prouvée de la manière la plus manifeste par la première inspection anatomique, puisque le cordon du nerf trisplanchnique reçoit, le long de la colonne vertébrale et à chaque vertèbre, un filet de communication de la moelle épinière. C'est sans doute à cette disposition anatomique que l'on doit encore rapporter les douleurs lombaires que l'on ressent dans les fièvres gastriques ou bilieuses, dont le siège est bien évidemment dans la membrane gastro-intestinale, et non dans le prolongement rachidien. Il en sera de même pour la fièvre inflammatoire ; la simple courbature, ainsi que la fièvre des prisons et des armées, d'après Pringle et Hildebrand, où les douleurs du dos sont en général si atroces, sans qu'on puisse soupçonner avec quelque fondement, que, dans ces différentes maladies, la moelle de l'épine est primitivement lésée.

Si l'on croyait pouvoir expliquer la formation de l'hydrorachis par l'action directe et immédiate du poison de la fièvre jaune sur la moelle épinière, d'après les effets de l'upas tieuté, de la noix vomique et de la fève Saint-Ignace sur ce même organe, à la suite desquels surviennent bientôt le tétanos, l'immobilité du thorax, et conséquemment l'asphyxie, sans qu'aucun de ces poisons ne produise l'inflammation des tissus sur lesquels on les applique, ni la moindre irritation locale, ainsi que le fait observer M. le docteur Orfila, il serait facile de répondre que jusqu'ici les toxicologistes n'ont point encore admis l'identité des poisons animaux et de ceux qui ont une origine végétale. D'ailleurs, les poisons que je viens de citer exercent une action morbide bien différente que les miasmes de la fièvre jaune, puisqu'ils ne laissent jamais aucune trace de lésion sur les organes où ils ont été appliqués, tandis que l'autopsie cadavérique nous montre des altérations si profondes sur le système digestif et hépatique de ceux qui ont succombé au typhus d'Amérique. Ce dernier résultat pathologique doit conséquemment faire mettre hors de toute comparaison ces deux sortes d'empoisonnemens, et ce serait tirer une conséquence bien forcée, que de conclure hypothétiquement des effets positifs des uns à l'action présumée de l'autre.

Ainsi, il sera toujours bien plus naturel de penser, que puisque c'est dans le système digestif que s'accomplissent les grandes fonctions assimilatrices, c'est aussi de ce système que doit partir toute action morbide, qui, pour devenir telle, n'a besoin que d'opérer le dérangement de ces mêmes fonctions dans le lieu même de leur origine. N'est-ce pas à ce système que l'art médical confie d'une manière presque exclusive la transmission de ses substances médicamenteuses? Dans l'enfance comme dans l'âge adulte, dans la vieillesse comme dans la décrépitude, n'est-ce pas également par l'admirable mécanisme de la nutrition, que la vie se forme, s'accroît, se fortifie et se détruit? Aussi j'ai toujours regardé le flambeau de Prométhée comme une de ces ingénieuses fictions physiologiques; sous l'emblème de laquelle les anciens, qui étaient de si grands philosophes, ont cherché à nous peindre allégoriquement l'histoire de la vie.

CHAPITRE XVI.

Examen physiologique des causes de l'ictère dans la fièvre jaune. Réfutation du système de M. Desmoulins, qui prétend que ce symptôme est dû à une ecchymose générale, ou fluxion sanguine sur la peau.

Depuis Hippocrate jusqu'à nos jours, tous les médecins, si l'on en excepte quelques-uns, tels que Stall, Macbride, Grimaud, Hoffman, J.-P. Frank et Tourtelle, avaient toujours regardé la jaunisse comme dépendante d'un état pathologique du foie, soit que cet organe fût affecté idiopathiquement, soit qu'il fût sous l'influence d'une cause nerveuse ou sympathique. C'est ainsi que le père de la médecine avait dit dans son langage énergique : *la jaunisse a lieu quand la bile en mouvement se porte sur la peau*. Un texte aussi précis, renforcé par toutes les lumières acquises par l'autopsie depuis Bonnet, Morgagni et Portal, avait suffisamment établi ce point de doctrine, appuyé, comme on vient de le voir, sur l'autorité des plus grands noms, lorsque M. Desmoulins est venu réformer la pathologie ancienne, en présentant un système qui, quoique appartenant à quelques-uns de ses prédécesseurs, a néanmoins eu l'air d'intéresser, par une piquante nouveauté, un grand nombre de médecins naguère zélés partisans des vieilles traditions sur le reflux de la bile dans les vaisseaux sanguins, mais qui depuis !.....

Dans un mémoire lu à la première classe de l'Institut, le 3 décembre 1821, sur l'état anatomique de la peau et du tissu cellulaire sous-cutané dans la fièvre jaune, M. Desmoulins a établi, « que la couleur jaune de la peau est l'effet de l'élaboration imprimée au sang dans les réseaux vasculaires du derme, vers lequel se fait une congestion ou fluxion analogue à celle qui produit en même temps les hémorrhagies des membranes muqueuses intestinales ; que la texture plus serrée de la peau empêche seule qu'il n'y ait aussi hémorrhagie; que la fièvre jaune, presque toujours précédée de pétéchies et d'ecchymoses, n'est en quelque sorte qu'une ecchymose générale ; qu'enfin la fièvre jaune n'est autre chose qu'une fluxion sanguine simultanée sur la peau et les membranes muqueuses, principalement sur celles de la digestion, avec différens degrés d'intensité sur chacune de ces membranes, dont la perméabilité pour le sang n'est d'ailleurs pas uniforme. » Telles sont les conclusions que cet auteur tire de différens faits qu'il a cités d'après le docteur Firth, qui a trouvé que dans le plus grand nombre de cadavres qu'il a ouverts, l'état du foie, la quantité et la qualité de la bile vésiculaire indiquaient plutôt une diminution qu'une augmentation de la sécrétion hépatique ; et les autopsies qu'il a faites lui-même d'un homme mort de la fièvre jaune à l'hôpital de Rouen après une courte traversée de vingt-deux jours, du Fort-Royal de la Martinique en France, et de plusieurs soldats victimes du typhus des armées, autopsies qui lui ont fait voir un écoulement de sang en forme de nappe à la suite de l'incision du derme, les cadavres étant encore chauds. C'est sur ces différens faits d'anatomie pathologique que M. Desmoulins se fonde pour rejeter le transport de la bile hors de ses couloirs ordinaires ou l'augmentation de sa sécrétion, lorsqu'il s'agit d'expliquer les causes qui donnent lieu à la couleur jaune de la peau, chez les Européens qui ont la fièvre maligne des Antilles.

Sous quelque point de vue que l'on envisage le nouveau système de cet auteur, il paraîtra toujours fort étonnant que les bases sur lesquelles il cherche à l'établir soient précisément celles qui doivent servir à le détruire. En effet, comment prétendre renverser les anciennes idées sur la résorption biliaire, en citant l'écoulement sanguin qui a lieu par la section du derme chez ceux qui ont succombé à la fièvre jaune. Dans toutes les fièvres de mauvais caractère, qu'elles soient d'un caractère adynamique ou ataxique, ne voit-on pas fréquemment des hémorrhagies avant la mort? les cadavres ne sont-ils pas couverts de pétéchies ou d'ecchymoses? ne rendent-ils pas souvent du sang par le nez, la bouche et l'anus, dès qu'on les remue? Si l'on incisait encore leur peau quelques heures après le trépas, peut-on douter un instant que le sang ne ruisselât en abondance? Dans le cas d'un typhus des prisons ou des armées, dans le cas d'une peste du Levant, et même d'un scorbut invétéré, où ces dissolutions sanguines sont si communes, serait-on autorisé à conclure qu'au lieu des maladies précitées, on n'aurait sous les yeux qu'une fièvre jaune fabriquée à la manière de M. Desmoulins, c'est-à-dire une congestion sanguine sur la peau ou une ecchymose générale. C'est cependant à une conséquence aussi déplacée que conduit naturellement l'opinion de ce médecin. Quel est l'homme de l'art qui peut ignorer que dans toutes les pyrexies où le principe vital est profondément atteint par un miasme quelconque, il se forme des extravasations sanguines plus ou moins considérables dans le tissu cellulaire; que ce dernier est distendu par des gaz putrides qui s'échappent en sifflant dès qu'on incise la peau? Pourquoi la fièvre jaune, à laquelle on ne refusera pas sans doute, dans nombre de circonstances, les effets meurtriers du typhus le plus malin, n'amènerait-elle pas une dissolution sanguine et humorale, comme les autres fièvres pernicieuses? La congestion vasculaire, qui joue un si grand rôle dans le système de M. Desmoulins, n'est donc qu'un attribut commun à des fièvres de diverses natures, et qui ne se rapprochent que par les symptômes qui appartiennent à un caractère spécial de malignité, qu'on pourra définir une altération plus ou moins profonde portée par un principe délétère inconnu aux lois de l'organisme.

Si, comme l'énonce ce médecin, la couleur jaune des ictériques ne dépendait que de l'élaboration imprimée au sang dans les réseaux vasculaires, il faudrait donc que l'écoulement du sang qui a lieu par l'incision du derme ne fût plus qu'une sérosité entièrement jaune, au lieu de conserver encore toutes les qualités premières et la couleur naturelle qui constituent ce fluide. Ce dernier résultat détruit donc la prétendue élaboration ou altération du sang en jaune dans les vaisseaux sanguins cutanés, quoique M. Desmoulins semble vouloir l'admettre hyperboliquement jusque dans certaines races d'hommes qui sont toutes jaunes, et chez lesquelles les maladies bilieuses ne sont pas, dit-il, une affection plus spéciale de ces races que d'aucune autre. D'après la même théorie, il faudrait regarder tous les créoles et les Européens acclimatés en Amérique, si remarquables par leur couleur *patate*, comme des hommes atteints d'une fluxion sanguine à la peau, et non comme ayant reçu une modification spéciale dans leur économie, par l'influence du climat, influence si propre à des maladies d'une nature bilieuse, si fréquentes dans les pays chauds, à la suite desquelles leur teint a pris la nuance pâle ictérique qui les distingue, et fait reconnaître de prime abord leur indigénat ou leur acclimatement.

D'ailleurs, si l'on adoptait le système de M. Desmoulins, comment expliquer ces jaunisses spontanées qui sont l'effet d'une colère, d'une frayeur ou d'une violente passion de l'ame. Ainsi serait-ce à une fluxion sanguine que l'on devrait attribuer la pâleur extrême ou l'ictère blanc dont fut subitement saisie la malheureuse Phèdre à la vue d'Hyppolite ? La même cause rendrait-elle également raison de l'accident arrivé à l'homme dont parle Huarte dans son *Examen des esprits*, qui, surpris dans un acte illicite, fut atteint subitement d'une pâleur extrême, et transmit à ses descendans cette couleur insolite pendant cent quinze ans? Sans entrer ici dans tout ce qui concerne l'histoire extraordinaire de l'ictère et des causes si multipliées qui le produisent, puisque les auteurs en admettent aujourd'hui jusqu'à quarante-six espèces ou variétés, je ne choisirai que quelques faits isolés, mais qui sont assez concluans pour combattre victorieusement l'opinion erronée et si hypothétique de M. Desmoulins. Niera-t-il, par exemple, que la prise intempestive d'un émétique ne détermine souvent la jaunisse? que la même maladie ne soit la suite des obstacles mis à l'écoulement de la bile dans le duodénum, par l'oblitération accidentelle ou organique du canal cholédoque, puisque l'on produit à volonté chez les animaux un ictère artificiel, en pratiquant la ligature de ce même canal? Qui ignore que dans les lésions essentielles du foie, la jaunisse en est presque toujours une suite inévitable, ainsi que dans beaucoup d'affections fébriles où l'on trouve cette complication? Dans ces différens cas pathologiques, serait-on admis à rapporter à une fluxion sanguine l'ictère qui les accompagne, plutôt qu'à un trouble et à un dérangement des fonctions du foie, lorsque l'autopsie cadavérique est là pour nous faire connaître les traces de cette affection? Enfin, que M. Desmoulins nous explique, d'après son système, l'histoire de ce marchand dont parle Boerhaave, qui, à la nouvelle du naufrage que venait de faire un de ses vaisseaux, fut atteint tout à coup d'un ictère général, et succomba très-promptement; l'observation de ce jeune homme qui, se mettant en garde l'épée à la main dans un duel, devint d'une couleur jaune si manifeste, que son adversaire surpris s'arrêta sur-le-champ; enfin celle de ce jeune abbé qui, sur le point d'être mordu par un dogue enragé, pousse un cri, tombe demi-mort, et se relève aussi jaune que s'il était tombé dans une teinture de safran (1). Pourrait-on raisonnablement dire que la fluxion du sang sur la peau est plutôt ici la cause de ces accidens, que l'affection morale qui, du centre épigastrique, a agi si vivement sur le foie par l'intermédiaire des nerfs qui se distribuent à cet organe, ou qui se mettent en une relation si intime avec les principaux viscères de l'abdomen.

Mais, à mon avis, rien n'établit d'une manière plus démonstrative la présence de la bile dans le

(1) *Dictionnaire des Sciences médicales*, art. Ictère.

sang chez les ictériques, que les recherches entreprises par M. le professeur Clarion sur ce phénomène pathologique, et à l'aide desquelles il est parvenu à conclure, après avoir reconnu l'existence de la bile dans les tissus dermoïde, glanduleux, cellulaire, séreux, muqueux, fibreux, musculaire et cartilagineux, 1° que la bile est la cause matérielle de la couleur des ictériques; 2° que dans l'ictère la bile passe dans le torrent de la circulation, de là dans toutes les parties du corps; 3° que la bile, en passant dans le torrent de la circulation, éprouve, dans les divers organes où elle est portée, des changemens qui sont indépendans de l'état du foie, et qui permettent néanmoins de la reconnaître; 4° que la bile n'existe pas seulement répandue dans les liquides des ictériques, lorsque les canaux hépatique, cystique et cholédoque sont oblitérés, mais toutes les fois qu'il y a couleur jaune à la peau et au blanc des yeux (1).

M. le professeur Orfila a également prouvé dans ses *Élémens de chimie médicale*, que l'urine et le sang des ictériques contiennent de la bile. Cruikshank a partagé la même opinion; et, au rapport de J.-F. John, la transpiration de ces malades,

(1) *Dictionnaire des Sciences médicales*, art. Ictère.

qui teint en jaune leur chemise, annonce encore la présence de ce liquide.

On ne conçoit pas comment avec des faits aussi authentiques, et avant d'avoir détruit par des recherches et des résultats opposés les analyses chimiques publiées par des hommes d'un aussi grand mérite que MM. les professeurs Clarion et Orfila, M. Desmoulins a pu prétendre établir théoriquement une doctrine qui rejette entièrement la déviation de la bile et son transport hors de ses couloirs naturels, et renverser ainsi tous les phénomènes de l'absorption en général, dans une infinité de cas morbifiques, soit pour ce qui concerne l'humeur secrétée par le foie, soit pour ce qui arrive très-souvent par métastase à l'égard des autres fluides, qui sont évidemment le produit de la lésion de quelque organe.

Mais peut-être, me dira-t-on, les chimistes qui ont reconnu l'existence de la bile dans le sang et les autres fluides du corps des ictériques, n'ont eu à examiner que des malades atteints de jaunisses chroniques ou spontanées, et non de jaunisses accompagnées de mouvemens fébriles, et surtout de celle qui constitue la fièvre des Antilles. Cette objection pourrait, en lui donnant toute l'extension possible, avoir quelque apparence de réalité, si, dans ces diverses maladies, on voyait une marche différente lors de l'invasion des premiers symptômes, et dans les autres périodes qui les amènent à leur plus haut degré d'intensité. Mais lorsqu'il y a identité parfaite pour tout ce qui a rapport aux phénomènes extérieurs de la maladie qui commencent, dans l'un et l'autre cas, par se manifester vers les angles internes des yeux, puis sur les tempes, le cou, la poitrine, et successivement sur toutes les autres parties du corps, avec un prurit très-considérable et une couleur plus ou moins jaune, est-il raisonnable de croire que la fièvre des Antilles, si rapprochée de nos fièvres bilieuses d'Europe, où la bile joue un si grand rôle, puisse assez modifier l'économie pour qu'en reconnaissant pour cause une congestion sanguine à la peau, congestion qui, dans ce cas, donnerait lieu à une couleur jaune, ce qu'on ne conçoit guère quand on connaît les lois et les phénomènes de l'hématose et la coloration du sang, elle puisse rester étrangère aux cours et au mécanisme de jaunisses ordinaires, surtout spasmodiques, auxquelles certes on est bien loin encore d'oser assigner pour origine un engorgement sanguin cutané ; tandis que, jusqu'à ce jour, les médecins anciens et modernes se sont toujours accordés, quoique l'ictère soit généralement répandu sur toutes les parties du corps, à en placer le siège dans l'organe sécréteur de la bile, ou dans ses dépendances.

On ne pourra jamais comprendre aussi comment un auteur justement célèbre a pu émettre, d'une manière aussi absolue, l'opinion nouvelle que dans le typhus d'Amérique les deux principes colorans du sang, le rouge et le jaune, se séparent par une espèce de dissolution de ce fluide, et que le premier soit entraîné en partie par les vomissemens noirs, les selles alvines, et en partie déposé dans les muscles et dans quelques parties du tissu cellulaire sous-cutané, où il forme des ecchymoses, tandis que la sérosité jaune laisse la couleur aux parties blanches, comme sont les yeux, le tissu cellulaire, la graisse et les liquides de certaines cavités, tels que la sérosité du péricarde, de l'abdomen, l'urine, etc., et pour ainsi donner lieu à l'ictère qui caractérise la fièvre jaune. Cette séparation, dont aucun moderne n'avait encore parlé, paraîtra toujours très-hypothétique aux yeux des physiologistes, et, sous aucun rapport, ils ne pourront jamais accorder à l'auteur de ce nouveau système un principe qui contrarie tous les faits jusqu'ici reconnus vrais par l'analyse chimique du sang et des autres fluides des ictériques, et qui d'ailleurs suppose nécessairement que dans toute fièvre jaune où il

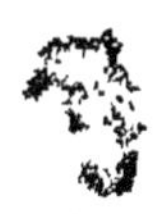

y a vomissement noir, il devrait s'y manifester une jaunisse, ce qui est démenti par l'expérience, et notamment par la vingt-neuvième observation, où ce dernier symptôme a manqué, quoique le premier ait été bien patent.

Le même auteur ne me paraît pas également plus fondé à vouloir établir une différence entre l'ictère qui paraît dans la première période et celui qui accompagne la troisième, regardant celui-ci comme mortel, tandis que l'autre ne l'est pas toujours, et pouvant être assimilé à celui que procure une *passion forte*, *un accès de colère*, *un émétique*. Mais ne peut-on pas dire que s'il existe ici une différence entre ces deux symptômes morbifiques, c'est celle que l'on rencontre tous les jours entre le flux diarrhéique, qui commence dès l'invasion d'une fièvre bilieuse simple, et celui qui devient funeste lorsque la maladie a passé au dernier état d'une fièvre adynamique, entre l'hémorrhagie nasale qui s'annonce au début d'une fièvre inflammatoire, et celle qui termine malheureusement cette même fièvre, parvenue à un haut degré de malignité? N'est-on pas autorisé à dire que là les forces vitales jouissent encore d'une certaine énergie, tandis qu'ici nous voyons leur rapide extinction? ce qui nous représente assez bien l'état différent et spécial des deux ictères précités, et confirme l'identité de leurs causes, moins les circonstances diverses qui les placent à un degré si éloigné par rapport à leurs symptômes concomitans.

D'ailleurs, l'absorption de la bile, dans un cas pathologique, est-elle plus extraordinaire, plus difficile à concevoir que la séparation des deux principes constitutifs du sang, dont la partie rouge va dans l'estomac et les intestins, donner lieu aux vomissemens noirs et aux selles de même couleur, et la partie séreuse résorbée va teindre la peau et former l'ictère à la manière d'une ecchymose? Pourquoi recourir à un fait hypothétique et à une innovation que rien de positif n'appuie, pour abandonner l'explication naturelle d'un phénomène qui a eu pour lui jusquà ce jour la sanction des siècles et l'autorité des plus grands maîtres de l'art?

———

CHAPITRE XVII.

Du vomissement noir, considéré dans la fièvre jaune, comme dépendant plutôt d'une affection spéciale du foie, que d'une simple exhalation sanguine de la membrane muqueuse de l'estomac et des intestins. Ce symptôme, qui accompagne presque toujours la fièvre des Antilles, n'est, à mon avis, qu'un mélæna aigu, qui a son siége dans l'organe hépatique, et que l'on rencontre très-souvent dans nos fièvres gastriques d'Europe qui ont un caractère extrêmement grave. Dans l'un et l'autre cas, son origine nous serait parfaitement connue, si les physiologistes modernes adoptaient l'opinion de MM. Dumas et Prévost, qui considèrent le foie comme un organe auxiliaire de l'hématose.

On sait que les anciens regardaient l'humeur qu'ils appelaient atrabile, comme la cause du vomissement noir, soit qu'elle fût surabondante ou seulement déviée. Ils assignaient pour caractère spécifique à cette humeur, d'être tantôt noire comme de la lie, tantôt sanguinolente, d'autres fois couleur de vin de pressurage ou de l'encre de sèche; d'avoir, en outre, une saveur acide, de brûler la gorge, d'agacer les dents, et de faire effervescence sur la terre. L'existence de cette humeur leur était surtout démontrée dans la plupart des affections chroniques qui attaquent les viscères du bas-ventre, comme le foie, la rate et le pancréas, lorsqu'ils sont frappés de quelque dégénérescence squirrheuse. De là le grand rôle qu'ils attribuaient à l'atrabile dans les maladies hypocondriaques invétérées suivies d'une issue funeste, ou qu'accompagnaient des vomissemens ou des évacuations alvines de mauvaise nature. Cette bile noire avait servi, en outre, aux médecins grecs de base pour la distinction de leur tempérament atrabilaire ou mélancolique ; et Hippocrate allait jusqu'à regarder cette humeur comme cause de la plupart des maladies éruptives. Aristote lui avait même attribué une grande influence, à raison de son abondance, de sa froideur, de sa chaleur, sur les facultés intellectuelles, qui étaient très-médiocres et bornées dans le premier cas, éminentes et très-multipliées dans le second.

Cependant, à quelques explications hypothétiques auxquelles les anciens se soient livrés, et quoiqu'ils aient donné peut-être un pouvoir trop étendu à leur système sur ce point, on ne peut disconvenir qu'il ne se forme, qu'il ne s'accumule bien des fois dans les intestins de quelques hypocondriaques ou mélancoliques, une matière qui ressemble à l'atrabile, et qui donne lieu à des douleurs intolérables tant qu'elle n'est pas évacuée. L'analyse chimique reconnaît dans ses concrétions dures et noires tous les principes de la bile, et l'on n'en peut rapporter l'origine, quelque opinion que l'on adopte, qu'à un vice dans les digestions, à une sensibilité exaltée, d'où naissent les spasmes multipliés qui, en troublant les fonctions digestives et suspendant l'excrétion des résidus des substances alimentaires, altèrent le produit des sécrétions naturelles et amènent ensuite les accidens nerveux qui caractérisent l'hypocondrie la plus intense.

On s'est peut-être un peu trop pressé de regarder comme apocryphes ou de peu d'importance les observations faites par les anciens; leur théorie pouvait être erronée et généralement trop hypothétique; mais est-on autorisé à nier d'une manière aussi absolue qu'on le fait aujourd'hui, un phénomène qui paraît avoir été si bien constaté depuis la plus haute antiquité jusqu'à nos temps modernes? Si c'est d'après les progrès de la physiologie que l'atrabile est regardée aujourd'hui comme un être chimérique, parce qu'on ne connaît à ce fluide aucun organe sécréteur, ni aucun siège déterminé, on peut également dire que c'est sur les lumières acquises par les grands progrès de l'anatomie pathologique du jour, que se fondent quelques médecins pour ne pas entièrement abandonner la doctrine d'Hippocrate et de Galien relativement à l'atrabile. Leurs connaissances même sur cette matière n'étaient pas trop exclusives, et ils n'étaient pas aussi étrangers qu'on pourrait le croire au système de nos pathologues modernes sur l'origine du mélæna, qui, suivant eux, provient de l'exhalation sanguine de la membrane muqueuse des voies digestives. Ces auteurs et beaucoup de leurs disciples avaient soigneusement observé que, dans certains cas, le sang prenait une couleur noire, ce qui pouvait le faire confondre avec l'atrabile. Cette distinction suffit pour faire voir combien ils se rapprochaient de la physiologie qui actuellement domine dans l'école, et doit les absoudre du reproche qu'on leur a toujours fait d'avoir eu une foi très-robuste dans l'existence d'un objet chimérique qui a servi surtout à la création de leur système, et au moyen de laquelle ils expliquaient l'étiologie de beaucoup de maladies. En effet, Aetius s'est expliqué clairement à ce sujet : « Nous n'avons point la simplicité, dit-il, de croire que tout ce qui paraît noir soit de l'atrabile : il peut arriver que le sang qui s'échappe de ses vaisseaux, qui séjourne quelque temps hors de ces vaisseaux.

se forme en caillots noirs. Nous ne connaissons pour atrabile que le liquide de cette couleur qui, répandu à terre, la brûle, la corrode, et fermente comme le plus fort vinaigre. » Ce passage, d'accord avec ce qu'ont écrit Galien et Ruphus d'Éphèse, prouve d'une manière incontestable la différence que les anciens avaient établie entre la bile noire et le sang épanché qui prend un aspect semblable.

Je déclare ici que je suis bien loin de vouloir rompre une lance contre les modernes, en ramassant le gant jeté par eux aux champions de l'atrabile; mais, dans l'intérêt de la science, dans l'intérêt de l'humanité, par respect même pour la mémoire du grand génie qui, jusqu'à la consommation des siècles, servira de flambeau à la médecine, je crois du devoir d'un homme qui cherche la vérité de bonne foi, de soumettre aux adversaires de la doctrine dont il s'agit quelques réflexions qui peuvent conduire les esprits impartiaux à juger que tout ce qui a été dit à ce sujet par Hippocrate et ses successeurs n'est point entièrement une erreur.

Il est sans doute incontestable que l'atrabile n'a jamais pu être considérée comme un fluide naturel et tenant à l'état physiologique de l'économie humaine; mais dans l'état morbide, qui peut refuser à la nature la faculté de créer des fluides nouveaux? De combien de tissus étrangers à l'état de santé l'anatomie pathologique ne nous a-t-elle pas enrichis? les uns et les autres ne tiennent-ils pas à la lésion des organes sécréteurs, ou à l'aberration des propriétés vitales des organes en général? Sans parler des tubercules, de la matière encéphaloïde, du squirrhe, de l'oxalate de chaux, du sucre dans le diabétès, de l'acide rosacique, de la cholestérine, aurait-on jamais soupçonné l'existence de la mélanose avant la découverte qu'en a faite le célèbre M. Laennec? Cependant la mélanose est une matière qui est aujourd'hui avouée et reconnue par tous les pathologistes, et, à mon avis, elle n'a rien de plus extraordinaire dans son origine, sa nature, ses effets, que la bile noire des anciens. Jusqu'à un certain point, ne peut-on pas dire qu'elle s'en rapproche par sa composition, sa couleur et son apparence? Qui oserait nier qu'elle n'ait ou qu'elle ne puisse contracter, dans certains cas, la même acrimonie?.....

Les considérations que je viens d'émettre sur l'atrabile des anciens devaient nécessairement précéder ce que j'ai à dire sur l'origine du vomissement noir dans la fièvre des Antilles. On n'ignore pas que ce vomissement a long-temps divisé les auteurs, puisque tous l'ont regardé comme un symptôme essentiel de la maladie, et le docteur Audouard assure que cette matière existe toujours dans l'estomac, dans les cas même où elle n'est pas rendue par la bouche. Si, comme je l'ai dit ci-dessus, on doit considérer que les malades qui ont la fièvre jaune, à l'instar de toutes les fièvres de mauvais caractère en général qui portent une atteinte profonde au principe vital, sont atteints en même temps d'une espèce de dissolution de toute l'économie vivante, on sera alors moins embarrassé pour expliquer ce phénomène pathologique, surtout si la fièvre d'Amérique n'est plus regardée que comme une gastro-entérite spéciale du plus haut degré, mais renforcée d'un élément typhode, lorsqu'elle est devenue contagieuse ; car il est des circonstances où elle ne l'est absolument pas, par l'absence de cet élément. D'après cette idée, qui ne tardera pas à être généralement admise, il est facile de concevoir que l'irritation de la muqueuse de l'estomac et des intestins n'a pu avoir lieu et provoquer les accidens les plus funestes, qu'en excitant à son tour une phlogose dans le système capillaire rouge hépatique et intestinal, conséquemment une accumulation plus ou moins abondante de sang dans les artères qui avoisinent les parties lésées, ce qui doit conduire nécessairement à une hémorrhagie passive de ces mêmes vaisseaux, lorsque la maladie a attaqué la vie dans sa source, et qu'il arrive dans la fièvre jaune ce que l'on remarque dans toutes les fièvres qui ont un caractère pestilentiel, c'est-à-dire l'exhalation d'un sang dissous, s'échappant par la muqueuse du nez, de l'estomac, des intestins, ou de toute autre voie naturelle.

C'est de cette manière que s'opèrent, suivant les physiologistes modernes, les hémorrhagies dans le cas dont il s'agit ici. Ils expliquent la couleur noire que le sang acquiert dans l'exhalation sanguine qui a lieu dans la fièvre jaune et dans le mélæna, par le séjour plus ou moins prolongé de ce liquide dans le canal intestinal, son contact avec l'acide carbonique, ou l'hydrogène sulfuré ou carboné qui existent toujours en plus ou moins grande quantité dans le tube digestif, son mélange avec les matières excrémentitielles, et son altération plus ou moins avancée. Aussi est-ce à cette altération qu'ils attribuent aujourd'hui les douleurs atroces que les malades ressentent dans l'estomac et dans les intestins, tant que le sang dissous, putréfié, carbonisé pour ainsi dire, et devenu sans doute très-acrimonieux, comme les ouvertures faites à Cadix le prouvent, n'est point évacué par le vomissement ou par les selles. Par un effet contraire dans l'hématémèse ou vomissement de sang non fébrile, ce fluide conserve une couleur vermeille, parce qu'il est en contact avec l'oxigène de l'air atmosphérique, étant exhalé par la membrane muqueuse de l'estomac, et ne séjournant jamais dans les intestins. Il en arrive de même dans la fièvre jaune, lorsque le sang est aussitôt vomi qu'exhalé par la muqueuse de l'estomac ou de la bouche ; il conserve alors la couleur vive qui lui appartient dans son état naturel ; mais lorsqu'il transsude d'une manière insensible, qu'il séjourne et qu'il ne s'accumule que lentement dans ce premier organe, alors il s'altère comme dans les intestins, se décompose et prend la couleur noire ou marc de café, sous laquelle on le reconnaît lorsqu'il est parvenu au véritable état pathologique qui constitue à leurs yeux le vomissement noir.

Si, comme on vient de le dire, l'hémorrhagie dont il est ici question ne vient que de l'exhalation sanguine qui accompagne la première période de la fièvre jaune par suite de l'inflammation de l'estomac et des intestins, l'hémorrhagie qui n'a lieu que dans le dernier degré de la maladie est par atonie, ou, ce qui est encore plus vrai, par dissolution ; alors il ne faut plus considérer comme symptôme pathognomonique de la fièvre jaune un phénomène qui, dans la plupart des cas, n'est que l'avant-coureur de sa funeste terminaison. Ce qui le prouve d'abord, c'est que lorsque cette fièvre est promptement mortelle, et qu'elle agit comme un typhus pernicieux, le vomissement noir n'a jamais lieu, ainsi que la suppression des urines. Mais ce que j'avance ici acquerra une démonstration bien plus complète, si j'établis comme un fait indubitable et authentique, que dans beaucoup de fièvres bilieuses, les auteurs anciens, comme les modernes, ont reconnu de véritables mélænas aigus, ce qui est encore une nouvelle preuve du rapprochement de ces fièvres avec celle des Antilles, où le climat leur donne seulement un degré de violence qui ne nous est pas encore connu, excepté dans certains cas rares de nos fièvres jaunes sporadiques, qui ont une issue promptement funeste, ou lorsque la fièvre d'outre-mer nous est transmise par la contagion qu'elle a acquise par l'effet de quelques circonstances défavorables, quoique originairement elle n'ait pas, surtout lorsqu'elle est simple, cette terrible faculté.

Si je remonte jusqu'aux immortels écrits du père de la médecine, je trouve dans l'histoire du premier malade des Epidémies un exemple d'un écoulement sanguin qui a eu lieu par la voie des urines. Cependant Philisque, dont il est ici question, n'est cité que pour vous retracer une fièvre bilieuse très-intense. Dans un autre endroit de ses ouvrages, Hippocrate rapporte des mélænas survenus chez des fièvreux qui ont guéri, l'un au quarantième jour, et l'autre au quatre-vingt-quatrième. Les auteurs qui lui ont succédé nous ont conservé également l'observation de beaucoup d'hémorrhagies dans les fièvres continues ordinaires; mais on en trouve des exemples plus multipliés dans les excellens ouvrages de Torti, de Lancisi et de M. Alibert, pour ce qui a rapport aux fièvres intermittentes pernicieuses. Sydenham parle aussi des hémorrhagies qui eurent lieu à Londres durant la fièvre *dépuratoire* de 1661, 62, 63, 64. Cullen s'exprime d'une manière bien plus précise encore, en disant « qu'il ne doute pas que la putridité n'existe jusqu'à un certain point dans quantité de fièvres, ce qui lui paraît démontré par l'état de dissolution que l'on observe dans le sang tiré des veines, ou qui se manifeste par la disposition des globules rouges à s'extravaser et à sortir par différentes voies. » Bosquillon, dans ses Commentaires, ajoute, au sujet de la fièvre putride : « Le sang sort des gencives, du nez et des yeux, etc. ; les malades le crachent sans aucun signe d'affection du poumon, et il forme des taches violettes et des pétéchies sur la peau. Le docteur Portal a été témoin de plusieurs mélænas aigus dans des fièvres d'une nature bilieuse (1). J'en ai vu moi-même un exemple à Draguignan en 1804, chez une jeune personne âgée de dix-sept ans, qui, atteinte d'une fièvre putride maligne très-intense, eut encore ce funeste symptôme, et fut guérie par la boisson de cinq pintes de vin vieux prises en quatre jours seulement. M. le docteur Audouard dit en propres termes, « que les hémorrhagies passives arrivent souvent dans le dernier stade de la fièvre intermittente et de la fièvre jaune, et que l'on trouve dans la première le vomissement d'une bile noire, quelquefois mêlée de sang, accompagné de cardialgies implacables, ce qui est un symptôme presque toujours mortel. » Enfin Stoll, qui a fait jouer un si grand rôle à la bile dans toutes les fièvres d'été, a constaté, par trois ouvertures de cadavres, des épanchemens de sang où ce fluide avait acquis une couleur aussi noire que l'encre ou le goudron.

Enfin, il est facile de conclure, d'après ces différens auteurs et tous ceux dont je n'ai pas fait mention, mais qui, comme Lind et Cleghorn,

(1) Les maladies du foie aiguës ou chroniques peuvent très-souvent donner lieu au mélæna en troublant, gênant la circulation de la veine porte. (*Maladies du foie*, par A. Portal.)

ont consigné dans leurs ouvrages des faits semblables, que, sous aucun rapport, le vomissement noir seul ne peut être regardé comme le symptôme caractéristique de la fièvre jaune, puisqu'on le trouve dans beaucoup de maladies aiguës de nos climats. C'est donc sans aucun résultat utile pour la science que le docteur Cathral, de Philadelphie, a analysé les matières noires rejetées par le vomissement chez ceux qui avaient la fièvre jaune, et qu'il a consacré sept années d'expériences à ses recherches. Pouvait-il ignorer que le vomissement noir est aussi quelquefois provoqué par des poisons minéraux ou végétaux; qu'il accompagne la dégénérescence squirrheuse de beaucoup de viscères abdominaux? Dans des cas pareils, quels moyens chimiques aurait-on pu employer dans les analyses, pour faire la distinction de chaque produit morbifique? Qu'il me soit permis de dire ici qu'une observation écrite au lit du malade aurait été d'une bien autre importance pour les progrès de la médecine pratique, qu'une expérience qui pouvant être tout au détriment de celui qui l'a tentée, devient dans la suite très-indifférente en elle-même pour le bien de l'humanité et pour l'étude particulière d'une maladie qui excite parmi nous un si grand effroi et de si justes alarmes.

Il est bon d'observer ici que le vomissement noir et les hémorrhagies furent aussi les symptômes les plus communs et les plus redoutables de la fameuse peste noire du quatorzième siècle. « L'estomac, nous dit Papon, était tourmenté par des vomissemens perpétuels ; tous les couloirs destinés à diverses sécrétions étaient forcés par des fluides qui leur étaient étrangers ; le sang sortait des vaisseaux par le nez, par les poumons, par les intestins et par les reins : ce débordement de fluides qui rompait toutes les digues, enlevait les malades dans un ou deux jours. »

Mais comme le vomissement noir est un des principaux symptômes de la fièvre jaune, et que, pour l'ordinaire, il est bientôt suivi de la mort, je dois en rechercher, d'après mon système, et la cause et le siège. Il est très-probable qu'ils résident l'une et l'autre dans le foie ; et pour mieux établir ici mon opinion, le lecteur me permettra de jeter un coup-d'œil rapide sur cet organe.

Ce n'est pas d'aujourd'hui que l'on a pu soupçonner que le foie, à raison de son volume, de ses nombreux vaisseaux et de ses rapports si directs et si multipliés avec les systèmes nerveux et muqueux de l'estomac et des intestins, pouvait avoir d'autres fonctions que celle de la simple sécrétion de la bile. L'immortel Bichat, qui avait porté le coup-d'œil du génie le plus profond sur toutes les parties anatomiques du corps humain, semble avoir devancé l'opinion de MM. Prévost et Dumas, lorsqu'il disait que *toutes les fonctions du foie n'étaient pas encore connues*. Cet organe, examiné dans son tissu, dans ses vaisseaux artériels, veineux et capillaires, ses glandes ou grains sécréteurs, se place naturellement à la première ligne des organes les plus essentiels à la vie et les plus importans sous le rapport de la nutrition. Son utilité serait bien encore plus grande aux yeux des physiologistes, si la nature lui avait assigné un rôle particulier dans l'hématose. Il semble en effet bien extraordinaire que lorsqu'on voit tous les fluides du corps humain, même les moins importans, avoir un organe sécréteur spécial, il n'y ait eu jusqu'ici que le sang qui ait été placé hors de cette fonction physiologique. Cependant comment imaginer que la nature n'ait pas voulu employer aussi pour ce fluide, qui est le plus abondant et qui fournit à lui seul les matériaux immédiats à la sécrétion de tous les autres, un appareil organique également spécial, pour en obtenir la formation? L'organisme animal nous présente trop de similitude dans les appareils qui sont relatifs aux diverses fonctions sécrétoires, pour croire que le plus volumineux des organes du corps humain puisse être borné dans ses attributions à la seule séparation d'un fluide qui est bien loin d'être entièrement en rapport, par sa quantité, avec le viscère énorme qui le fournit. Ce sont ces considérations qui avaient sans doute fait dire à Bichat que « le foie avait évidemment une importance à laquelle tous les autres organes sécrétoires sont étrangers, et un autre usage que celui qu'on lui connaît. Nous ignorons complètement, ajoute-t-il, cet usage ; seulement il est hors de doute qu'il doit être lié avec l'existence du système à sang noir, auquel le foie sert d'aboutissant. Cet organe existe dans toutes les classes ; dans ceux même dont la plupart des autres viscères sont très-imparfaits, il est extrêmement prononcé ; la plupart des passions l'affectent ; plusieurs d'entre elles ont sur lui un effet exclusif : il joue dans les maladies un rôle aussi marqué que les premiers viscères de l'économie. On sait avec quelle facilité ses fonctions s'altèrent. Le foie est, avec le cœur et le cerveau, l'organe le premier formé ; il précède tous les autres organes pour son développement ; il est supérieur, sous ce rapport, à toutes les glandes. » De toutes ces considérations, et de beaucoup d'autres que je pourrais ajouter, on peut conclure, je crois, que le rôle inconnu que le foie joue dans l'économie animale, outre la sécrétion bilieuse, est des plus importantes. L'étude de ce rôle est un des points les plus dignes de fixer l'attention des physiologistes (1). »

Si, depuis Galien jusqu'à Hildenbrand, il a été reconnu que le foie est toujours plus ou moins malade dans toutes les fièvres pestilentielles ou typhodes, on ne s'éloigne point trop de la théorie médicale du jour, en admettant que, dans la maladie des Antilles, le vomissement noir, celui qui a pour caractère propre la couleur du marc de café, est un produit pathologique spécial du foie, n'étant en quelque sorte qu'une mélanose spontanée de cet organe. Sans doute on est encore bien loin de pouvoir établir une identité parfaite entre cette matière noire comme l'encre de sèche et l'exhalation sanguine de la muqueuse gastro-intestinale, si ordinaire même dans quelques fièvres bilieuses non pestilentielles. Quoique quelques essais imparfaits d'analyse chimique aient pu faire croire que cette dernière matière avait quelque chose de la nature du sang, ces deux produits pathologiques d'une maladie très-avancée diffèrent essentiellement. Ainsi le sang qui est rendu dans les fièvres ataxiques et adynamiques, quoiqu'il puisse être noir, s'il est rendu quelque

(1) Anatomie générale, tom. 2, pag. 451.

temps après avoir été exhalé par la muqueuse gastro-intestinale, n'a point le caractère ni l'aspect de celui qui est vomi dans le typhus d'Amérique. Ce dernier se rapproche bien plus de la matière qui est vomie dans les affections squirrheuses ou cancéreuses de l'estomac, de la rate, du mésentère, de l'épiploon, du pancréas, ou de quelque autre viscère du bas-ventre, que d'un sang hémorrhagique. Je ne disconviens point que je n'aie vu chez des malades atteints de la fièvre jaune, au lazaret de Marseille, des vomissemens qui ont été d'abord sanguins; mais sont venus ensuite *le marc de café, le vin de pressurage, l'encre de sèche* dont Hippocrate fait mention (1). Ces deux produits morbifiques ont toujours été confondus dans cette maladie, tandis qu'il était si important de les distinguer. Si l'oracle de Cos, en parlant de la maladie noire, l'attribue à une lésion organique du foie et de la rate, est-on bien en opposition avec les idées les plus ordinaires de ce grand observateur en regardant cette même affection dans la fièvre jaune comme dépendante d'un état pathologique aigu du foie, organe qui, d'après ce que j'ai dit, est toujours le premier moteur et le

(1) On lit aussi dans l'ouvrage précité de M. Portal, que chez plusieurs sujets qui ont rendu des matières noires fuligineuses, le vrai vomissement du sang avait précédé, pag. 562.

siège de cette fièvre. La nature ne peut-elle pas, par l'aberration momentanée et subite des propriétés vitales de ce viscère, produire dans cette circonstance ce qu'elle opère dans les lésions chroniques de certains autres viscères? Qui peut assigner des bornes à sa puissance dans l'intervertissement de ses lois physiologiques? En admettant ce désordre dans l'économie, ne pourrait-il pas arriver ici que les vaisseaux qui portent le sang noir au foie, influencés par la lésion de cet organe, eussent une déviation semblable à celle que présentent les intestins dans quelques cas, et que les veines mésaraïques vinssent décharger le sang de la veine porte dans les intestins, lorsque les stomachiques le verseraient dans l'estomac? Le mouvement antipéristaltique qui caractérise la colique dite de *miserere* est-il plus extraordinaire que ne le serait pathologiquement celui des vaisseaux hépatiques dans la maladie qui nous occupe? Les faits que M. le docteur Rayer vient de faire insérer dans le n° de février *des Archives générales de médecine* ne viennent-ils pas à l'appui de la doctrine que je soutiens, en démontrant que le mélæna est souvent la suite de l'ulcération des vaisseaux du foie, produite dans le cas d'abcès de cet organe, dont il rapporte deux exemples remarquables d'hémorrhagie promptement mortelle, déterminée par cette cause? D'autres faits recueillis dans les auteurs, et notamment dans Geoffroy et Lieutaud, et il aurait pu ajouter dans l'excellent mémoire de M. Portal sur le mélæna, l'ont porté à conclure que, dans le mélæna, le sang n'est pas toujours fourni par la muqueuse des intestins, mais qu'il provient quelquefois des vaisseaux hépatiques, qui, après avoir été ulcérés, communiquent avec la cavité d'un intestin tel que le duodénum et le colon ascendant. On est, suivant ce médecin, autorisé à admettre ce genre de lésion dans le cas où la mort est précédée par une évacuation considérable de sang. Mais je crois plutôt que la matière noire de la fièvre jaune est versée dans l'estomac et les intestins par un mouvement antipéristaltique des vaisseaux qui composent le système de la veine porte; que c'est un état maladif du foie qui, modifiant pathologiquement ce sang, lui donne cette couleur brune qui constitue le vomissement noir. M. le docteur E. M. Bailly nous a fait connaître l'engorgement sanguin que présente la rate dans les fièvres pernicieuses qu'il a observées à Rome et les ruptures spontanées de cet organe. Pourquoi, dans une maladie analogue, le foie ne serait-il pas sujet à la même congestion?

S'il était vrai, comme le pensent MM. Dumas

et Prévost, que le foie ne fût point étranger à l'hématose, on expliquerait très-bien la disposition que la fièvre jaune a à l'hémorrhagie, lorsque le sang épanché dans l'estomac et dans le canal intestinal prend la couleur et la consistance de la matière qui est rendue dans l'affection de quelques viscères de l'abdomen. En effet, en reconnaissant avec M. V. Bally que la fièvre des Antilles est marquée par une violente et générale disposition à l'hémorrhagie, ainsi que l'indiquent les épistaxis, le suintement de sang sur la langue, les gencives, le palais, son voile; par les vomissemens et les déjections alvines de sang, les hématuries, les épanchemens de sang dans les cavités, dans l'arachnoïde cérébrale, dans le péricarde et dans le canal vertébral, je dois faire observer que cette disposition générale hémorrhagique, ne survenant que lorsque la maladie est parvenue à son dernier période, me paraît alors l'effet d'une véritable dissolution scorbutique qui, comme on sait, accompagne toujours les fièvres d'un mauvais caractère, et ne contrarie en aucune manière la lésion primitive du foie, pour ce qui concerne l'origine du mélanhème.

Indépendamment des expériences que MM. Dumas et Prévost ont faites pour établir leur système, ne pourrait-on pas dire avec M. Adelon, qu'il semblerait que la grande question relative à l'influence que le foie exerce sur l'hématose en général pourrait être éclaircie par ce qui se passe dans le fœtus? La grande quantité de sang qui, au sortir du placenta, pénètre chez l'embryon dans le tissu du foie, et le volume de cet organe dans ce premier âge, ne peuvent s'expliquer qu'en faisant de ce viscère un organe d'hématose, car la sécrétion de la bile doit être regardée alors comme nulle (1) ; ce qui établirait en quelque sorte deux espèces d'hémorrhagie; l'une dépendante de l'état pathologique du foie, et l'autre n'étant que la suite de l'abolition des propriétés vitales qui président à l'hématose, ce qui constitue, comme je viens de le dire, l'affection scorbutique, terminaison si ordinaire de quelques pyrexies aiguës.

Ainsi, dans mon système, c'est le foie qui renferme les premiers élémens matériels de la fièvre jaune; c'est le foie qui sécrète en pareil cas une quantité plus abondante de bile; c'est le foie qui, en versant dans le duodénum cette bile âcre devenue un poison corrosif, donne lieu aux premiers symptômes de la phlegmasie gastro-intestinale qui accompagne le début de la fièvre jaune; c'est du foie que part et se répand cette jaunisse qui carac-

(1) *Physiologie de l'homme*, tom. IV, pag. 490.

térise ce typhus; enfin, c'est le foie qui est l'organe sécréteur de la matière noire ou mélanose hépatique aiguë qui annonce presque toujours l'issue si promptement funeste de la maladie des Antilles.

CHAPITRE XVIII.

Des affinités morbides de la fièvre jaune avec la peste, le typhus et les autres fièvres de mauvais caractère, sans en excepter le choléra-morbus de l'Inde ; affinités que la lésion des organes et des différens tissus peut encore facilement nous faire reconnaître par l'autopsie cadavérique.

Je suis loin sans doute de vouloir nier le caractère spécifique de ces différentes maladies, et de croire qu'elles sont d'une nature entièrement homogène, quoique accompagnées de plusieurs symptômes qui leur sont communs. Mais il existe parmi elles une filiation qui les rattache intimement à la même famille. En les groupant ici sous le même faisceau morbide, je n'ai eu d'autre intention que d'établir que si la plus légère de ces maladies peut, à raison de ses complications ou de sa dégénérescence, s'élever jusqu'à prendre la forme d'un virus pestilentiel, ce n'est pas semer inutilement des alarmes, que de chercher à écarter de notre Europe, par tous les moyens possibles, une affection qui, en s'acclimatant parmi nous, pourrait contracter un caractère pernicieux qui lui est très-souvent inconnu dans son pays natal, surtout si elle venait à sévir en même temps que les fièvres d'un type suspect qui, durant les chaleurs de l'été, règnent si fréquemment sur quelques-unes de nos plages maritimes. Ainsi la crainte salutaire que je veux inspirer aux gouvernemens qui ont à redouter l'importation de la fièvre jaune découle tout naturellement des vues nouvelles et philantropiques que je leur présente, afin de les prémunir contre le danger qui peut les menacer pour l'avenir.

Symptômes généraux de la fièvre jaune.

Frissons, chaleur, pouls fréquent et dur, rougeur des yeux, conjonctives injectées, face animée, rouge, douleur au front, à l'épigastre et aux lombes, crainte et terreur, nausées, vomissemens de matières blanches, puis jaunes et bilieuses; rémission fébrile vers le quatrième jour; bientôt exaspération de tous les symptômes, ictère, quelquefois délire, hémorrhagies, vomissemens noirs, selles noires, très-souvent pétéchies, suppression ou rétention de l'urine. (Dalmas, Devèze, Valentin, Berthe, Bally, Pariset, Moreau de Jonnès, et tous les auteurs français, espagnols, italiens et anglais qui ont écrit sur la fièvre jaune.)

Symptômes généraux de la peste.

Frisson, fièvre ardente, rémission au quatrième jour et un peu d'apyrexie, très-souvent délire, soif inextinguible, douleur de tête violente, visage et yeux rouges, enflammés et étincelans, regard affreux, égaré, teint jaune; envies de vomir, vomissemens de matières glaireuses, jaunes, verdâtres, noires et mêlées de sang; pétéchies, ecchymoses et visions, hémorrhagies nasales et de l'arrière-bouche; urine avec pellicule huileuse, quelquefois noirâtre et sanglante, odeur douceâtre; enfin les symptômes les plus communs et les plus caractéristiques sont les anthrax et les bubons. (Diemerbroeck, Gastaldi, Mead, Bertrand, Desgenettes, Savarési, Larrey, Franck, Pâris, Assalini et Pugnet.)

Symptômes généraux du typhus.

Visage rouge, animé; vertiges, sentiment d'ivresse et de malaise, vive céphalalgie, pesanteur accablante, affaiblissement des facultés intellectuelles; douleur des lombes, au gras des jambes, aux articulations; hémorrhagies nasales, soif intense, quelquefois selles involontaires noirâtres, rémission vers le quatrième jour, assoupissement, stupeur, pouls petit, quelquefois très-dur, tintement ou bourdonnement d'oreilles, yeux rouges, animés, inflammation de la conjonctive avec larmoiement, frissons irréguliers, parfois le visage livide, plombé; douleur à l'hypocondre droit, à l'épigastre; urines rouges-brunes avec sédiment noirâtre; convulsions des muscles de la face; délire triste, sombre ou furieux; carphologie, taches pourprées, livides et noires, quelquefois surdité; amaurose; parotides; gangrènes partielles de la peau. (Pringle, Poissonier, Pinel, Hildenbrand, Desgenettes, Gasc et Broussais.)

Symptômes généraux de la fièvre adynamique.

Couleur livide et affaiblissement général, langue jaune verdâtre, brunâtre, noirâtre et même noire; état fuligineux des gencives et des dents, vomissement de matières variées plus ou moins foncées en couleur, déjections involontaires noires et fétides; pouls petit, mou et lent; hémorrhagies par le nez, les bronches, l'estomac, les intestins et les organes génitaux; pétéchies, vibices, ecchymoses; urines retenues ou supprimées; yeux rougeâtres ou jaunes, verdâtres, chassieux, larmoyans, contournés; affaiblissement de la vue et de l'ouie, rêvasserie ou délire taciturne, état de stupeur, prostration des forces, parotides et gangrènes très-fréquentes des parties sur lesquelles le décubitus a lieu. C'est dans les fièvres de cette nature que, depuis Hippocrate, on a toujours regardé comme d'un mauvais augure les urines avec sédiment noir, ainsi que le rejet, par la bouche, par l'anus et par les narines, de matières noires et fétides, d'un sang liquide et noirâtre. (Selle, Stoll, J.-P. Frank, Pinel, Broussais et Boisseau.)

Symptômes généraux de la fièvre ataxique.

Coma profond, insomnie opiniâtre, dilatation des deux pupilles et leur immobilité, respiration difficile, courte et entrecoupée, rotation convulsive du globe de l'œil, qui a perdu son brillant; aphonie, gêne de la déglutition, hoquet opiniâtre, carphologie, soubresauts des tendons, convulsions, calme du pouls au milieu des symptômes les plus alarmans; enfin hémorrhagies que rien ne peut arrêter, surtout celles dans lesquelles le sang est noir, et quelquefois tous les signes qui caractérisent la fièvre adynamique portée au plus haut degré de virulence, et sa complication avec l'ataxie. (Willis, Huxham, Cullen, Stoll, Selle, Hoffman, Pringle, Marcus, Coutanceau et Lallemand.)

Symptômes généraux de la fièvre intermittente pernicieuse.

Aux symptômes ordinaires de la fièvre intermittente bénigne qui, d'après M. Broussais, n'est qu'une gastro-entérite périodique, il faut ajouter ceux qui caractérisent l'état pernicieux, dont les phénomènes les plus constans sont, d'après M. Boisseau, ceux qui indiquent l'irritation de l'estomac, des intestins et du cerveau; viennent ensuite les symptômes qui annoncent que le cœur, le poumon, la plèvre, l'utérus, les reins, la vessie, sont participans de l'action morbifique; de là les vingt-sept variétés de fièvres pernicieuses admises par les auteurs, et que le docteur M. Alibert a rapportées dans son excellent traité, qui sert si bien à nous faire connaître que cette fièvre réunit souvent aux symptômes de l'ataxie la plus prononcée ceux qui appartiennent encore aux fièvres du plus mauvais caractère, tels que l'engorgement des glandes, les pétéchies, les ecchymoses, les hémorrhagies, les vomissemens noirs, la cardialgie et l'engorgement sanguin de la rate, phénomène qui se rencontre également dans la peste, la fièvre jaune et le typhus. (Torti, Lancisi, Selle, Pringle, Woulonne, Alibert, Fizeau, Audouard, et Bailly.).

Symptômes généraux du choléra-morbus.

Nausées, soif, sécheresse de la langue, céphalalgie, vomissemens et déjections alvines abondantes ; cardialgie, douleurs aux lombes, crampes, prostration des forces, face grippée, pouls petit et intermittent, extrémités froides. Lorsque la maladie devient intense, respiration laborieuse, peau bleuâtre, ongles de même couleur, hoquet, convulsions générales, roideur tétanique, vomissemens noirs, érugineux, rougeâtres, suppression des urines, sueur froide et visqueuse, refroidissement général, mort dans les convulsions ou par la chute instantanée des forces.

Symptômes spécifiques de la fièvre jaune.

Ictère. Vomissement noir.

De la peste.

Charbons, bubons.

Du typhus.

Pétéchies, stupeur.

De la fièvre adynamique.

Langue noire et sèche, état fuligineux des dents, des gencives, surdité, prostration des forces, hémorrhagies, parotides.

De la fièvre ataxique.

Délire, soubresauts des tendons, carphologie, convulsions, hémorrhagies rebelles.

De la fièvre intermittente pernicieuse.

Les accès d'une fièvre intermittente ordinaire, réunis aux différens symptômes ataxiques avec lésion d'un ou de plusieurs organes, mais surtout avec un engorgement sanguin de la rate.

Du choléra-morbus.

Cardialgie atroce, déchirement des entrailles, vomissemens, diarrhées, crampes et convulsions.

Symptômes accidentels de la fièvre jaune.

Charbons, bubons, pétéchies, gangrène. (Clairac, P. Labat, Davidson, Williams, Gilbert, Moreau de Jonnès, Bally, Audouard.)

De la peste.

Ictère, vomissement noir, selles noires. (Larrey, Pugnet, Audouard.)

Du typhus.

Anthrax, bubons, hémorrhagies, ictère. (Hildenbrand, Desgenettes, Gasc, Boisseau, Audouard.)

De la fièvre adynamique.

Charbons, pétéchies, ictère, vomissement noir. (Hippocrate, Selle, Stoll, J.-P. Frank, Broussais, Audouard.)

De la fièvre ataxique.

Hémorrhagies, vomissement noir, selles noires, charbons. (Cullen, Pringle, Pinel, Coutanceau, Lallemand.)

De la fièvre intermittente pernicieuse.

Vomissement noir, hémorrhagies, charbons, ictère. (Torti, Lancisi, Alibert, Audouard)

Du choléra-morbus.

Vomissement noir, selles noires, irritation nerveuse *sui generis*, et quelquefois mort foudroyante sans symptômes précurseurs (Crillon, Lieutaud, Portal, Conwel, Moreau de Jonnès, Dessaus.)

RÉSULTATS DE L'AUTOPSIE.

Dans la fièvre jaune.

L'estomac est le plus souvent enflammé, ulcéré et gangréné. L'inflammation s'étend dans le duodénum, plutôt que dans les autres intestins. Le foie est gorgé de sang dans son intérieur, et la vésicule offre toujours des traces d'inflammation. Le poumon est également gorgé d'un sang noir, et couvert extérieurement de taches livides; caillot albumineux jaune dans les ventricules du cœur. Les reins et la vessie sont dans le même état que dans les autres fièvres aiguës accompagnées de la rétention ou de la suppression des urines. L'arachnoïde participe aussi quelquefois à l'inflammation. L'estomac et les intestins contiennent souvent une quantité considérable de matières noires; d'autres fois il y a un sang pur. Enfin, à part les cas particuliers où la maladie a été pour ainsi dire foudroyante, et n'a laissé aucune trace, le principe nerveux ayant été atteint pour ainsi dire par asphyxie, on reconnaît toujours par l'ouverture cadavérique, l'inflammation du foie, de la surface interne de l'estomac et des intestins. (Dalmas, Valentin, Devèze, Bally, Parizet, Audouard, et tous les médecins anglais, espagnols et des États-Unis qui ont fait des ouvertures cadavériques.)

Dans la peste.

Les vaisseaux du cerveau, ceux de ses enveloppes et des sinus ont été trouvés remplis d'un sang noirâtre et coagulé. Des signes d'inflammation existaient aux méninges. On a vu des inflammations gangréneuses du poumon; le foie et le cœur, très-volumineux, étaient sans altération de couleur ni de texture; le dernier contenait, au rapport de Samoïlowitz, au lieu de sang, une matière jaune semblable à la graisse d'oie, ce qui est analogue aux concrétions ambréiformes que M. Bally a trouvées dans la fièvre jaune. D'autres fois il y avait un sang pur et liquide. La vésicule, l'estomac et les intestins contenaient une bile d'un vert foncé; le second était souvent gangréné. Les glandes qui formaient les bubons étaient gangrénées, noirâtres, livides, purulentes. On trouve des charbons à l'intérieur et à l'extérieur de l'estomac, et des pustules gangréneuses sur le foie, la vésicule, le péricarde, le diaphragme, les reins, l'aorte abdominale et les intestins. (Diemerbroeck, Deidier, Soulier, Couzier, Samoilowitz, Mertens, Larrey, Sarvarési, Assalini et Pugnet.)

Dans le typhus.

On voit le plus souvent les vaisseaux du cerveau et de ses enveloppes engorgés, et quelquefois les fluides extravasés. Des abcès existent dans le cerveau et sur ses enveloppes. Le poumon offre des engorgemens et des suppurations gangréneuses. Le sang veineux est aqueux et sans consistance; celui du cœur est noir et dissous. Toutes les parties sont molles, lâches et sans élasticité, surtout dans les intestins, qui sont remplis de gaz. Les taches gangréneuses externes sont plus étendues, plus nombreuses, sur les endroits qui étaient comprimés avant la mort. Mais c'est dans la cavité abdominale que se rencontrent pour l'ordinaire les désordres les plus sensibles. Le foie est parsemé de taches cendrées et noirâtres, la vésicule contient de la bile verte et porracée ainsi que le duodénum. Le sphacèle occupe quelquefois une partie du canal intestinal. Enfin on remarque, lorsque la maladie a une issue funeste lente, des inflammations chroniques du cerveau, du poumon, de l'estomac, du foie et des intestins. (Chirac, Poissonnier, Pringle, Pinel, Hildenbrand, Gasc, Broussais, et Boisseau).

Dans la fièvre ataxique.

Le cerveau et ses membranes paraissent ici évidemment lésées, et il existe souvent un épanchement de sérosité plus ou moins considérable dans le crâne. Suivant M. Prost, les fièvres ataxiques doivent être toujours attribuées à l'inflammation de la membrane muqueuse des intestins, puisque sur deux cents cadavres il a constamment rencontré cette inflammation. Ainsi les lésions trouvées dans le crâne sont, d'après M. Boisseau, la plénitude des vaisseaux des méninges et de ceux du cerveau, la rougeur et l'opacité de l'arachnoïde, la rougeur de la substance cérébrale, des épanchemens séreux ou gélatiniformes, le plus ordinairement dans les ventricules, sur les hémisphères ou la base du crâne, des épanchemens sanguins dans la substance cérébrale, quelquefois à la surface de l'arachnoïde, des épanchemens purulens, des fausses membranes, du pus infiltré entre l'arachnoïde et la pie-mère, ou dans la substance cérébrale; rassemblé en petits foyers ou en abcès dans cette substance, avec ou sans infiltration sanguine. Enfin les infiltrations que l'on trouve dans l'appareil digestif après la fièvre ataxique ne diffèrent pas sensiblement de celles qu'on rencontre dans le même appareil après la fièvre adynamique. (Bonnet, Morgagni, Pringle, Stoll, Marcus, Pinel, Coutanceau, Lallemand, Broussais, et Boisseau.)

Dans la fièvre intermittente pernicieuse.

Les cadavres présentent des traces évidentes d'inflammation de l'estomac, des intestins et du foie. La rate a presque toujours subi un ramollissement qui est un effet de l'inflammation. Elle est pour l'ordinaire extraordinairement gorgée de sang, et peut, au rapport de M. le docteur Bally, qui a passé quatre ans dans les hôpitaux de Rome à ouvrir des cadavres d'individus victimes d'une fièvre de cette nature, donner lieu à des épanchemens mortels par des déchirures spontanées. Quelquefois les traces de l'inflammation ont été observées dans les méninges, dans le cerveau ou dans le poumon. (Bonnet, Lancisi, Hoffman, Senac, Lieutaud, Alibert, Fizeau, Broussais, Audouard, Bailly.)

Dans le choléra morbus.

L'autopsie cadavérique prouve que la maladie a son siège dans l'estomac et les intestins : on trouve dans ces organes des inflammations et des gangrènes, ils sont quelquefois couverts de matières noirâtres; le foie présente des congestions et des inflammations ; et il est altéré dans sa couleur et dans son volume ; la vésicule est quelquefois gorgée d'une bile noire. Le cerveau a souvent présenté un épanchement séreux dans les ventricules; mais, selon M. Moreau de Jonnès, « La particularité la plus remarquable de l'état des organes internes, est l'existence dans le canal alimentaire d'une substance argileuse, qui semble déposée par le fluide trouble dont il est rempli, et qui plâtre pour ainsi dire sa surface, en une telle quantité qu'elle laisse un épais sédiment terreux sur le drap dans lequel le corps est enveloppé, quand la partie aqueuse du fluide s'est écoulée à travers. Ce singulier produit de la maladie ne la caractérise pas moins que ne le fait pour la fièvre jaune la matière du vomissement noir. Il y a une analogie frappante entre les symptômes de cette maladie et les lésions violentes que produisent dans les mêmes organes (l'estomac et les petits intestins) les poisons qui y sont introduits (1). »

Le tableau synoptique des maladies que je viens de tracer, sous le rapport de leur symptomatologie générale, ainsi que les résultats cadavériques que les uns et les autres offrent aux yeux de l'observateur, démontrent sans doute jusqu'à l'évidence que toutes les affections se rapprochent par des liens naturels et communs, et qu'elles ne varient que par les degrés d'une irritation plus ou moins forte des organes qui sont lésés ; de manière que si on voulait faire un arbre pyrétologique, on aurait d'abord, pour former le tronc et le sommet pyramidal de cet arbre, la peste, comme la principale des fièvres de mauvais caractère. La première branche serait ensuite fournie par la fièvre jaune très-intense, se divisant pour fournir des rameaux à la fièvre ardente d'Hippocrate ou d'Europe, et au choléra-morbus de l'Inde. Comme branches secondaires, quoique de la première importance, on trouverait le typhus, les fièvres intermittentes pernicieuses, l'ataxique et l'adyna-

(1) Rapport au Conseil supérieur de santé sur la maladie pestilentielle désignée sous le nom de choléra-morbus de l'Inde et de Syrie, 1821.

mique. Enfin, comme branches d'un troisième ordre, s'élèverait la fièvre inflammatoire simple, la fièvre bilieuse simple, se divisant en rameaux pour former ses nombreuses variétés, constituant les diverses éruptions cutanées qui appartiennent aux fièvres rouges et milliaires, qu'on peut regarder aujourd'hui comme de véritables phlegmasies de la peau, en rapport très-direct avec celles de l'estomac et des intestins, et, dans bien des cas, avec l'inflammation métastatique des membranes du cerveau.

Ce qui vient naturellement à l'appui de cette assertion, c'est qu'on a vu, dans les grandes épidémies de fièvre jaune, les charbons et les bubons, qui sont les deux symptômes les plus caractéristiques de la peste, se rencontrer dans cette première fièvre (1). Au rapport de beaucoup d'au-

(1) On voit aussi l'affection des glandes dans la fièvre jaune, nous dit M. Audouard, elle fut signalée dès l'apparition de cette fièvre en Amérique. Le docteur Bally rapporte, d'après le père Labat, que les hommes du vaisseau l'*Oriflamme*, et les habitans de la ville de Saint-Pierre qui tenaient l'infection de ceux-ci, avaient des bubons sous les aisselles et dans les aines; les uns pleins d'un sang caillé noir et puant, et les autres pleins de pus. Le docteur Gilbert a parlé également de bubons et de charbons qu'il avait observés à Saint-Domingue. Georges Dodwison en a vu à la Martinique en 1696; Froct, à New-York, en 1798, Williams, à la Jamaïque, et M. Moreau de Jonnès, à la Martinique, en 1802. — *Recherches sur la contagion des fièvres intermittentes*, pag 57.

teurs, le typhus offre souvent cette funeste complication (1), et les fièvres ataxiques, adynamiques et intermittentes pernicieuses n'en sont pas toujours exemptes (2). Il en est de même de l'ictère et du vomissement noir, qui, quoique appartenant en propre à la fièvre jaune, accompagnerait pourtant bien des fois le typhus, la peste et les autres fièvres malignes d'Europe. Les pétéchies, qui sont le véritable cachet de la fièvre typhode, nosocomiale ou carcéreuse, sont égale-

(1) Le même auteur dit encore, à la page 50 du même ouvrage, « J'ai vu fréquemment, et il n'est pas de médecins des armées qui ne l'ait observé comme moi, que le typhus se juge par des tumeurs au cou, aux aisselles, aux aines, près du genou, et même aux malléoles, et que ces tumeurs sont d'autant plus fréquentes qu'il règne plus d'infection dans les hôpitaux où on les observe. Hippocrate parle d'un engorgement phlegmoneux à l'aine gauche de son troisième malade. Dans les épidémies de typhus redoublé, j'ai observé ces engorgemens des glandes, des anthrax qui se montraient sur toutes les parties du corps : j'ai vu aussi deux cas de charbon malin, placé sur la langue, sorte de glossanthrax pestilentiel. »

(2) Lancisi avait déjà remarqué que dans la fièvre pernicieuse il y a souvent une affection des glandes. Le docteur Audouard en cite trois exemples sur neuf observations qu'il a recueillies à Rome en 1807. L'an dernier j'ai vu à Saint-Marcel, de concert avec les docteurs Dugas et Ducros, un homme atteint d'une fièvre intermittente pernicieuse qui avait deux anthrax. La fièvre fut promptement mortelle. La maladie de ce meunier n'avait été contractée qu'en respirant de bon matin, avant le lever du soleil et au fort de l'été, l'air marécageux de l'Huvaune, petite rivière toute voisine de sa campagne.

ment très-communes dans la peste, la fièvre jaune, et les autres fièvres, dépendantes d'une irritation gastrique très-violente. Si ces cas n'apparaissent pas dans le choléra-morbus, c'est que la maladie a une marche trop rapide. Les hémorrhagies, la suppression de l'urine, la stupeur, le délire, l'expulsion des vers, et tous les autres symptômes d'une grande faiblesse ou d'une suractivité exaltée, n'accompagnent-ils pas fréquemment aussi les sept ordres de fièvres et leurs annexes, que je viens de signaler comme des branches du même tronc, et participant à la même série mortifère. Toutes les fièvres peuvent donc réunir, par leur dégénérescence, tous les symptômes spécifiques de chacune en particulier, et la plus bénigne s'élever jusqu'au type même de la peste.

L'opinion que j'émets ici, et que je professe dans mes cours publics depuis plusieurs années, sur l'homogénéité de ces différentes maladies, semble devoir devenir aujourd'hui la base de la pyrétologie physiologique, et j'ai la satisfaction de pouvoir citer ici le passage d'un auteur qui a déjà rendu de très-grands services à la nouvelle doctrine, et qui s'explique d'une manière bien précise sur cette importante matière. « Puisque les symptômes de ces maladies (la peste et le typhus) diffèrent si peu, dit M. Boisseau; puisqu'il n'y a, sous le rapport des symptômes, d'autres différences entre elles que la fréquence des bubons et des anthrax, n'est-on pas autorisé à en conclure que la peste n'est que le plus haut degré d'une maladie dont le typhus est un des degrés les plus fâcheux, et dont la fièvre jaune est une variété? N'admettre que des différences d'intensité et quelques différences dans le siège des fièvres adynamiques et ataxiques sporadiques, du typhus, de la fièvre jaune et de la peste, c'est, je crois, s'arrêter sagement à ce que les phénomènes nous font connaître. Il est probable que l'anatomie pathologique viendrait à l'appui de cette assertion, déduite uniquement de l'examen des symptômes, si on avait ouvert un plus grand nombre de cadavres de pestiférés, et décrit les altérations organiques avec l'exactitude qu'on pourrait y apporter aujourd'hui. Les recherches de Soulier, de Couzier, de Deidier. et de M. Larrey, font entrevoir ce résultat. Les taches pourpres dont ils parlent n'étaient sans doute que les plaques d'un rouge plus ou moins foncé qu'on trouve à l'ouverture des cadavres après la plupart des fièvres adynamiques et ataxiques. Les charbons *extérieurs* et *intérieurs* des viscères abdominaux n'étaient également que ces plaques noires circonscrites, ou entourées d'une auréole d'un rouge foncé, que l'on observe si souvent à la surface interne ou à la surface péritonéale de l'estomac et des intestins, et dont, il y a peu de jours, j'ai observé un exemple frappant. Les taches rouges, noires, gangréneuses, effets manifestes d'une inflammation qui n'avait cessé qu'avec la vie, existaient en outre sur le poumon et sur plusieurs autres organes dans plusieurs cadavres; ce qui rapproche l'une de l'autre la peste et la fièvre jaune, excepté que, dans celle-ci, les taches noires sont plus rares que dans celle-là.

» Considérée dans ses symptômes et dans les traces qu'elle imprime aux organes, la peste n'est donc pas une maladie tellement différente des autres fièvres graves, qu'elle n'ait avec elles de nombreux points de ressemblance; on peut même affirmer qu'elle leur ressemble plus qu'elle n'en diffère. Ainsi s'explique parfaitement l'incertitude des médecins quand elle commence à se manifester, et la difficulté d'indiquer avec exactitude l'époque à laquelle elle cesse (1). » C'est dans le même sens que M. le docteur Audouard s'est exprimé lorsqu'il a dit : « Il y a beaucoup de rapport entre les phénomènes principaux ou symptômes caractéristiques, non-seulement de la fièvre jaune et de

(1) *Pyrétologie physiologique*, pag. 445, 446 et 447.

l'intermittente pernicieuse, mais même de la peste et du typhus. Indépendamment de ce qui caractérise la fièvre en général et la prostration des forces, on trouve que l'engorgement phlegmoneux des glandes, qui appartient à la peste, se fait remarquer aussi dans les trois autres maladies. »

Cependant je suis bien loin de vouloir nier, malgré le rapprochement que je viens de faire de ces mêmes fièvres, en les rapportant toutes, jusqu'à un certain point, à la même source pathologique, que chacune ne conserve le germe spécifique qui lui est propre, et à l'aide duquel elle peut se reproduire indéfiniment avec son caractère propre; il en est sans doute de ce phénomène de l'organisme dans un état morbide, comme de ce qui a lieu dans l'économie rurale, au sujet des arbres à fruit, où, nonobstant les nombreuses variétés qui les distinguent, l'identité du genre est toujours conservée. Par une analogie semblable, les miasmes qui constituent une fièvre jaune, une peste, un typhus, un choléra-morbus, et toute autre fièvre de mauvais caractère, conserveront toujours même leur spécialité, et donneront naissance aux symptômes qui leur sont propres, quoique, dans quelques cas extraordinaires, ils puissent les réunir tous; et que d'ailleurs encore les résultats de l'autopsie cadavérique qu'ils fournissent soient à peu près les mêmes. Ce qui, en dernière analyse, doit nous conduire à dire que la vie n'étant que la possession et l'exercice régulier des lois physiologiques qui constituent la santé, il semble qu'il est dans l'ordre de la nature que, malgré l'étonnante multiplicité des causes qui tendent à en détruire l'harmonie, ces premières n'opèrent pourtant en définitive, dans les organes, qu'une altération à peu près identique, à quelque agent destructeur que ces derniers aient été particulièrement soumis durant le cours des différentes fièvres ci-dessus mentionnées.

CHAPITRE XIX.

Nouvelle méthode thérapeutique récemment introduite dans le lazaret de Marseille pour le traitement de la fièvre jaune, que l'on ne doit considérer le plus généralement aujourd'hui, d'après les heureux effets de ce traitement, que comme une phlegmasie primitive du système hépatique et de la membrane muqueuse digestive, quelle que soit la nature du virus qui la produit. Indication de cette méthode et son analogie avec les remèdes que l'on a employés depuis quelques années avec le plus grand succès à Porto-Ricco, à la Havane, dans plusieurs autres ports de l'Amérique du sud. Son application et son heureux essai par le père Constant à Barcelone, durant la dernière épidémie.

S'il est une maladie dont l'étiologie ait dû être éclairée par l'anatomie pathologique, c'est sans doute la fièvre jaune. On conçoit en effet combien on a dû s'égarer dans l'obscur labyrinthe des hypothèses, tant que le scalpel n'est point venu au secours du médecin, pour étudier et reconnaître la vraie nature de cette fièvre, d'après l'inspection des organes qui en sont le siège. Incertains sur son caractère primitif, déconcertés à chaque instant par l'anomalie de ses symptômes, effrayés de la rapidité de sa marche, de son issue quelquefois si promptement funeste, et de son type dans nombre de cas si extraordinairement contagieux, les hommes de l'art étrangers au climat qui produit une si terrible et si épouvantable pyrexie n'ont pu qu'être jetés dans la confusion et l'embarras pour le choix d'un traitement sinon spécifique, du moins tant soit peu rationnel. Aussi le champ thérapeutique qu'ils ont parcouru est immense ; il n'est aucune classe de remèdes magistraux, empiriques, ou populaires, depuis l'émétique jusqu'au moxa, dont l'usage n'ait tour à tour été en grande vogue, au grand détriment de la malheureuse humanité. Cependant il faut convenir qu'il y a toujours eu des individus assez fortement constitués, ou assez heureux pour avoir triomphé, sous l'empire si varié de toutes les méthodes, et des atteintes du mal et de l'importunité des remèdes. Je ne rapporterai point ici la nomenclature spéciale de tous les matériaux qui composent le vaste arsenal destiné à combattre le typhus ictéroïde ; il n'est aucune monographie qui n'en contienne l'innombrable série ; mais on sent que si, comme l'autopsie l'annonce, la fièvre jaune n'est qu'une phlegmasie très-intense de la muqueuse gastro-intestinale, quelle que soit la nature du virus qui la produit, les remèdes toniques sont dû aggraver la maladie, parce qu'ils n'ont pu qu'incendier, par leurs qualités stimulantes, là où il n'était nécessaire que d'adoucir en calmant. Sans parler des effets pernicieux du mercure, des vésicatoires, de l'éther, des purgatifs âcres, du camphre, du poivre, de l'ammoniaque liquide, et autres boissons plus ou moins irritantes, quelles n'ont pas dû être les suites désastreuses de l'usage si fréquent et si intempestif du quinquina, lorsque la fièvre jaune, n'ayant pas un type purement nerveux et intermittent, était accompagnée d'un état inflammatoire de tout le système digestif, et de celui de la plupart des viscères abdominaux.

Guidés par le flambeau de la médecine moderne, et mis en garde par les insuccès de leurs prédécesseurs, les médecins et les chirurgiens du lazaret de Marseille résolurent de se frayer une route nouvelle en employant une médication plus analogue aux symptômes qu'ils eurent à combattre durant l'épidémie de 1821. Le petit lait gommeux, la limonade légère, l'huile d'amandes douces, combinée avec celle de ricin, la décoction d'orge, de riz, de fleurs de mauve, de violette, de graine de lin, enfin les lavemens émolliens et huileux fréquemment répétés, les fomentations adoucissantes, les frictions huileuses, les sangsues à l'épigastre et à l'anus, ont formé la base de leur nouveau traitement. Quelquefois, entraînés par le souvenir de la vieille habitude où sont toujours les praticiens de ne point renoncer entièrement à l'usage du quinquina pour arrêter les fièvres qui leur paraissent avoir quelque chose de particulier, ils essayèrent de recourir à l'emploi de l'écorce du Pérou sous différentes formes, sous celle même de sirop, et constamment ils eurent lieu de s'en repentir. L'estomac des malades se révoltait contre ce fébrifuge; et ces malheureux demandaient en grace de ne les point forcer à prendre ce remède, ni aucune autre préparation analogue, tonique et éthérée, parce que tout ce qui était fort, disaient-ils, déchirait leurs entrailles. On conçoit, d'après cela, combien cette substance fébrifuge, donnée sans mesure, a dû aggraver dans les îles les symptômes de la fièvre jaune, lorsqu'on a voulu s'en servir comme d'un spécifique pour s'opposer à un prétendu état malin que l'usage inconsidéré de ce remède aurait été seul dans le cas de faire naître, lors même qu'il n'aurait pas été le produit naturel de la maladie.

Quelques médecins de mérite ont néanmoins abusé de ce remède, sous le prétexte de combattre une fièvre rémittente pernicieuse; et on a vu le docteur J. Stewart en donner jusqu'à une livre dans les premières heures qui suivent l'invasion de la fièvre. Rush, Grant, Gillspie, Banecost, et plusieurs autres médecins des colonies, préscrivaient également le quinquina à forte dose. Quelques médecins espagnols imitèrent leurs exemples; mais Bobadilla et Lafuente les ont tous surpassés par la hardiesse de leurs prescriptions; ils n'en administraient pas moins de huit onces en poudre dans les premières vingt-quatre heures. Un estomac d'acier ou de bronze aurait-il pu résister à une pareille médication? Aussi ce dernier médecin est mort victime de son incompréhensible système, après lui avoir immolé des milliers d'individus dans sa fausse pratique.

Les observations cliniques insérées à la fin de cet ouvrage retraceront, jour par jour, heure par heure, le mode du traitement antiphlogistique adopté par les médecins du lazaret de Marseille; qu'il suffise de dire ici, pour en faire connaître toute l'efficacité, qu'ils lui ont dû la guérison de plus des deux tiers de leurs malades; ce qui est bien loin de se rencontrer ordinairement dans ces sortes d'épidémies.

Il est sans doute très-étonnant que les auteurs qui ont fait des traités *ex professo* sur cette maladie, et qui les ont enrichis d'un grand nombre d'ouvertures cadavériques, dans lesquelles ils ont toujours dû reconnaître une phlegmasie plus ou moins prononcée dans l'estomac et dans les intestins, à moins que la mort n'ait été foudroyante, n'aient point fait un précepte de combattre, dès le principe, l'état inflammatoire qui signale l'invasion de cette fièvre. Ses progrès sont très-rapides, il est vrai; sa dégénérescence est prompte, et bientôt une véritable dissolution gangréneuse l'accompagne, quand son issue doit être funeste; ce qui rend nécessaires les adoucissans dès le début, pour arrêter l'inflammation. Il eût été à désirer que la pratique si heureuse du célèbre Jackson, qui, sur soixante malades atteints de la fièvre jaune, en sauva cinquante-huit par la saignée, et ne perdit les deux autres que parce qu'ils refusèrent cette opération, n'eût pas été entièrement sans influence et perdue pour l'art, sous le rapport de la thérapeutique de ce formidable typhus.

Des exemples épars çà et là avaient, depuis longtemps, signalé l'emploi de l'huile à l'intérieur et à l'extérieur, non-seulement comme un remède salutaire, mais encore comme ayant produit bien souvent un effet pour ainsi dire miraculeux, dans un grand nombre d'épidémies pestilentielles. On ne peut douter, d'après cela, que ce ne soit aux bons effets qu'on a attribués à l'usage de l'huile, comme remède curatif et préservatif de la peste, de temps immémorial, dans les épidémies du Levant, et à l'invulnérabilité dont y jouissent les marchands d'huile, qu'on ne doive le premier essai de ce moyen thérapeutique dans la fièvre des Antilles. Suivant M. de Humboldt, l'huile a été employée avec avantage à la Véra-Cruz, à la Havane, où elle est d'un usage journalier; et les médecins Ximenès, Arius et Keutsch, en ont reconnu la plus grande utilité en pareille circonstance, puisque Luzuriaga assure que le docteur Arius a guéri soixante-huit malades à l'hôpital de Carthagène des Indes, en les soumettant à trois frictions huileuses par jour, et que, dans une autre occasion, quatre-vingt-treize malades ont été également sauvés par la même méthode. M. Bally dit que sur trente-six malades entrés en 1804 à l'hôpital de Véra-Cruz, trente furent guéris par des frictions d'huile chaude, et que l'aubergiste français chez lequel il était logé à Velez-Malaga, ayant guéri sa nombreuse famille en faisant prendre beaucoup d'eau bouillie avec l'huile et le citron, lui montra une chaudière qu'il mettait chaque jour sur le feu pour préparer la boisson de ses enfans, de ses domestiques, et la sienne. Le même auteur rapporte aussi que les docteurs Alcavaz, Verdi et Delon, avaient ordonné, en 1805, l'huile en boisson, comme préservative, durant les épidémies d'Alicante, de San-Lucar, de Barrameda et de Cadix(1). Mais c'est encore avec beaucoup plus de précision

(1) *Du typhus d'Amérique*, pag. 547.

que l'estimable docteur Dalmas s'exprime à ce sujet : « Il est un grand nombre de malades qui se plaignent d'un goût acide à la gorge, et d'une douleur brûlante qui occupe tout le trajet de l'œsophage, et rendue plus atroce à chaque vomissement. Dans ce cas, je n'ai rien employé qui m'ait aussi bien réussi que l'huile de ricin fraîche, donnée à la dose d'une cuiller à café toutes les heures. J'ai souvent observé qu'elle arrêtait le vomissement, atténuait ce goût âcre et caustique qui l'accompagne, ouvrait le ventre, lubréfiait le canal intestinal, et déterminait sans secousse, sans trouble et sans danger, vers l'anus, l'humeur bilieuse trop souvent engorgée dans les canaux du foie, et forcée, à cause du spasme du tube intestinal, de refluer vers l'estomac ; ce qui entretient les vomissemans et les anxiétés qui l'accompagnent. Je dois à ce médicament deux ou trois guérisons désespérées. » M. Dalmas ajoute : « L'expérience m'a appris que, sous un très grand nombre de rapports, l'huile de ricin était, pour la fièvre jaune, le remède le plus généralement utile ; et M. Laroche, médecin français établi à Philadelphie depuis les désastres de Saint-Domingue, est celui qui a employé ce médicament avec le plus de succès. Il serait à désirer qu'il voulût publier ses observations (1). »

(1) *Recherches Médicales sur la fièvre jaune*, p. 183 et 184.

Le même remède a été également employé avec le même avantage, quoique d'une manière empirique, dans l'épidémie de Barcelone, par le père Joseph Constans, de l'ordre des Minimes. C'est dans les termes suivans que M. le docteur Audouard a fait connaître le mode de ce traitement d'après l'exposé que lui en a fait le père Constans lui-même, en présence d'un grand nombre de malades qui avaient tous été arrachés à la mort par l'usage de ce spécifique. « Dès l'invasion le malade doit se coucher. Ce moment de l'invasion ne passe pas la première heure; il est indiqué par des frissons. Alors on donne deux onces d'huile d'olive battues dans une tisane de guimauve ou de fleurs de violette très-chaude. On fera boire aussi chaud qu'il sera possible de le supporter; une heure après on répétera cette dose, et à la troisième heure on en donnera autant; à la quatrième on administrera un lavement de décoction de feuilles de mauve et de pariétaire, avec addition d'huile, de miel, de vinaigre et de sel marin : il sera bien que ce lavement reste demi-heure dans le corps. Une heure après le lavement, on fera boire plusieurs grandes tasses d'infusion de fleurs de sureau, édulcorée avec du sirop de vinaigre : ces tasses doivent être prises coup sur coup au nombre de six, à la distance de trois ou quatre minutes seulement ; après quoi on laissera le malade en repos pendant deux heures, au bout desquelles on réitérera les six tasses de l'infusion précitée. S'il s'établit une transpiration abondante, le malade sera sauvé. On répétera les six tasses d'infusion une ou deux fois encore, de deux en deux heures, après quoi on pourra abandonner le malade à la nature ; le troisième jour on donnera une once de crème de tartre dans un litre d'eau (1). »

D'après ce que j'ai dit, dans le chapitre II, de la cause spéciale et primitive de la fièvre jaune, et des effets pathologiques qu'elle produit sur l'estomac et les intestins, on conçoit très-bien que l'huile d'olive ou de ricin fraîchement exprimée tend à corriger et à adoucir tout à la fois l'acrimonie de la bile et l'irritation que ce dernier fluide a produite sur la membrane muqueuse gastro-intestinale, en même temps que par sa vertu laxative elle favorise l'évacuation de cette bile acrimonieuse. Je ne lui attribue aucune autre vertu spécifique, à moins qu'on ne voulût adopter l'opinion du célèbre Linnée, qui avait cru que l'origine et la propagation des maladies contagieuses étaient dues à des animalcules vivans. Alors il faudrait regarder l'huile comme le poison le plus subtil de ces

(1) *Relation historique et médicale de la fièvre jaune de Barcelone*, pag. 306 et 307.

animalcules, ainsi qu'elle l'est de tous les insectes en général. Quoi qu'il en soit, il est toujours digne de remarque, comme le dit M. Moreau de Jonnès, qu'on ait employé tout à la fois le même remède avec le même succès, dans les îles orientales de l'Afrique, contre le choléra-morbus de l'Inde ; à la Havane, contre la fièvre jaune ; et à Tanger de Barbarie, contre la peste du Levant (1).

Je vais en outre rapporter ici une méthode de traitement jusqu'ici inconnue en Europe, se rapprochant beaucoup de la précédente, et qui mérite la plus grande considération de la part des hommes de l'art, tant sous le rapport de la nouveauté, que sous celui des grands succès qu'on en obtient depuis quelques années à Porto-Rico, à Porto-Cabello et à Cuba, où elle a été introduite par le médecin du roi de cette première ville. C'est le hasard qui m'a mis à même de connaître cette nouvelle méthode, si analogue à mon opinion sur la nature et la cause de la fièvre jaune. J'en ai été instruit de la manière suivante. Au mois de novembre 1823, Joseph-Francisco Maristany, de Barcelone, capitaine marin, vint me consulter pour une fièvre intermittente irrégulière

(1) *Rapport au Conseil supérieur de santé sur la maladie pestilentielle désignée sous le nom de* choléra-morbus de l'Inde et de Syrie, pag. 32.

qui durait depuis huit ans, et qui n'avait jamais cédé que d'une manière momentanée à l'usage du quinquina et des autres remèdes réputés spécifiques. Ayant cru découvrir, par mes interrogats, que cette fièvre dépendait d'un virus psorique, j'eus le bonheur de l'arrêter d'une manière instantanée par une seule friction dans la paume des mains, avec l'onguent soufré. L'accès qui suivit fut très-léger, tandis que les autres accès étaient tous longs et très-fatigans pour le malade. L'usage de ces frictions et des pastilles de soufre s'opposa dès le troisième jour à tout nouvel accès; et la guérison fut assurée sans aucun autre remède. Ce capitaine avait toujours continué à faire ses voyages d'outre-mer, malgré sa fièvre, après avoir subi inutilement plusieurs fois à Barcelone, pour s'en délivrer, un traitement long et dispendieux. Il est bien certain ici, soit dit en passant, que le soufre a agi comme un spécifique, et qu'il a guéri une fièvre qui, pendant huit ans, avait résisté au quinquina. Cette étonnante guérison n'est pas le seul acte de satisfaction que m'ait procuré la connaissance du capitaine Maristany. Cet Espagnol m'ayant parlé de ses fréquens voyages à Porto-Rico, à la Terre-Ferme, à Monte-Video, à Buenos-Ayres, à la Havane, etc., je lui demandai quelques renseignemens sur la fièvre jaune, et surtout sur les remèdes qu'on employait avec le plus de succès. Il me répondit de suite qu'il allait me faire connaître un traitement qui est infaillible lorsqu'il est administré dès l'invasion de la maladie. Il est lui-même un heureux exemple de son efficacité.

« Me trouvant, dit-il, à Porto-Rico en 1804, je fus atteint, à l'âge de vingt-trois ans, le 3 septembre à minuit, de la fièvre avec une grande douleur de tête et aux reins, après avoir été exposé le soir à l'humide, en jouant de la mandoline sur le pont de mon navire. Je dois observer qu'il y avait déjà trente-deux jours que j'étais parti de la Havane. Depuis le moment de l'invasion de la fièvre jusqu'à sept heures du soir, je n'eus pas de secours. Les symptômes s'étaient tellement exaspérés durant ce court intervalle, que j'avais déjà vomi couleur marc de café. Le médecin du roi, qui fut appelé, me jugea dans un grand danger, et me fit administrer de suite les sacremens. Il prescrivit douze lavemens avec la décoction de laitue, une cuillerée de vinaigre et d'huile et une livre de mélasse; pour toute boisson, de l'orangeade avec du sucre. Après avoir pris quatre lavemens, j'éprouvai un grand soulagement du côté de la tête et des reins, et je ne vomis plus. Mon frère voyant que les lavemens m'avaient fait beaucoup de bien, ne se borna point aux douze que le médecin avait prescrits, mais il continua à m'en donner pendant toute la nuit. A sa visite du matin, le médecin croyait me trouver mort, et il fut si satisfait de mon état, que dès ce moment il prononça ma guérison. Durant la journée du 4 je fis encore usage des mêmes lavemens, et j'en pris douze le matin, douze à midi, et douze le soir. L'orangeade continua à être ma boisson et ma seule nourriture. Dans deux jours ma maladie fut terminée, et il ne me resta qu'une grande faiblesse. Le médecin me fit prendre alors un verre de petit-lait tous les matins, et une cuillerée trois fois par jour, d'une potion stomachique. Dès ce moment je mangeai de la soupe et un peu de volaille. Ma convalescence fut longue, et je ressentis ma douleur des reins pendant plus de deux mois. C'est en suivant la même méthode que j'ai guéri à Cuba, en 1817, trois matelots, et quinze à Porto-Cabello en 1820. Tous les capitaines espagnols auxquels j'ai conseillé les lavemens et ce régime, en ont obtenu de si grands succès, qu'au lieu d'envoyer leurs malades à l'hôpital, ils les gardent aujourd'hui sur leur bord, ou ils les envoient sur le mien, quand ils sont stationnés dans mon voisinage; parce que, en agissant dès l'invasion du mal, quelques heures suffisent pour prévenir tous les symptômes fâcheux et assurer leur prompte guérison. » Une déclaration faite avec autant de bonne foi, de candeur, de naïveté et de franchise, est pour moi la vérité, et je pense que le traitement qu'elle indique pour la fièvre jaune doit devenir une méthode populaire dans toutes les épidémies de ce genre : elle peut être encore pratiquée avec succès dans toutes les inflammations gastro-intestinales, dans les flux dysentériques aigus, les fièvres puerpérales gastriques, et surtout le choléra-morbus, où l'inflammation est si intense, si rapide, et bien des fois si promptement funeste.

CHAPITRE XX.

De l'action spécifique des miasmes sur l'organisation, lorsqu'ils créent ou qu'ils propagent des fièvres d'un type contagieux. L'expérience nous démontre que, quoique leur nature nous soit jusqu'ici parfaitement inconnue, nous devons néanmoins en considérer le *contagium* sous le rapport chimique, comme un poison irritant ou comme des gaz délétères qui peuvent dans quelques cas causer subitement des asphyxies.

Sans m'arrêter ici à la nouvelle doctrine émise sur l'origine des miasmes, et sur la distinction si ingénieusement établie par M. Nacquart, entre ce qu'il appelle miasmes, émanations putrides, effluves des marais, et virus, je comprendrai sous le nom générique de miasmes toutes les exhalaisons qui, s'élevant du corps de l'homme malade ou sain, d'un foyer putride ou marécageux, ou qui, étant répandues dans l'atmosphère, peuvent devenir la cause physique et matérielle de beaucoup de maladies qui, dans quelques cas, ne tardent pas à prendre un caractère épidémique et contagieux.

L'histoire des typhus qui se développent à bord des bâtimens ou dans les prisons, lorsqu'il y a un trop grand encombrement de marins ou de prisonniers, prouve que l'homme, même en santé, laisse échapper de son corps des émanations qui, accumulées, ont un caractère délétère, et qui sont aptes à engendrer de véritables maladies pestilentielles. Telle fut sans doute l'origine et la nature de celle qui ravagea les flottes de l'amiral Anson, dans son voyage autour du monde, et plusieurs autres flottes anglaises dans leurs expéditions d'Amérique. Zimmerman nous a conservé la relation de ces prisonniers anglais du Bengale, qui, resserrés dans un espace trop étroit, furent tous pris du typhus carcéreux avec des symptômes extraordinaires, dans moins de vingt-quatre à trente-six heures, et se virent ainsi dévoués au nombre des deux tiers à une mort si prompte et si affreuse, par l'ignorance ou par la froide barbarie du vice-roi du Bengale.

Il serait sans doute inutile de rapporter ici, même en abrégé, tout ce que les auteurs des derniers siècles ont écrit sur les fièvres épidémiques et pestilentielles, dont l'origine ne peut être attribuée qu'à des foyers miasmatiques.

Pendant les guerres de la révolution, il n'est presque aucune partie de la France qui n'ait été successivement ravagée par cette cruelle maladie. Il n'a fallu rien moins que la longue paix qui a accompagné la restauration, pour en extirper le germe répandu dans le plus petit hameau. C'était encore à l'encombrement des prisonniers de guerre, ou des malades dans les hôpitaux, que remontait la source de cette dernière contagion.

Malgré tous les progrès et les recherches de la chimie moderne, ainsi que les observations des médecins les plus célèbres, nous ignorons encore ce que c'est qu'un miasme. En vain les expériences hygrométriques de M. Vauquelin ont constaté que l'eau qui s'exhale des marais du Languedoc et de la Provence contient une matière animale qui se sépare en flocons, de l'ammoniaque, du muriate de soude et du carbonate de soude; tous ces principes ne peuvent rendre raison de l'invasion d'une fièvre intermittente simple. Il est à présumer qu'il y a bien d'autres substances dont nous ignorons même l'existence, loin d'en connaître la nature, qui agissent, dans ce cas, comme levain fébrile. Ce ne sera pas également par les analyses que nous ont données MM. John, Vauquelin et Berzelius, des transpirations pulmonaire et cutanée, en trouvant dans la première une matière animale, un peu d'azote et d'acide carbonique; et dans la seconde de l'acide acétique, un peu de matière animale, d'hydrochlorate de soude et peut-être d'hydrochlorate de potasse, un atome de phosphate terreux et d'oxide de fer, de l'acide lactique, et du tartrate de soude, que nous pourrons expliquer la formation spontanée de ces fièvres typhodes, qui naissent de la seule réunion de plusieurs hommes en santé dans un espace étroit et peu aéré. Aucun de ces différens produits chimiques ne recèle en lui-même un principe contagieux : ce qui nous conduit nécessairement à conclure, que selon les circonstances des temps et des lieux il se passe dans les phénomènes physiologiques des changemens qui altèrent les liqueurs des sécrétions et leur donnent des qualités vénéneuses ou morbifiques. C'est sans doute ce qui a fait dire à M. Nacquart, qu'il n'est aucun miasme qui soit plus redoutable que ceux qui s'élèvent de l'homme vivant, lorsqu'il est renfermé dans des lieux étroits.

Cet exemple de fièvre typhode spontanée, sans autre cause matérielle que les produits de la transpiration pulmonaire et cutanée, chez des hommes bien portans, nous explique très-bien le prompt développement du typhus des prisons et des hôpitaux, d'après toutes les causes d'infection qui y sont pour l'ordinaire réunies, et les miasmes surtout qui s'y engendrent accidentellement à la suite du seul encombrement et des fections gangréneuses et putrides qui y sont si communes; mais la nature de l'élément contagieux a jusqu'ici échappé à nos recherches, et nous sera peut-être encore pour long-temps inconnue.

Dans le dernier siècle, les propriétés acides ou alcalines des miasmes ont longuement occupé les chimistes, et les médecins Guyton de Morveau, Smith, en proposant leurs fumigations muriatiques et nitriques, pour la destruction des émanations putrides, et des miasmes des hôpitaux et des prisons, croyaient sans doute qu'ils avaient à combattre des corpuscules alcalins, mais les insuccès de leurs méthodes désinfectantes lorsqu'il règne un grand foyer d'infection, ainsi que cela s'est malheureusement vérifié à Carthagène, et surtout à Dijon et à Auxerre en 1812, prouve l'erreur dans laquelle ils étaient tombés relativement à la nature des agents morbifiques, dont ils avaient cru un moment avoir triomphé par leurs combinaisons chimiques. Leurs procédés ont été néanmoins adoptés avec enthousiasme; on a tour à tour célébré leurs merveilleux effets; mais le temps et les expériences nouvelles surtout ont démontré dans le plus grand nombre de circonstances, toute leur inutilité. Le célèbre Arejula a encore écrit que les fumigations guytoniennes, avaient été nuisibles à Malaga, et qu'elles avaient servi à propager la maladie au lieu de l'éteindre. Sans nier absolument ni l'importance de cette découverte, comme moyen désinfectant, et non comme préservatif des affections miasmatiques, je dirai que peut-être leur action spécifique se borne à faire disparaître l'odeur des émanations provenant des substances animales en putréfaction, et ne parvient point à détruire les miasmes qui s'élèvent du corps de l'homme vivant, sain ou malade, lorsque son atmosphère peut devenir un foyer d'infection (1).

Dès l'année 1795, Samuel Lathans Mitchill émit l'idée que le gaz oxide d'azote est le principe contagieux des fièvres de mauvais caractère; il donna positivement le nom de *septon* à cette combinaison particulière de l'azote avec l'oxigène, et chercha à le détruire au moyen des alcalis. Winthop, Sactarstall, Guillaume Bay, A.-C. Gent,

(1) J'ai toujours pensé que les excrétions cutanées et pulmonaires qui s'amassent autour d'un ou de plusieurs malades atteints de la fièvre, de manière à former une atmosphère miasmatique, sont l'élément essentiel et primitif de toute contagion ou principe typhode. Or, si ce *contagium* peut naître spontanément chez des hommes en santé, tels que ceux qui se trouvent par exemple entassés sur des vaisseaux ou dans des prisons, que doit-on penser de ce qui peut avoir lieu chez plusieurs malades réunis, lorsque par quelque circonstance défavorable, leurs excrétions physiologiques sont dans le cas d'être si profondément altérées?

et Jean Brown soutiennent aussi cette théorie de Mitchill; mais elle a été combattue avec succès par Cucci, B. Rush, et Robert Jockson, le plus savant de tous les Anglais modernes. Les autres systèmes proposés en dernier lieu par des chimistes ou des médecins pour déterminer la nature des miasmes, ne peuvent également être regardés aujourd'hui que comme d'ingénieuses hypothèses, ne reposant sur aucun principe réel, et sur aucune expérience décisive. L'histoire des miasmes quant à leur origine, à leurs effets, à leur véhicule, à leur dispersion dans l'air, à leur adhérence, et à leur extinction, est la seule connaissance positive que nous ayons sur ces agens délétères, soit qu'on les considère d'après Linnée, comme des animalcules vivans, dont les fonctions physiologiques sont altérées, ou qu'ils soient regardés comme des détritus en putréfaction qui, en se répandant dans l'atmosphère des malades, s'y accumulent, acquièrent une qualité contagieuse d'autant plus marquée que l'espace qui les contient est plus circonscrit, ou que le foyer qui les exhale est plus multiplié. Tout ce que l'on pourra écrire dans l'état actuel de nos connaissances, ne pourra jamais être considéré absolument comme la vérité. Ce qui se passe pour les corps odorants dont les principes volatils sont susceptibles d'une si grande dissémination, et pour certains végétaux qui, n'étant point androgynes, peuvent être néanmoins fécondés comme le palmier de Brindes à plus de dix lieues de distance peut nous rendre raison des effets des corpuscules qui accompagnent quelques affections fébriles et de leurs effets morbifères, quoique ces corps aient été jusqu'ici impalpables, invisibles et sous aucuns rapports appréciables par les réactifs chimiques ou par nos instrumens de physique. C'est ici que l'homme social doit avoir surtout de continuelles actions de grâces à rendre à la Providence, de ce que au milieu de tant de causes qui conspirent sans cesse à sa destruction dans le sein des grandes villes, où existe malheureusement le germe de tous les maux, l'on a le bonheur de voir que les épidémies y sont cependant si rares et que les miasmes qui en proviennent, au lieu de se propager, s'éteignent pour l'ordinaire et se volatilisent sans nocuité dans l'atmosphère.

Mais si les émanations miasmatiques nous sont inconnues dans leur nature, leur mode d'action ne l'est pas. Les résultats sont matériels et sensibles. On ne peut douter que c'est par l'absorption pulmonaire et cutanée, que leur imprégnation a lieu dans l'organisme. Les expériences de Bichat, et la médecine iatraleptique, démontrent quel rôle les fonctions de la peau jouent dans les maladies épidémiques et contagieuses. C'est ce qui a rendu sans doute l'usage des frictions d'huile, pour se préserver de l'infection pestilentielle, une pratique très-rationnelle dans quelques contrées du levant.

On pourra ignorer encore long-temps, si les principes d'infection agissent par une espèce de stimulus électrique sur les propriétés vitales des organes, ainsi que sur leurs tissus et leurs différentes fonctions, ou si, par une influence sympathique et nerveuse, leur action, d'abord locale, se communique de proche en proche à tout l'organisme, et en altère plus ou moins profondément les lois physiologiques. Ce qui nous conduit naturellement encore à comparer, avec juste raison, l'action des miasmes dans les maladies à celle de la poussière fécondante dans les végétaux. Dans l'un et l'autre cas, une véritable absorption a lieu, et des phénomènes locaux et universels se prononcent, par la formation de l'être nouveau. Le système d'un *pollen* contagieux nous donne, ce me semble, une idée assez exacte des corpuscules morbifères qui, dissous par l'humidité dans l'air atmosphérique et charriés par les vents, deviennent les agens mécaniques de l'infection, du moment qu'ils sont absorbés par l'organe pulmonaire ou cutané. Dans l'un et dans l'autre cas, leur présence dans l'économie se décèle d'abord par la lésion de l'appareil digestif et une débilité générale. Ce sont là les deux premiers symptômes qui accompagnent le début d'une fièvre contagieuse et de mauvais caractère. La série des autres phénomènes morbides qui surviennent, nous démontre ensuite les irritations qui affectent *à priori* ou sympathiquement les différens systèmes, mais la membrane muqueuse gastrique et abdominale, est toujours celle qui nous indique le siège primitif du virus, et les altérations pathologiques les plus profondes. Ainsi, ce n'est pas à tort que j'ai avancé que les miasmes agissent comme un poison irritant sur le système gastrique et intestinal, puisque après la mort on rencontre les mêmes lésions organiques que celles qui existent après un empoisonnement par des substances corrosives. C'est là un point de doctrine aujourd'hui si généralement reconnu, par tous les auteurs qui, dans les épidémies ont fait de nombreuses ouvertures de cadavres, qu'il serait plus qu'inutile d'insister sur de nouvelles observations pathologiques.

Quant à l'action des miasmes comme gaz asphyxians, elle n'est pas moins clairement démontrée, puisque dans toutes les violentes contagions, on cite des morts foudroyantes qu'on ne peut attribuer qu'à un principe délétère qui, en se portant sur le système nerveux, a suspendu instantanément toutes les fonctions vitales et détruit les lois de l'organisme. Marseille et Barcelone lors de leurs pestes, nous en ont donné beaucoup d'exemples, sans parler de ce qui a journellement lieu dans les villes du levant durant la contagion, et ce qui règne dans les prisons lorsqu'elles sont ravagées par le typhus. Dans ce dernier cas, la contagion ne laisse aucune trace matérielle de son existence, et le scalpel de l'anatomiste ne trouve aucune altération dans les organes, le poumon seul paraît être le siége d'une congestion, et récèle un sang noirâtre et carbonisé.

Ces deux modes d'action des miasmes prouveront toujours combien étaient vaines et inutiles les expériences et les recherches de Filtz Caterlsall et de leurs imitateurs, pour découvrir dans le vomissement noir le virus de la fièvre jaune. Toutes les autres secrétions ne pouvaient pas non plus leur donner aucune lumière sur l'étiologie de cette cruelle maladie. Ignoraient-ils que tous les organes pouvant être altérés, les fluides qui en proviennent ont subi eux-mêmes dans leurs principes constitutifs des altérations morbides qui n'appartiennent qu'à l'irritation primitive et sympathique de l'organe qui les produit, et ne sont pas plus dans le cas de faire reconnaître la nature de l'élément contagieux, que ne le serait l'autopsie cadavérique d'un homme frappé par la foudre pour indiquer à l'anatomiste la composition matérielle et la force de l'agent destructeur.

Je parlerai ailleurs des moyens hygiéniques et thérapeutiques les plus propres à prévenir et à combattre les effets meurtriers de ces miasmes. Je n'avais à m'occuper dans ce chapitre que de l'influence qu'ils exercent sur la naissance et la propagation des fièvres qui leur doivent leur origine, et qui jusqu'ici nous sont restées inconnues dans leur nature, quoique les annales de la médecine et de l'humanité aient depuis long-temps consacré, dans leurs tables nécrologiques, les funestes résultats qui sont toujours la suite si ordinaire et si désastreuse des grandes contagions.

CHAPITRE XXI.

Peut-on admettre que les miasmes de la fièvre jaune, suivent le même mode de régénérescence et de propagation, que les miasmes des autres fièvres contagieuses ; et quelle peut être la durée de leur incubation ?

C'est à la méthode analytique, siheureusement introduite dans l'étude de la médecine, que nous devons aujourd'hui la connaissance exacte et précise de beaucoup de maladies que les anciens observateurs avaient toujours confondues dans leur symptomatologie générale, parce qu'ils n'avaient jamais cherché à isoler avec soin les symptômes particuliers qui, en traçant leur caractère spécifique, leur assignent une place distincte et séparée dans un cadre nosologique. Sous ce rapport, la peste et la fièvre jaune, qui jadis étaient des maladies très-peu connues des médecins français, dépouillées l'une et l'autre du voile mystérieux qui les a cachées pendant si long-temps, n'ont plus rien d'obscur aujourd'hui pour ceux qui en ont étudié *de visu* la nature, et qui connaissent l'origine exotique, la marche cachée, les effets destructeurs de leurs virus.

Les ravages que ces deux pestes étrangères causent aux villes dans lesquelles elles sont malheureusement introduites, auraient dû depuis long-temps faire cesser toute vaine dispute de mots, au sujet de leurs différens modes de transmission. Jusqu'à ce jour, la peste d'Orient a joui des honneurs de la contagion, quoique quelques médecins aient cru par philantropie devoir les lui contester. Quant à la fièvre jaune, elle serait déjà entièrement déshéritée de sa faculté contagieuse, s'il fallait en croire un grand nombre de médecins et de savans prétendus tels, qui, par esprit de système et de controverse, ont émis et soutenu avec chaleur une opinion dont les suites auraient pu être si funestes, si le gouvernement avait le malheur de se relâcher dans la rigoureuse exécution de ses mesures sanitaires. Mais ici, dans l'objet qui m'occupe, je n'ai qu'à parler aux sens et à la raison publique, et peu m'importe que mes adversaires admettent la propagation de la fièvre jaune par infection plutôt que par contagion ; il me sera toujours facile de leur démontrer que les miasmes de cette maladie suivent, dans leur transmission, le même mode que les autres maladies réputées le plus généralement contagieuses. Ainsi, que ce soit l'air qui leur serve de véhicule, ou que les surfaces cutanées et l'appareil pulmonaire, exposés à l'action de ce fluide, en reçoivent l'imprégnation par un contact médiat ou immédiat, le virus agit toujours en développant la même série de symptômes fébriles, et offre la même identité dans les résultats pathologiques que dans les autres fièvres d'un caractère pernicieux, où la contagion n'est pas contestée. Ce serait sans doute abuser de cette précieuse faculté de raisonner, que l'homme instruit possède dans l'état actuel de la civilisation, que d'attribuer à la fièvre jaune, quelles que soient sa nature, son origine et ses terminaisons, un mode d'inoculation tout différent de celui des fièvres qui lui sont congénères. Dira-t-on que, cette maladie ne se communiquant primitivement que par l'infection d'un air marécageux et insalubre, les individus qui en sont atteints n'élaborent aucun miasme? Mais si l'on ne veut pas reconnaître l'existence des miasmes humains, il existerait toujours au moins des effluves et des émanations putrides, d'après la nouvelle doctrine de M. Nacquart; et ce serait au contact morbifique de ces deux derniers élémens fébriles, qu'en définitive il faudrait toujours recourir, pour expliquer la formation d'une maladie qui aurait été gratuitement privée à son début d'un agent miasmatique, comme premier moteur du stimulus morbide. Ce serait sans doute une erreur étrange, en opposition avec les documens les plus authentiques de l'histoire et de la médecine nautique, que de prétendre que toutes les épidémies de fièvre jaune qui ont eu lieu sur le continent, y sont nées d'une infection locale, et n'ont jamais pu y être introduites par la voie de l'importation. Mais peut-être dira-t-on que ce n'est point au contact des personnes ou des marchandises suspectes, mais à la simple infection du bâtiment que la maladie doit son origine. J'accorde encore cette supposition, si l'on veut, quoique le fait contraire nous soit le plus évidemment démontré; mais comment alors la maladie descendue à terre s'y est-elle entretenue, s'y est-elle reproduite? Dans la fièvre jaune comme dans la peste et le typhus, le *contagium* d'un seul malade ne suffit-il pas pour infecter de proche en proche toute une ville, lorsque les mesures de surveillance et de précaution sont négligées? N'a-t-on pas suivi, surtout à Barcelone, pas à pas, de maison en maison, de rue en rue, et de quartier en quartier, la terrible contagion qui, d'abord renfermée dans quelques maisons de Barcelonnette, s'est ensuite propagée avec tant de fureur parmi tous les habitans de Barcelone? Lorsque la maladie s'est déclarée, la première fois, dans une maison quelconque, riche ou pauvre, ne sont-ce pas les parens, les gardes, les amis, les voisins, les prêtres et les notaires qui, ayant donné des soins aux malades, ou s'en étant approchés pour remplir les fonctions de leur ministère, ont été atteints d'abord du mal contagieux, et qui ensuite l'ont répandu de la même manière.

Quelque dissidence qu'il y ait eu sur l'origine et la nature de cette maladie parmi les médecins de la même ville, on ne peut se refuser à l'évidence en lisant seulement l'historique publié par les autorités civiles, et dépouillé de toute doctrine médicale. Si l'on remonte à la première épidémie de fièvre jaune qui, au commencement de ce siècle, a affligé Cadix, ne la voit-on pas pareillement commencer chez quelques habitans du quartier Sainte-Marie, pris dans la classe des marins, des ouvriers du port et des employés de la douane, et rester stationnaire dans ce quartier avant de se répandre dans toutes les autres parties de la cité? Les premiers malades ne furent-ils pas précisément ceux qui avaient eu des rapports avec la corvette américaine arrivée de la Havane, ayant eu à bord la contagion? Dans le savant ouvrage du professeur Berthe, ne lit-on pas qu'à une époque où la maladie ne se répandait encore à Cadix qu'avec une certaine lenteur du premier point infecté aux autres quartiers, le peuple ayant voulu, contre l'avis des magistrats, faire une procession solennelle, et porter une image révérée, le lendemain de la cérémonie on compta dans la ville cinq ou six mille malades de plus, et l'infection y devint générale. C'est à la même époque qu'elle se répandit encore au port Sainte-Marie, à l'île de Léon et à Chiclana. La maladie se communiqua ensuite de Cadix à Séville, par le cabotage qui a eu lieu entre ces deux villes. Dans cette dernière elle resta concentrée plus de quinze jours au faubourg de Triana, et se manifesta après dans celui de *Loshumeros*, de là elle envahit bientôt la cité entière. C'est toujours par le moyen des transfuges venant de Cadix, que Cordoue, la Carlota, Leija, Xerès, San-Lucar, et les autres villages situés sur les rives du Guadalquivir, reçurent la contagion. Mais ce qui se passa à Cordoue et à la Carlota, démontre aux *infectionistes*, que les mesures de précaution empêchent les miasmes de la fièvre jaune d'étendre leurs ravages, comme le défaut de sagesse et de vigilance, leur permet d'en exercer les plus grands, même dans les lieux les plus éminemment salubres, comme cela arriva dans ce dernier bourg, quoiqu'il soit bâti sur une colline élevée, au milieu des terres bien cultivées et très-productives, ayant des rues larges et bien percées, des maisons commodes et très-souvent rafraîchies par des vents qui purifient l'atmosphère. Ainsi un médecin instruit de Cordoue ayant reconnu sur quelques individus qui fuyaient de Cadix, des symptômes d'une maladie suspecte, les fit séquestrer dans l'hôpital; quatre y moururent, mais le germe de la maladie y fut étouffé, et la ville fut préservée; tandis qu'à la Carlota, le tiers de la population périt victime du fléau que des fugitifs non surveillés apportèrent dans une auberge, dont les maîtres et les domestiques furent les premiers atteints. C'est de ce premier point infecté que la contagion gagna les maisons voisines et placées sur le même côté de la rue (1).

(1) On a observé encore plus distinctement que la maladie affectait de suivre presque sans interruption toutes les maisons situées sur le même côté d'une rue, et que surtout elle passait rarement de l'autre côté lorsque les rues étaient spacieuses et bien aérées. On l'a vue dans certains endroits s'arrêter, pour ainsi-dire, pendant quelque temps, lorsqu'elle était parvenue jusqu'à des maisons situées sur une place publique, et rétrograder même alors, en égard à sa première direction, en s'introduisant dans les maisons contigues, plutôt que dans celles qui s'en trouvaient séparées par la place. — Berthe, *Précis historique de la maladie qui a régné dans l'Andalousie.*

On a observé quelque chose de semblable lors du choléra-morbus qui a régné à l'île Bourbon en 1820, et qui y avait été importé de l'île de France, où une frégate anglaise, venant de Calcutta,

Par une conduite tout opposée, les habitans de la petite ville de Scipiona, non loin de San-Lucar, où le sixième de la population avait péri de la fièvre jaune, s'en garantirent en se séquestrant entièrement de leurs voisins, et en interdisant l'entrée de leur ville à tous les étrangers. Il en fut de même du régiment de Maria-Luisa, qui, campé

l'avait introduit. La contagion s'est communiquée de maison en maison suivant toujours le même côté de la rue. Sa progression était plus lente lorsqu'elle avait un espace vide à franchir. D'après la situation topographique de la ville de Saint-Denis, une partie des maisons étant bâties en amphithéâtre, les miasmes mirent un plus grand intervalle pour parvenir à chacune de ces maisons que lorsqu'ils parcouraient une surface plane, comme cela a lieu dans le principe. Mais, dès qu'ils eurent atteint le sommet de la montée, les maisons qui couronnent la ville, et qui sont groupées dans un point circulaire, furent infectées avec une étonnante rapidité. Ne semble-t-il pas ici bien évident, que les miasmes suivent la même marche que la fumée et les brouillards dans leur ascension ? peut-on dire qu'ils sont alors poussés ou élevés par leur propriété spécifique ou par le vent, ou bien peut-on supposer qu'ils jouissent d'une force intrinsèque qui leur permet de se mouvoir sans cependant pouvoir les soustraire entièrement aux lois de la gravitation ? Je ne déciderai point pour le moment cette question, qui me paraît bien importante sous le rapport du rôle que l'air peut jouer dans les épidémies comme véhicule des miasmes humains. Mais ce sera toujours pour moi un phénomène très-extraordinaire que de voir ces miasmes suivre dans leur développement morbifique, le même mode de progression et d'ascension que la fumée et les brouillards, lorsqu'ils sont disséminés dans l'atmosphère, ou que l'eau trouble d'un fleuve, lorsqu'elle envahit une étendue plus ou moins considérable des eaux de la mer, et lui imprime la teinte naturelle de son limon.

entre Chiclana et Puerto-Real, se préserva de la contagion qui ravagea ces deux villes, en s'abstenant de toute communication, tandis que dans plusieurs autres cas, le plus grand nombre des troupes furent infectées, parce qu'elles avaient communiqué avec ces deux endroits. Les bateliers du Guadalquivir, à Séville, qui restèrent sur leurs barques, séquestrés de leurs concitoyens, quoique placés au centre des deux foyers des faubourgs *Triana* et de *Loshumeros*, se garantirent pareillement de la contagion par cet isolement.

C'est par des précautions semblables que des villes et des villages de la Provence ne furent point atteints de la peste en 1720, quoiqu'on ait compté alors soixante-six communes successivement infectées de la contagion. Dans la peste de Moscou, Samoilowitz préserva de la même manière plusieurs établissemens publics; et si le royaume de Naples a été mis à l'abri de la peste de Noja en 1819, c'est à l'isolement et à l'entière séquestration des habitans de cette ville, que le gouvernement dut ce grand bienfait. Il serait trop long sans doute de citer d'autres exemples particuliers: l'histoire des épidémies pestilentielles qui sont venues à différentes époques ravager l'Europe atteste toute l'efficacité des mesures sanitaires, et l'antique fondation des lazarets dans les principales villes maritimes de la Méditerranée nous en offre chaque jour de nombreux bienfaits, grace à la sagesse éclairée des magistrats du moyen âge. Oublierait-on enfin que les négocians français, et surtout les Marseillais qui habitent les Échelles du Levant, se garantissent de la peste en se claquemurant dans leurs comptoirs, dès qu'elle se déclare dans les villes qu'ils habitent?

La fièvre contagieuse des prisons et des marais, et tous les typhus en général, n'ont point de mode de propagation différent de celui de la peste et de la fièvre jaune. Les épouvantables contagions de Mayence, de Nice, de Tours, d'Auxerre, de Dijon, de Marseille, d'Aix, de Digne et de Sisteron, durant les dernières guerres, ne sont pareillement dues qu'à l'infection communiquée aux habitans de ces diverses villes, par quelques soldats primitivement atteints de la maladie des camps sous l'influence des causes les plus débilitantes. Ceux qui, à raison de leurs fonctions ou de leur ministère, ont eu le plus de rapport avec les malades, ont été ensuite les premiers infectés, et à leur tour ils ont répandu la contagion parmi leurs parens et leurs amis qui les ont assistés. C'est par l'éloignement du foyer infecté que ceux qui ont craint la contagion s'en sont toujours garantis.

Ainsi, il reste démontré sous tous les rapports,

que les miasmes qui naissent de la fièvre jaune, comme ceux de la peste et du typhus, se propagent et se reproduisent de la même manière ; mais il est rassurant pour l'humanité, qu'on puisse se mettre également à l'abri de leurs effets destructeurs, par la même méthode de préservation. En effet, la police sanitaire n'a à employer que les mêmes armes pour repousser ces trois espèces de contagion ; et c'est toujours par le secours de l'isolement et des quarantaines qu'elle parviendra à obtenir les grands résultats que réclame si impérieusement le but conservateur de son institution.

La durée de l'incubation sera aussi à peu près la même pour toutes ces fièvres, dès qu'on se sera entendu sur ce qu'on peut en général appeler incubation. D'après les différens auteurs, c'est le temps qui s'écoule depuis le moment de l'infection ou introduction dans l'économie du miasme ou gaz délétère, jusqu'à celui où il donne lieu au premier développement de la maladie. Ce que Hildenbrand appelle, en parlant du typhus, période de l'opportunité, et qui est caractérisée par certains phénomènes généraux, tels qu'un changement dans l'humeur ou l'habitude d'être, l'insouciance, l'affaiblissement des désirs, une lassitude considérable après l'exercice, un sommeil non réparateur, la fétidité de l'haleine, le tremblement des mains, plus souvent le vertige, une commotion douloureuse et subite dans les membrés, comme une commotion électrique, une douleur fort incommode des lombes, un serrement du creux de l'estomac, sont un prélude à l'invasion de la maladie, s'ils ne sont l'invasion elle-même, et doivent être entièrement distincts de l'incubation, qui est nécessairement latente. On ignorera sans doute long-temps encore ce qui se passe dans l'économie humaine lorsqu'elle a été infectée et qu'aucun symptôme n'est encore sensible ou apparent. Comment agit alors le miasme contagieux sur le système nerveux, sanguin et lymphatique? lequel de ces trois systèmes est-il le premier affecté, dans le cas où le virus a été inoculé par contact médiat ou immédiat au moyen de l'appareil cutané? Mais si l'absorption du miasme s'est faite par le système respiratoire, et a été mis en rapport direct avec le système muqueux gastro-intestinal, quel est alors son mode d'action cachée sur la membrane muqueuse, durant l'époque de l'incubation? Ce sont là tout autant de phénomènes qui nous seront toujours inconnus en pathologie, de la même manière qu'en histoire naturelle nous sommes encore étrangers aux mystérieux secrets de la nature dans la conservation et le développement des germes. Ce qui se passe dans une graine depuis le moment qu'elle est confiée à la terre jusqu'à celui de sa germination, nous donne une idée assez exacte de ce qui a lieu, quoique sans action apparente, dans l'économie humaine lorsqu'elle couve pour ainsi dire une maladie suspecte. Ainsi un voile impénétrable nous dérobe jusqu'à ce jour le mécanisme de l'incubation d'une maladie; mais ce qu'il nous importe de savoir, c'est la durée de cette incubation. Quoique dans nombre de circonstances on ne puisse pas assigner le moment précis de l'infection, cependant il y en a plusieurs où l'on peut *à priori* le connaître avec certitude. Sans parler de l'inoculation des virus variolique, vaccinique, et de plusieurs autres, pour l'ordinaire si réguliers dans les effets de leur levain morbifique, il suffit de lire ce qu'ont écrit les auteurs relativement aux fièvres contagieuses, quelle qu'en soit la nature, pour voir qu'elles se rapprochent toutes en général les unes des autres, pour ce qui concerne la durée de leur incubation. Ainsi le célèbre Aréjula déclare, en parlant du temps qui s'écoule entre l'introduction du germe et le moment où il agit, « avoir appris par l'observation que ce temps est en général de vingt-quatre à trente-six heures; mais pour quelques-uns il est de deux jours, pour d'autres, de trois; très-rarement de quatre à cinq; presque jamais il ne va de six à sept jours. Cependant, continue-t-il, j'ai la preuve qu'il peut aller de trente à cinquante jours (1). » Le docteur Audouard, en examinant si l'absorption de l'élément contagieux était suivie d'un temps plus ou moins long d'incubation, dit « qu'il n'y a rien de bien établi sur ce point; qu'il a cru cependant pouvoir remarquer, que plus la colonne d'air qui avait porté le miasme était resserrée, plus celui-ci avait d'activité; conséquemment, que plus on absorbait de molécules contagieuses, plus le développement était rapide. Ainsi le docteur Mazet et le jeune Jouary ayant respiré, à quelques pouces du foyer de la contagion, l'un l'haleine d'un malade, l'autre les gaz contenus dans les intestins d'un cadavre, il n'y eut que quelques heures entre l'absorption et la manifestation de la maladie. Mais les cas où la contagion de la fièvre jaune a été aussi sensible que chez MM. Mazet et Jouary n'ont pas été nombreux. Le plus souvent elle s'est opérée d'une manière inaperçue, parce que le miasme a été pris à une plus grande distance du malade,

(1) *Observations sur la fièvre jaune*; par M. Pariset, pag 105.

ou en moindre quantité; et, les effets étant proportionnés à la cause, il a pu y avoir une incubation de deux, de trois et de quatre jours. . . . . . J'ajouterai que plusieurs des individus qui se rendirent dans les maisons d'observation hors de Barcelone emportèrent en eux le germe de la fièvre jaune. Quelques-uns furent malades le jour de leur sortie de la ville, d'autres le lendemain, et quelques-uns au bout de sept à huit jours. Les médecins de ces maisons ont donné des notes très-variées, et vont jusqu'à mentionner des incubations de quinze jours, ce qui me semble passer les bornes de la vraisemblance. Quant aux morts promptes survenues au moment de l'absorption du miasme, ce sont des accidens extraordinaires que le miasme concentré peut produire, en occasionant des asphyxies à l'instar des gaz délétères, tels que l'acide carbonique, l'azote, etc. (1) » Suivant Hildenbrand, la période d'incubation, pour ce qui est relatif au virus contagieux du typhus, n'est jamais plus courte que de trois jours, et ne va pas au-delà de sept (2). Savarési, en rapportant un fait qui prouve à ses yeux que l'air est quelquefois le véhicule de la peste, affirme qu'un servant de l'hô-

(1) *Relations historiques et médicale de la fièvre jaune*, p. 420 et 421.

(2) *Du typhus contagieux*, pag. 30.

pital de Gyzch fut atteint de cette maladie trois heures après avoir balayé la salle d'observation destinée à l'examen des maladies suspectes, et dans laquelle s'était momentanément rendu un pestiféré (1). L'espace de vingt jours est le terme fixé dans les lieux d'observation, par le docteur Fodéré, afin que l'on puisse être assuré de la santé des personnes qui, durant les épidémies pestilentielles, y ont été renfermées comme suspectes. Elles ne pourront, en outre, obtenir leur sortie, qu'après avoir changé de linge et d'habit et avoir pris un bain chaud. Car, dit-il, « si quelqu'une d'elles tombe malade, elle doit être séparée sur-le-champ des autres. Toute espèce de communication sera défendue aux autres personnes pendant l'espace de vingt jours.... Dans aucun cas, la personne chargée du soin d'un malade ne pourra sortir de la maison jusqu'à ce que le malade soit guéri ou mort; et alors cet infirmier sera soumis à une quarantaine de vingt jours et aux réglemens prescrits pour la purification (2). » L'instruction du bureau de santé de Londres veut que ceux qui soignent les malades de la peste et autres malades de ce genre « soient tenus de borner leur pratique à ces maladies uniquement;

(1) *Memoire sur la peste*, pag. 182.

(2) *Traité de medecine legale et d'hygiène publique.*

qu'ils soient requis de porter une baguette particulière ou une marque distinctive quelconque, et d'éviter, autant que possible, toute communication avec d'autres personnes; qu'ils aient un habit uniquement destiné à leurs visites de pestiférés, et que chaque jour, de retour chez eux, ils ôtent cet habit, pour qu'il soit convenablement soumis aux fumigations; que leur famille résidant avec eux dans la même maison soit considérée comme suspecte, et qu'eux et leur famille fassent tous une quarantaine de vingt jours, depuis le dernier moment où ils auront été exposés à l'infection. »

Enfin, j'ai vu l'incubation du virus pestilentiel durer onze jours, chez le nommé Fabre, garde de santé du lazaret de Marseille, infecté par les hardes d'un matelot mort à bord du capitaine Anderson dans la traversée de Tunis à Marseille, en 1819. Ce garde succomba soixante-sept heures après que la maladie se fut brusquement déclarée, sans aucun symptôme précurseur, et après avoir été suivie de trois bubons et un charbon qui présentèrent tous un aspect gangréneux. Ainsi, de l'opinion et des faits rapportés par les auteurs que je viens de citer, il résulte, sans que je cherche à multiplier davantage les autorités, que le terme moyen de l'incubation d'une maladie contagieuse peut être compris depuis trois jusqu'à cinq jours. Mais cette durée peut être prolongée beaucoup au-delà de cet espace. Tout dépend ici des circonstances qui ont préludé à l'infection, de celles qui l'ont opérée, et du tempérament des individus qui y ont été soumis. On conçoit facilement que l'absorption d'une plus grande dose de miasmes doit agir avec beaucoup plus de promptitude que lorsque les infectés ont été dans une condition contraire. D'ailleurs, l'état de l'atmosphère, par humidité ou chaleur, les lieux, la nuit, l'âge, et les prédispositions individuelles, sont encore tout autant de causes d'une incubation lente ou accélérée. J'ai dit ailleurs ce que je pense de la persistance du germe.

CHAPITRE XXII.

Dans quelles circonstances le commerce maritime peut-il opérer l'importation de la fièvre jaune sur le continent européen ? Quelles sont les conditions de l'atmosphère et l'influence des localités, pour y favoriser le développement ou la reproduction de cette fièvre ?

Si, d'après ce que je viens de dire dans les deux chapitres qui précèdent, l'identité de l'action morbifique des miasmes de la fièvre jaune avec celle des virus de la peste et du typhus, est évidemment reconnue, il me semble qu'il serait facile d'établir, même théoriquement, l'importation de cette fièvre par la voie du commerce maritime ; mais, puisque personne n'a encore bien sérieusement révoqué en doute que des hommes atteints de la peste ou du typhus aient pu communiquer immédiatement leur maladie, ou que des hardes ou des marchandises infectées aient également répandu la contagion, ce qui est prouvé dans tous les siècles par des milliers d'exemples, je dois seulement me borner ici à démontrer, par des faits bien authentiques, que les différentes épidémies de fièvre jaune qui se sont manifestées dans la péninsule, à Livourne, à Pomègue, et même dans quelques contrées de l'Amérique, y ont été introduites par mer, et s'y sont successivement propagées par la reproduction et la création de nouveaux miasmes.

Pour première autorité, je n'aurai besoin de recourir qu'à celle de Lind; et certes, un observateur de ce mérite, qui a si souvent écrit sur les maladies des Européens dans les pays chauds, et sur la contagion, ne peut donner son avis sur un objet aussi important, sans commander à la fois l'estime, le silence et le respect. Il est cependant déplorable que tant d'auteurs dont la réputation éphémère date à peine d'un jour, et qui s'établissent néanmoins si promptement les juges suprêmes de la non-contagion, citent toujours leurs expériences et leurs observations particulières, sans réfléchir que la doctrine nouvelle qu'ils essaient de répandre a été foudroyée par Lind et par d'autres hommes non moins recommandables dont ils affectent de taire et les noms, et les ouvrages, et les opinions. Cet ainsi que cet auteur célèbre rapporte « qu'au mois d'avril, et trois mois après que la fièvre jaune eut entièrement cessé dans l'hôpital qui était confié à ses soins, deux garde-malades qui logeaient dans la même chambre furent atteintes de cette maladie, et toutes deux devinrent jaunes; l'une en mourut, l'autre guérit. Après une exacte recherche, on parvint à découvrir que ces femmes avaient recélé sous leurs lits quelques chemises et autres hardes appartenant aux mariniers infectés qui revenaient de l'Amérique septentrionale. On retira ces hardes et on eut soin de les brûler. Il y a quelques années, dit le même auteur, que le linge et les habits d'un jeune homme mort aux Barbades, de la fièvre jaune, ayant été envoyés dans une malle à des amis qu'il avait à Philadelphie, à l'ouverture que l'on fit de cette malle, au moment même de sa réception, toutes les personnes d'une famille qui se trouvèrent présentes furent frappées de maladie. Les mêmes effets, ayant été malheureusement exposés au grand air, répandirent dans la ville la contagion de la fièvre jaune, dont deux cents personnes moururent. Celui qui m'a fourni cette observation, ajoute Lind, éprouva lui-même cette maladie (1). »

Dans son mémoire sur la contagion de la fièvre jaune, M. le docteur Laizergues a recueilli un très-grand nombre de faits qui constatent que le *contagium* de la fièvre jaune s'attache à des sub-

(1) *Memoires sur les fièvres et la contagion*, par J. Lind, traduits par Fouquet.

stances inanimées qui lui servent de véhicule (1). Les plus concluans sont extraits de l'ouvrage du docteur Cullier, membre du collège des médecins de Philadelphie. Ainsi ce dernier auteur nous apprend qu'en 1702 la fièvre jaune fut apportée de l'île Saint-Thomas à New-Yorck, dans une balle de coton, et y fut très-meurtrière; qu'en 1741, elle fut importée de la Barbade à Philadelphie, avec le linge et les habits d'un jeune homme qui en était mort dans cette île. Il paraît que c'est le même fait rapporté ci-dessus, et dont Lind a fait mention; qu'au mois de juin 1794, elle fut transmise par un sloop venant de la Martinique. Ce vaisseau avait à bord une malle remplie d'effets dont le propriétaire était mort de la fièvre jaune à la Martinique. Trois des personnes qui assistèrent, à New-Haven, à l'ouverture de cette malle, moururent de la même maladie peu de jours après. Le docteur Masson, de cette ville, assure qu'il n'en existait aucun vestige avant l'arrivée du sloop, et qu'elle enleva soixante-quatre personnes. Il y eut un cas, ajoute ce médecin, qui m'embarrassa beaucoup; ce fut celui d'un enfant qui eut la fièvre jaune, sans que je pusse découvrir qu'il eût été exposé en aucune manière à la contagion. J'appris

(1) *Mémoire sur la contagion de la fièvre jaune*, par Laizergues.

à la fin qu'une personne qui avait gardé plusieurs malades, ayant rencontré cet enfant dans la rue, l'avait pris et porté dans ses bras (1).

Le docteur Tilton, dit Curris, prétend que la fièvre jaune se transmet plus facilement par les vêtemens, les marchandises et autres substances inanimées, que par les hommes malades, et il rapporte, comme un fait très-remarquable, que la première personne qui mourut à Wilmington, où la fièvre jaune fut importée de Philadelphie, était venue malade par la diligence, et qu'elle ne la communiqua à aucun autre; mais que la maladie commença sur le bord de la rivière où stationnent les chaloupes qui reviennent de Philadelphie chargées de différens effets, et qu'elle gagna de là successivement les maisons voisines.

« Quelque paradoxale que puisse paraître cette opinion, observe le docteur James-Carmichaël

(1) Rien de plus fréquent que de voir des hommes communiquer la peste et le typhus par leurs habillemens sans en être atteints eux mêmes. Les assises d'Oxford nous ont donné un exemple terrible de cette dernière contagion. On ne peut douter que dans le temps des épidémies, surtout celles de petite-vérole et de scarlatine, les médecins ne deviennent eux-mêmes les colporteurs du virus contagieux. C'est ainsi que le célèbre Hildenbrand nous raconte qu'il communiqua la scarlatine à un malade qu'il fut voir en Podolie, au moyen d'un habit noir qu'il ne portait plus depuis un an, et qui recelait encore des miasmes de l'épidémie qui avait régné à Vienne l'année précédente.

Smith, il est de fait que, dans les maladies contagieuses, le contact du malade est souvent moins dangereux que celui des habillemens portés par les personnes qui le servent et qui ont séjourné long-temps auprès de lui, quoique ces personnes mêmes jouissent d'une bonne santé. »

Cette opinion se trouve confirmée par Lind, qui avait aussi remarqué que les hardes, les marchandises et les autres effets infectés, contenaient un virus beaucoup plus actif, beaucoup plus pernicieux que celui qui s'exhalait du corps ou des excrétions des malades.

Le docteur B. Rush, qui a joui d'une si belle réputation dans les États-Unis et dans tout le monde médical européen, rapporte que les voiles du vaisseau *le Hind*, à bord duquel étaient mortes plusieurs personnes de la fièvre jaune, dans la traversée du Port-au-Prince à Philadelphie, ayant été envoyées au magasin de M. Moyse, quatre personnes appartenantes à ce magasin furent bientôt après infectées de cette maladie (1).

Dans un mémoire au sénat de Philadelphie, le collège des médecins de cette ville assure que, dans quelques cas, la maladie a pu être importée des Indes occidentales par les vêtemens des personnes qui y étaient mortes de la fièvre jaune.

(1) An allornet of the biliony yellow, fever in 1797.

Ce qui prouve que la contagion fut apportée à Cadix en 1800, par les effets et les marchandises de la corvette américaine, c'est que les porte-faix qui avaient été employés à leur transport furent les premières victimes de cette maladie, ainsi que le lieutenant visiteur des douanes, qui fut commis pour examiner ces marchandises et en percevoir les droits d'entrée.

On observa également à Séville que les habitans des faubourgs Macarena et San-Roch, ayant ramassé des hardes, du linge, des matelas et autres effets qui avaient servi aux malades des autres quartiers, et les ayant employés clandestinement à leur usage, furent bientôt infectés, et répandirent dans ces deux faubourgs la fièvre qu'ils avaient contractée par leur imprudence.

En 1803, l'introduction frauduleuse à Malaga de diverses marchandises infectées fut l'origine de la fièvre jaune qui, dans l'espace de cinq mois, y fit périr quatorze mille individus. Les premières victimes furent Félix Muiros et les quatre frères Verduras, contrebandiers de profession. Ce qui ne laisse aucun doute sur la véritable origine de cette contagion, dit l'auteur d'une notice sur cette maladie (1), c'est qu'il est prouvé que des employés des douanes, et un présidiaire qui les

(1) M. Kéraudren. 1804

assistait, sont morts après avoir enlevé des marchandises dont le dépôt dans une des maisons de la ville avait été dénoncé. Il est également hors de doute qu'un grand nombre de personnes ont péri pour avoir retiré, vendu, colporté et acheté des marchandises de contrebande.

La reproduction de la maladie, en juin 1804, parut encore dépendre de la même source, parce que, indépendamment de la contrebande qui se faisait toujours, on avait en outre l'imprudence de débarquer journellement des marchandises sans aucune visite de santé.

M. Caizergues ajoute de nouvelles preuves à celles qu'il a rapportées ci-dessus, pour mettre dans tout son jour la communication de la fièvre jaune par le contact des marchandises infectées, ou par leur simple déplacement. Il s'appuie des lettres de M. Angelucsi, commissaire des relations commerciales de France à Alicante, pour constater que l'origine de la fièvre jaune dans cette ville doit être attribuée à un ballot de marchandises en coton venant de Gibraltar, et qui se trouvait caché dans la maison du sieur Lamente, capitaine du port. Cet officier est mort, et parmi les personnes qui ont également péri, le plus grand nombre résidait dans le voisinage de la maison désignée. Le Gouvernement, qui se trouvait à la portée de la maison du sieur Lamente, et où deux employés sont morts, a été mis en quarantaine.

« En général, dit le même commissaire, les autres victimes de la contagion paraissent avoir touché au fatal cadeau des Anglais, c'est-à-dire à la contrebande de leurs schals, de leurs cravates, de leurs basins et de leurs madras. Il est certain que quiconque avait en sa possession ou touché les objets de la contrebande a péri; ceux même qui, au moment de l'explosion, s'étaient retirés dans les environs à une grande distance d'Alicante, ont été atteints et frappés également. »

Le rapport fait à l'Institut national de France par MM. Desessarts et Hallé, sur la maladie de Livourne en 1804, et tous les auteurs, tels que Palloni, Thomassini, Dufour, Arsenne Thiebault, etc., qui ont écrit sur cette fièvre, s'accordent à attribuer son origine aux marchandises du vaisseau espagnol *l'Anna-Maria*, qui venait de la Havane. Ce bâtiment était chargé de sucre, de bois de teinture, de cuirs. Ces marchandises furent débarquées et déposées dans deux magasins situés dans des rues différentes. La maladie fit des ravages remarquables dans ces deux rues. Les porte-faix employés au transport de ces marchandises furent les premières victimes. L'homme chargé de la direction des magasins mourut en deux jours. Les deux faits suivans prouvent encore de la manière la plus irréfragable la communication de la fièvre jaune par le contact des substances inanimées.

Un boulanger livournais avait vendu du biscuit au bâtiment espagnol ; il le fit porter à bord dans des sacs qui y séjournèrent pendant deux jours; rendus à leur propriétaire, ces sacs servirent de lit de repos aux ouvriers de la boulangerie ; tous succombèrent, et furent suivis du boulanger et de sa femme. L'infection gagna toute la maison.

M. Panchaud, de Nice, riche négociant établi à Livourne, acheta de son perruquier une plume apportée d'Amérique par le vaisseau *l'Anna-Maria*. Ce négociant fut atteint de la fièvre jaune et en mourut. Sa femme, sa servante et le perruquier éprouvèrent le même sort (1).

Suivant le docteur don Joachim de Villalba, l'épidémie qui ravagea Malaga en 1741 fut introduite dans cette ville par des marchandises que quelques étrangers y apportèrent (2).

Parmi les nombreuses observations que cite, dans son excellent ouvrage, le docteur Bally, et qui sont relatives à la communication et au trans-

(1) *Dictionnaire des Sciences médicales*, tom. xv, page 348, art. *fièvre jaune*.

(2) *Epidemiologia española*. Madrid, 1803.

port de la fièvre jaune par le moyen des hardes ou des marchandises *inquinées*, je n'en citerai que quelques-unes, mais qui sont bien concluantes.

« On a également saisi, dit cet auteur, les premières traces de la fièvre jaune de Carthagène. Après avoir frappé une fille du consul suédois, qui introduisit chez lui des marchandises d'un bâtiment sorti de Malaga qui n'avait pas achevé la quarantaine, elle se montra dans un couvent de religieuses situé sur le port, près la maison du consul. Une sœur de ce couvent, parente du docteur Martorell, de qui je tiens ces détails, travaillant à des mouchoirs débarqués en fraude de ce navire, fut frappée de la maladie et mourut. Sept autres religieuses furent promptement précipitées au tombeau, et le reste s'enfuit pour aller périr ailleurs.

» Un employé des douanes de Brest, mis sur un bâtiment qui venait d'y entrer, se coucha sur des effets arrivant du Cap, et y contracta une fièvre dont les symptômes appartenant au typhus que nous traitons l'emportèrent en quarante-huit heures.

» Ne soyons pas surpris, ajoute encore M. Bally, que la fièvre jaune commence toujours sur les ports, puisque c'est là que débarquent d'abord ceux qui l'importent, et qu'on entasse les marchandises imprégnées de miasmes. C'est ainsi que la peste d'Athènes attaqua d'abord les habitans du Pyrée, et gagna ensuite la haute ville. » Ailleurs il fait observer que ce sont toujours les amis et les parens des émigrés qui fuient les villes contagiées, ou les aubergistes qui les logent, qui sont les premiers alités. Enfin, un dernier fait rapporté par cet auteur, et qui prouve toujours de plus en plus combien les vêtemens des personnes bien portantes, mais qui viennent des lieux infectés, peuvent être chargés de miasmes et les communiquer aux personnes qui s'en approchent ou les touchent, est celui qui a rapport à la foire d'Antequerra, le 20 août, qui se tient habituellement dans la rue d'*Estepa*. L'affluence des habitans de Malaga y porta tellement la contagion, que dès ce jour elle devint universelle dans cette rue (1). Certainement on peut croire ici que les habitans de Malaga qui ont été à la foire d'Antequerra n'étaient pas malades, et c'est bien autant à leurs habillemens qu'à leur personne, qui devait être entourée d'une atmosphère de miasmes, qu'il faut attribuer la contagion qu'ils ont disséminée dans la rue d'*Estepa*, où ils se sont trouvés réunis en si grand nombre le jour de cette foire. C'est sans doute un fait semblable qu'Aréjula a voulu signaler, lors-

(1) *Du typhus d'Amérique*, ou *fièvre jaune*, pag. 447, 460, etc.

qu'en parlant de la fièvre jaune de *Medina Sidonia*, il a dit « que les habitans de cette ville qui, se trouvant à la campagne, recevaient les personnes qui venaient les voir, n'étaient pas moins exposés à gagner la maladie, que s'ils avaient fait un voyage ou un séjour dans le lieu même de l'infection. »

Si l'importation de la fièvre jaune sur le continent européen, notamment à Livourne et à Pomègue, est aujourd'hui démontrée ; si sa fréquente apparition à Cadix et dans le reste de la péninsule par la voie du commerce depuis le commencement de ce siècle, et non dans les siècles antérieurs, repousse toute idée d'endémicité, il est naturel de penser que les miasmes contagieux sont plutôt transportés par les hardes et les marchandises infectées, que par les marins en santé qui arrivent des Antilles. En supposant toutefois que quelques-uns d'entre eux aient été malades, soient morts dans la traversée, et qu'ils aient pu laisser à bord des miasmes, sur quels objets ces miasmes auront-ils été déposés ? N'est-il pas vraisemblable que l'imprégnation miasmatique se sera plutôt fixée sur les hardes des hommes et les parois des navires que sur les marchandises ? D'ailleurs, ce ne sont jamais des bâtimens qui ont des malades à bord qui communiquent la maladie, parce qu'ils excitent, dès leur arrivée, l'éveil de l'administration. Ne peut-on pas croire avec raison que les marchandises ou les hardes déposées dans les magasins sont la cause première de l'infection lorsqu'elles sont colportées par la contrebande ou à la suite du mauvais système sanitaire qui est suivi ou plutôt entièrement négligé dans la péninsule?

Dans le rapport fait par les professeurs de la Faculté de médecine de Paris, à la demande de S. Ex. le ministre de l'intérieur, relativement à la nécessité de prévenir la fièvre jaune par la voie des communications commerciales, on voit que cette célèbre Faculté a résolu affirmativement les questions suivantes. La fièvre jaune est-elle contagieuse? La contagion peut-elle menacer nos climats? Est-elle susceptible d'être importée d'Amérique en Europe? Est-elle susceptible de se transmettre non-seulement par les hommes, mais encore par les marchandises? Les hommes et les marchandises doivent-ils être en conséquence soumis aux mêmes précautions de quarantaine et de moyens de désinfection qu'on emploie dans les ports de la Méditerranée contre la peste du Levant? Cette série de questions annonce dans son simple exposé sous quel point de vue philosophique l'objet en litige a été considéré; et certainement quand une Faculté aussi célèbre que celle de Paris adopte une opinion que tant de médecins estimables combattent avec tant d'espoir encore de faire triompher ce système, l'homme le plus sceptique doit commencer par douter, et un examen plus approfondi le mettra bientôt à même de reconnaître et de découvrir la vérité. Ce n'est en effet qu'après avoir pesé avec autant de prudence que de sévère impartialité, que cette savante compagnie s'est hardiment déterminée à conclure *que le devoir de l'administration est de prendre dans les circonstances dont elle vient de parler, les précautions nécessaires pour garantir nos ports de ce fléau, par le même genre de moyens qui ont été employés pour la peste du Levant, ces moyens étant les seuls sur l'efficacité desquels on puisse compter pour arrêter ces genres de contagion, c'est-à-dire la communication de la fièvre jaune par les voies du commeree, soit par les hommes atteints de la maladie, soit par les marchandises pénétrées de miasmes contagieux* (1).

Mais ce n'est pas seulement en Europe que l'on admet que la fièvre jaune se communique par les relations commerciales; cette opinion est aussi généralement répandue dans les Antilles. La monographie de M. le chevalier Moreau de

(1) *Rapport des professeurs de la Faculté de médecine de Paris à S. Ex. le ministre de l'Intérieur.* Séance du 16 août 1817.

Jonnès, qui est un véritable magasin encyclopédique, contient les documens les plus authentiques à ce sujet. Cet estimable auteur a consulté tous les historiens et les médecins du nouveau monde, et il a recueilli dans leurs écrits une multitude d'exemples de l'importation de la fièvre jaune par les communications maritimes. « Ainsi, d'après le père Labat, elle fut introduite dans les îles anglaises, et dans les possessions espagnoles et hollandaises des Indes occidentales, par les prisonniers de guerre que faisaient les flibustiers français au commencement du dix-huitième siècle. En 1693, l'amiral Wheler l'importa à Boston, après avoir passé vingt et un jours à la Martinique. Six ans après, Philadelphie fut ravagée par une maladie qui lui avait été communiquée de la Barbade. Selon le docteur Jowh Bard, les habitans de New-Yorck attribuaient l'irruption de 1702 à l'infection qui avait été répandue dans leur ville par une balle de coton venant de Saint-Thomas. Les irruptions de fièvre jaune qui eurent lieu dans le dernier siècle à Charles-Town, à la Grenade, à New-Haven, à New-Yorck, à Sainte-Marie en Géorgie, dans les États-Unis, et à Sainte-Croix, sont attribuées à la même origine, c'est-à-dire à l'importation. En 1800, Providence fut infectée par les effets appartenant à un homme qui était

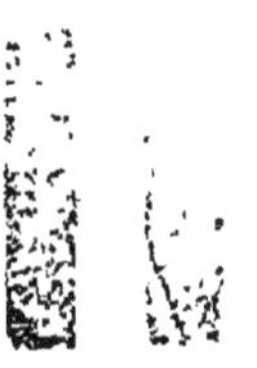

mort de la fièvre jaune (1). Enfin je terminerai ces nombreuses citations par deux faits qui démontrent au-delà de toute évidence l'importation de cette maladie dans deux villes très-connues des Indes occidentales. Ce n'est que depuis 1725 que la Vera-Cruz a connu pour la première fois la fièvre jaune, et aujourd'hui elle en est devenue un foyer si permanent, que son endémicité y est établie. Jusqu'à l'année 1793, la Nouvelle-Orléans avait été exempte de cette contagion ; elle la reçut d'un navire anglais qui, après avoir perdu tout son équipage de la fièvre jaune, fit enfermer ses marchandises dans un magasin. L'année suivante, ces marchandises ayant été répandues dans la ville par le commerce, la contagion éclata ; et, depuis cette fatale époque, elle s'y est naturalisée, parce qu'elle y a trouvé un climat et des organisations soumises à toutes les causes propres à sa reproduction. Ces deux seuls exemples ne doivent-ils pas nous faire craindre qu'un semblable acclimatement ne se réalise un jour dans la péninsule, d'après la fréquence de ses épidémies, l'opportunité de son sol et l'idiosyncrasie peut-être de ses habitans?

Mais, en agitant ici une question aussi impor-

(1) *Monographie de la fièvre jaune des Antilles*, page 275 et suivantes.

tante que celle de l'infection par le contact des hardes, des marchandises et des effets contaminés, pourrions-nous ne pas ajouter à toutes les preuves de ce mode propagateur de la contagion des Antilles ci-dessus rapportées et consignées dans les écrits des médecins les plus célèbres, ne pas mentionner les faits nouveaux que contient *l'Histoire médicale de la fièvre jaune de Barcelone*, par les savans docteurs Bally, François et Pariset. Après avoir démontré par les observations les plus concluantes que les malades sont dans le cas de transmettre *à priori* la contagion à tous ceux qui les approchent, les servent ou les entourent, ainsi que cela s'est fait remarquer malheureusement dans toutes les fièvres jaunes de la péninsule, et comme cela arrive dans toutes les maladies pestilentielles et typhodes en général, ces médecins ont recueilli et mentionné dans leurs ouvrages des milliers de faits qui frappent tous par leur évidence, et qui ne laissent aucun doute que les effets usuels et les marchandises ne renferment le principe de la fièvre jaune, et ne puissent la disséminer chaque jour par les relations sociales ou par celles du commerce. Telles sont les observations de ces deux femmes de Barcelone, qui contractèrent la maladie dont avaient péri leurs maris, pour avoir touché leurs vêtemens et lavé la laine de leurs matelas; la mort des huit matelassiers de la rue d'Engignas, à la suite de la fièvre jaune dont ils avaient été atteints en rebattant les matelas des gens qui avaient été malades, doit être pareillement attribuée à la même cause d'infection (1). Dans la rue de Bassa un domestique de la maison Marti avait un frère à qui il donna un matelas à remanier : à l'ouverture de ce matelas, l'homme en question reçut une vapeur dont il fut troublé; le second jour il était mort. A Barcelonette, au nombre de ceux qui sont rentrés depuis peu, se trouve un homme qui a passé une nuit sur de la laine tirée des matelas de ceux de la maison qui sont morts; cet homme est actuellement aux prises avec la fièvre jaune. Au village de Xlot, un homme qui reçut et lava des matelas de quelques malades de Barcelone, reçut la contagion et expira en peu de temps. Une blanchisseuse de la rue Las-Castinas porta au ruisseau de Saint-Pierre un paquet de linge qui avait servi à des malades; à l'ouverture de ce paquet, il en sortit une vapeur qui fit tomber la femme dans une défaillance rapidement mortelle. Le mari d'une autre blanchisseuse de

(1) On assure qu'un de ces hommes, en couvrant un matelas que lui avait donné la maison Vidal, se sentit frappé, et perdit la vie en peu d'heures.

la même rue de Las-Castinas, en portant sur sa tête un paquet de linge sale, se plaignit tout à coup d'un violent étourdissement qui fut le début d'une fièvre jaune mortelle. Un réfugié piémontais obligé de garder le lit, envoya son pantalon à un tailleur pour le faire raccommoder, ce tailleur en travaillant ressentit une odeur forte et rebutante qui lui donna du malaise, et il fut bientôt emporté. Aussi dès l'époque du huit novembre cent maîtres tailleurs avaient déjà péri de la fièvre jaune à Barcelone. Une femme, en sortant de l'hôpital général, reçut d'une sœur hospitalière une paire de poches qui avaient été portées par une autre qui avait succombé à la maladie, bientôt celle-ci en fut prise et alla mourir à l'hôpital du Séminaire.

Les observations suivantes mettent encore dans le plus grand jour la persistance plus ou moins longue du principe contagieux dans les effets et les hardes qui le récèlent. Pendant l'horrible épidémie de Séville en 1800, des coffres furent volés dans la maison d'une dame qui avait pris la fuite; ces coffres, saisis par la justice et mis en dépôt chez le magistrat, furent restitués à la dame le 2 juin 1801. Le même jour, en retirant les effets qui y étaient renfermés depuis un an, la dame tomba malade de la fièvre jaune, et sa maladie passa à sa fille et à ses deux domestiques. Un fugitif de Cadix étant venu mourir à Médina-Sidonia en 1800, sa maison fut fermée, et aucun accident ne suivit; mais l'année suivante, 1801, cette maison fut rouverte, la fièvre jaune en sortit, et fut des plus meurtrières. Enfin les deux observations que nous allons rapporter prouvent que le bois même, quoique exposé à l'air, est susceptible de se charger des miasmes de la fièvre jaune, de les retenir pendant plus ou moins de temps, et de les transmettre à ceux qui le touchent. Une marchande tailleuse de Barcelone, déjà prise de la fièvre, s'était fait porter à San-Gervasio; sa maladie augmentant, elle se fit ramener à la ville dans une voiture couverte et non suspendue, le lendemain, le voiturier fut malade et mourut. Dans la rue Jérusalem, un voiturier dont la charrette portait les morts à la sépulture avait l'habitude, en ramenant cette charrette, de la laisser à la porte d'un couvent sur la petite place que l'on voit vers le milieu de la rue. Un jeune garçon du voisinage, Francisco Vallonesta, monta sur cette charrette et s'y reposa vers l'heure de midi; en s'éveillant bientôt après, il avait la tête douloureuse, et se sentait d'une excessive faiblesse. On le rapporta chez son père, deux jours après il fut conduit à l'hôpital du Séminaire, où il mourut de la fièvre jaune. A cette époque ce jeune garçon n'avait approché d'aucun malade; la rue même, avait été respectée par l'épidémie. Son frère fut pris et mourut, ainsi qu'une dame qui demeurait vis-à-vis, et qui fut suivie de sa servante.

Pour donner encore de nouvelles preuves, que les vêtemens, les effets et les marchandises sont les conducteurs très-actifs de la contagion, je citerai ce que le docteur Mendosa a écrit touchant l'origine de la fièvre jaune introduite à Malaga en 1821. « On assure que pendant la clôture du port, un navire, parti de Gibraltar, sur lequel se trouvait un ballot de marchandises de coton, est venu à la rade de Malaga, et qu'après l'ouverture du port, ce ballot, ayant été jeté à terre, fut porté dans la ville et débité, partie dans la Calgozaba, partie sur la place del Conventuo. Il ne fut malheureusement plus possible de vérifier la chose, mais ce qu'on peut regarder comme certain, c'est qu'un jeune garçon d'un collège de Suzès, Juan Sancho Pallono, a été attaqué de la fièvre peu après que sa mère lui eut mis au cou un mouchoir qu'elle avait acheté de contrebande. » Ce qui prouve de plus en plus ce que j'ai avancé, que c'est en grande partie à la contrebande que la péninsule doit attribuer l'invasion du plus grand nombre de ses fièvres jaunes.

M. le docteur Pariset a consigné sur ce point divers faits, non moins concluans, de police sanitaire dans ses Observations sur la fièvre jaune faites à Cadix en 1819. « Ce miasme (celui de la fièvre jaune) a, selon toutes les apparences, beaucoup d'affinité pour les matières animales et végétales, pour les habillemens de laine, de coton, de toile, pour les boiseries, le papier, etc., et finalement pour certains comestibles : or, une fois qu'il paraît attaché à ces matières, il y prend une consistance, une stabilité de composition qu'il n'a plus partout ailleurs. » Cet auteur explique ainsi, d'après M. Florès, l'origine de la fièvre jaune d'Ayamonte en 1804 : « Un pêcheur étant à la mer, avait vendu son poisson à un vaisseau de guerre qui sortait de Gibraltar, et à cette époque Gibraltar avait la fièvre jaune. Le pêcheur reçut en échange du fromage et du biscuit de mer; il apporta ces objets à Ayamonte, dans sa maison, rue Saint-Antoine. Bientôt lui et les siens, au nombre de cinq ou six personnes, tombèrent malades et moururent. Presque tout de suite la maladie gagna toutes les maisons voisines, puis toute la rue, puis les deux rues adjacentes; c'est là qu'elle fut bornée par les soins de M. Florès, qui y avait été envoyé par l'autorité pour traiter la maladie. » Ici il y a évidemment contagion; et, quoi qu'on fasse, on sera contraint de reconnaître que le principe contagieux était caché ou dans les mains ou dans les vêtemens des matelots ou dans les comestibles qu'ils ont livrés au pêcheur pour prix de son poisson. Or, pour peu que l'on sache comment se font en pleine mer ces espèces de marchés, on se persuadera que le rapprochement des personnes a été trop instantané et s'est opéré dans un trop grand volume d'air pour être dangereux, que peut-être il n'y a pas eu de contact mutuel, et qu'enfin, selon toute probabilité, ce sont les comestibles eux-mêmes, le fromage et les biscuits, qui, touchés et pris comme aliment par le pêcheur et sa famille, ont été d'autant plus meurtriers, qu'ayant pénétré plus avant dans l'organisation, leur action a été aussi plus complète. »

Pour convaincre toujours de plus en plus M. Pariset de la contagion par le moyen des vêtemens et des effets, M. Florès lui racontait, « qu'en 1813, le vaisseau du roi *le Saint-Pierre*, venant de la Vera-Cruz, et monté par le vice-roi du Mexique, Venegas, arrive à Cadix dans un bon état de santé. On le reçoit sans difficulté dans le port; quelques hommes de l'équipage sont envoyés chez le neveu du vice-roi, alors officier de la secrétairerie d'état et demeurant dans le quartier Saint-Charles. Aucun d'eux n'était malade : cependant ce neveu le devint; il eut la fièvre jaune, et fut le premier mort qui signala l'épidémie. »

« Ce fait, ajoute M. Pariset, m'en rappelle un autre que je tiens de don Carlos Haurie, Français d'origine, grand négociant à Xérès, et magistrat de cette ville, pendant l'épidémie de 1800, qui enleva près de quatorze mille personnes. Xérès n'avait encore aucun malade, lorsqu'elle apprit de Cadix qu'on allait lui envoyer deux bataillons. Elle demanda avec instance, mais fort inutilement, qu'ils fussent retenus en dehors des murailles sous des tentes qu'elle aurait fait préparer. On les logea dans l'intérieur et pendant une seule nuit, mais laissant derrière eux la maladie. Elle commença dans une petite rue d'où le vent la poussa d'abord, de l'est à l'ouest, puis dans tous les sens; et, comme je l'ai dit, les ravages furent terribles : des hommes mouraient en parlant, d'autres tombaient comme frappés de la foudre. Ce qu'il importe surtout de remarquer, c'est qu'il n'y avait pas un malade dans les deux bataillons (1).

(1) Il n'est presque aucune ville de France qui, dans les guerres de la révolution, n'ait eu des milliers d'exemples de la propagation du typhus par les vêtemens des soldats ou des prisonniers non malades chargés de miasmes. Ils n'en étaient point atteints eux-mêmes, quoiqu'ils les répandissent sur leur passage et les communiquassent aux personnes qui, sans les toucher, s'en approchaient assez pour être dans leur atmosphère d'infection. Les épidémies

Mais ce qui ne peut laisser aucun doute dans l'esprit sur la persistance du germe en question, lorsqu'il adhère soit aux parois des appartemens, soit aux meubles, aux boiseries, aux autres effets dont ils sont pourvus, c'est ce qu'éprouva un régiment envoyé de Castille à Cadix pour y être en garnison dans l'année 1801, un an après la grande épidémie. Ce régiment, composé de douze cents hommes, en perdit huit cents par la fièvre jaune. Le principe en était concentré dans les casernes; il agissait avec toute sa force, et uniquement sur les soldats nouveaux venus. Il respecta le reste des habitans, comme si l'épidémie de l'année précédente les eût mis à couvert (1). »

Je borne ici les exemples que je pourrais encore citer relativement au mode de contagion par les marchandises et les effets. Ceux que j'ai choisis parmi tant de milliers d'autres de la même nature sont assez concluans pour porter la conviction dans l'esprit de ceux qui, malgré leur doute,

qui n'ont pas eu d'autre origine dans toutes les villes placées sur les routes militaires ou qui ont servi de dépôt aux prisonniers, sont trop nombreuses pour être mentionnées ici; nous pouvons seulement concevoir une idée de leurs ravages, par ce que nous savons des malheurs de Mayence, de Nice, d'Auxerre, de Dijon et de Tours

(1) *Observations sur la fièvre jaune faites à Cadix en 1819*, par MM. Pariset et Mazet.

cherchent néanmoins la vérité avec une bonne foi qui parviendra à éclairer bientôt leur raison ; mais quant à ces hommes qui, ayant embrassé une première fois un système d'opposition, y persistent, en rejetant toutes les lumières, toutes les expériences du monde ancien pour se cramponner à ce qu'ils ont observé dans le Nouveau-Monde, si fertile pour eux en faits négatifs de la contagion, il serait plus qu'inutile de les combattre par de nouveaux argumens.

Qu'il me soit seulement permis de leur rapporter ici ce qu'a du moins avoué, entraîné par la force de l'évidence, un des plus chauds partisans de la non-contagion, M. le docteur Chabert (1). « Nous ne nions pas, dit-il, qu'un bâtiment qui aurait pris cargaison dans un port où la fièvre jaune exercerait ses ravages au moment de son départ, ne puisse (par son arrivée dans un autre port où elle ne règne pas, mais qui possède toutes les conditions nécessaires pour son développement) devenir cause déterminante de l'explosion de la maladie. Nous ne formons aucun doute, au contraire, que des marchandises exportées d'un pays où la fièvre jaune règne actuellement d'une manière épidémique, ne puissent être

(1) *Reflexions médicales sur la maladie spasmodico-typhoïde des pays chauds*, vulgairement appelée *fièvre jaune*.

imprégnées des émanations, effluves ou miasmes producteurs de cette maladie dont l'air se trouve souillé ; que ces miasmes, rendus plus redoutables par le séjour de ces marchandises dans l'atmosphère trop resserrée d'un vaisseau, ne puissent devenir cause de maladie pour les individus qui débarqueront ou déballeront ces marchandises ; mais il arrivera dans ces cas, à ces individus, la même chose que s'ils s'étaient trouvés exposés à respirer un air souillé par toute autre émanation résultante de substances végétales ou animales en putréfaction. La fièvre jaune n'en sera jamais la suite, si le lieu du débarquement ne se trouve pas sur une latitude assez chaude pour que le thermomètre de Réaumur puisse marquer au moins 22 degrés, et s'il n'y existe des causes locales d'altération de l'air propres à la produire.

« Si le port dans lequel se fera le débarquement des marchandises importées pendant les chaleurs réunit les conditions que nous avons dit être nécessaires pour la possibilité de l'endémie de la fièvre jaune, les marchandises pourront devenir cause déterminante de l'explosion de la maladie, lors même que le lieu de départ se trouverait sous une latitude telle, qu'il fût impossible d'y supposer l'existence de la fièvre jaune, pourvu que l'air de l'intérieur du vaisseau eût été altéré par l'infection qui résulte de la putréfaction des viandes, légumes ou poisson salé, ainsi que de l'eau de la cale pendant une navigation prolongée sous une latitude brûlante; dans tous ces cas, disons-nous, les miasmes producteurs de la fièvre jaune, qui s'élèvent des individus atteints de cette maladie, pourront bien contribuer à la produire, mais ne la détermineront jamais d'une manière nécessaire; de quelque port qu'ils soient importés, ils pourront devenir cause de maladie, mais ils ne produiront jamais d'eux-mêmes et sans auxiliaire la maladie dont ils sont émanés. » En lisant ce passage si favorable à l'importation de la fièvre jaune, on ne pourra jamais se persuader que ce soit le même homme qui, au commencement du chapitre IX de son ouvrage, se demande : « La fièvre jaune est-elle contagieuse? » et répond laconiquement par ces mots : « Non, elle n'est pas contagieuse; » entassant bientôt après tous les argumens qu'il peut tirer de l'autorité des livres des auteurs les plus prononcés en sa faveur pour corroborer son opinion et sa doctrine. Cependant il serait impossible aux contagionistes d'écrire quelque chose de plus positif en faveur de leur système que l'aveu de M. Chabert au sujet de la communication de la maladie des Antilles par la voie du commerce; ce qui doit prouver de plus en plus aux adversaires de la contagion, qu'en soutenant d'une manière si exclusive leur système, ils sont obligés, relativement à l'introduction de la fièvre jaune sur le continent, à faire des concessions qui établissent *à priori* leur erreur, ou qui les engagent à admettre des exceptions qui renversent entièrement toutes leurs idées, et peuvent en quelque sorte les faire comparer à ces hommes qui, sur les bords du Nil, abreuvés d'un torrent de lumière, insultent néanmoins, par leurs cris sauvages, à l'astre brillant de l'univers.

Mais après avoir établi de quelle manière le commerce maritime peut importer de la Havane ou des autres pays infectés, sur le continent européen, la redoutable fièvre des Antilles, il me reste à déterminer quelles sont les conditions de l'atmosphère et l'influence accidentelle ou périodique des localités sur la reproduction de cette fièvre.

S'il est reconnu par l'expérience que, sous la zone torride, les Européens non acclimatés peuvent être atteints de la fièvre jaune pendant toute l'année ; s'il n'est pas moins certain que cette maladie ne peut paraître dans les régions tempérées, c'est-à-dire depuis le 28e degré jusqu'au 46e environ, qu'en automne ou à la fin de l'été, et qu'au-dessus de cette dernière latitude elle y soit constamment inconnue, quoique les habitans de cette zone septentrionale, transportés sous les tropiques, soient beaucoup plus exposés à l'épidémie que les peuples du midi de l'Espagne, de la France et de l'Italie, nous devons en conclure qu'une haute température atmosphérique est la première cause déterminante de cette terrible maladie. Nous avons rapporté ailleurs ce qu'a dit à ce sujet le docteur Dalmas, qui établit d'une manière bien concluante cette opinion. On voit donc par là tout ce que peut craindre de l'importation de la fièvre jaune une grande partie de l'Europe méridionale, exposée durant plusieurs mois de l'été à une chaleur qui s'élève journellement de 22 à 27 degrés, tandis que celle de la Martinique n'est pour l'ordinaire que de 19 à 25 et demi, et que, comme dit M. Bally, le thermomètre de Réaumur ne dépasse pas habituellement 24 degrés à la Véra-Cruz, quoique cette ville soit un foyer permanent de la maladie des Antilles (1).

Il n'est aucun auteur, quelle que soit son opi-

(1) En 1790 le therm. s'éleva, à Cadix, à 28 deg. ce qui est le *maximum* de la chaleur des tropiques. Nous l'avons vu monter à Marseille, au mois de juillet 1811, à 27 et demi, et à 27 le 25 juin 1822 Le Moniteur du 15 octobre a annoncé que dans le mois d'août 1823, la chaleur avait été, à Raguse, de 31 deg.; ce qui avait donné lieu à beaucoup de maladies épidémiques très-meurtrières.

nion sur la nature de cette fièvre, qui ne regarde son développement comme la suite d'une certaine chaleur atmosphérique, puisque l'expérience constate qu'elle ne s'est jamais montrée dans les pays froids, et que, selon M. Devèze, « son intensité et le nombre de personnes qu'elle attaque sont en raison directe de l'élévation du mercure dans le thermomètre, et que si elle exerce ses ravages dans les régions tempérées, elle choisit celles dont les saisons chaudes sont long-temps prolongées, n'y paraît que vers le milieu de ces saisons, et se retire sitôt que l'hiver arrive. » Le docteur Valentin ne s'est pas expliqué à cet égard d'une manière moins précise. « La fièvre jaune, dit-il, ne paraît jamais que dans la saison la plus chaude, lorsque l'air est étouffant et peu mobile. Si la chaleur est accompagnée (aux Antilles) d'une longue sécheresse ; s'il y a quelque anomalie dans la direction des vents, ou qu'ils viennent plus constamment du sud, la maladie devient épidémique et manque rarement d'imprimer davantage son caractère meurtrier ; elle finit ordinairement à l'arrivée des vents du nord. » Les quatre auteurs que je viens de citer sont des autorités plus que suffisantes pour ce qui concerne l'influence de la chaleur sur l'origine et le développement de la fièvre jaune des Antilles. Quant à la même influence sous le rapport de la propagation du typhus d'Amérique dans la péninsule, je me bornerai à rapporter ici ce que dit à ce sujet avec tant d'élégance et de précision mon excellent ami le docteur Pariset, d'après les observations du savant d'Arejula, homme si profondément instruit de ce qui se lie à l'historique des différentes épidémies de l'Andalousie.

« La constante apparition de la maladie pendant les mois les plus chauds de l'année, son déclin graduel et quelquefois sa disparition brusque à l'approche des premiers froids, ont inspiré aux médecins espagnols la persuasion que le froid et la chaleur étaient comme les deux génies, l'un bon qui détruit le germe, l'autre mauvais qui le tire ou du néant ou de l'assoupissement où le tenait l'hiver. Mais que faut-il entendre par-là? Si le germe n'existe pas, la chaleur le fait-elle naître dans l'organisation? et quelle idée doit-on se former de cette génération spontanée? S'il existe, la chaleur ne fait-elle que nous donner plus d'aptitude à le recevoir, ou bien augmente-t-elle, l'énergie de ce principe? Le développe-t-elle? mais pour le développer, où le rencontre-t-elle, si ce n'est dans les lieux où il a été déposé? Toutefois j'étais envieux de savoir quel est le degré de chaléur où peut commencer la fièvre jaune, et où par conséquent le principe qui la produit répand son activité. M. Arejula, que j'interrogeai sur ce point, me répondit ce que du reste il a imprimé dans son ouvrage, savoir qu'à une chaleur de 13 degrés de Réaumur la fièvre jaune est possible; au-dessous elle ne le serait pas. Voilà le *minimum*; le *maximum* est indéterminé. Une remarque importante et que l'on peut considérer comme caractéristique, c'est que tant que le soleil s'élève sur l'horizon, la fièvre jaune ne se montre pas; on ne l'a pas vue précéder le solstice d'été; ce qui est le contraire, comme on le sait, du typhus des prisons, de la variole, de la peste en Egypte, à Londres, à Moscou, à Varsovie, etc. Mais dès que le soleil commence à rétrograder, la fièvre jaune paraît; à mesure qu'il décline, elle s'élève, et quand il s'arrête au solstice d'hiver pour revenir, elle s'arrête elle-même, comme si elle redoutait le retour de l'astre; ou si elle dépasse le terme du solstice, ce n'est plus que par quelques explosions isolées semblables aux dernières étincelles d'un incendie, ou aux derniers murmures d'une tempête. »

Mais s'il faut une chaleur de 13 degrés de Réaumur pour que le principe de la fièvre jaune reprenne son activité, peut-il à une température inférieure se conserver sans agir? La reproduction de la maladie à Cadix en 1812, où la plus basse température en décembre 1811 et janvier 1812 fut de 7 degrés, et le *maximum* de 13 degrés, semble nous faire croire que le principe de la fièvre jaune se conserve entre le 7e et le 13e degré de Réaumur. Mais à quel degré au-dessus ou au-dessous de zéro se détruit-il complètement? Je ne crois pas qu'on sache rien de positif à cet égard. Il est de notoriété que dans les jours frais et pluvieux la fièvre jaune semblait s'éteindre brusquement à Séville. Un abaissement de quelques degrés de plus dans la température l'eût sans doute anéantie, comme il arrive aux États-Unis d'Amérique. Il est probable que le germe de cette fièvre ne résiste pas en Espagne à une température d'un ou deux degrés au-dessus de zéro.

On ne saurait douter que certaines localités, surtout celles qui sont marécageuses, ne soient dans le cas d'ajouter une nouvelle influence délétère à l'action morbifique de la chaleur dans la reproduction accidentelle ou spontanée de la fièvre jaune. Ce serait ignorer tout ce que les célèbres Torti et Lancisi ont écrit sur la *cattiva aria* de Rome, de Terracine et du Mantouan, que de ne pas croire à cette funeste influence. La maladie épidémique de Rochefort en 1694, appelée, à cause de ses grands ravages, *la maladie de Siam*, nous annonce d'avance tout ce que certaines îles de l'Archipel, les côtes de l'Italie, de la Provence, du Languedoc, et même de l'Océan, ont à craindre dans une importation de fièvre jaune, lorsqu'aux conditions d'une température qui est pour l'ordinaire si sèche et si brûlante durant plusieurs mois de l'été, elles peuvent offrir, pour aliment à la contagion, des plages aussi insalubres et aussi pestilentielles que celles des marais de Caienne ou des paléturiers américains. Peut-être est-ce autant à la salubrité de son climat, à l'aridité de son sol et au déplacement continuel de son atmosphère par le souffle impétueux du fameux mistral, qu'à l'excellence de son régime sanitaire, que Marseille doit l'heureuse innocuité dont elle a joui jusqu'à ce jour, malgré la fréquence de ses relations avec les Antilles et la fièvre jaune qui, dans le court espace de vingt ans, a apparu deux fois dans son port, et deux fois est descendue dans la ville sans y avoir pris aucun caractère contagieux. Il est vrai que la fatale indécision de 1720 n'a point paralysé le zèle de nos magistrats, et que, guidés par des conseils aussi prudens qu'éclairés, ils sont parvenus à étouffer le monstre dans son berceau.

A l'influence des localités il faut joindre encore celle qui est particulière aux villes où la fièvre jaune est importée, et qui dépend de leur situation topographique, ainsi que de l'insalubrité de quelques-uns de leurs quartiers. Ainsi à Livourne et dans toutes les villes de la péninsule où cette maladie a régné, on a toujours vu les rues basses, humides, étroites, et qui étaient encombrées d'une grande quantité de pauvres ou de marins, être toujours celles où la contagion a exercé avec le plus de fureur ses ravages.

On a également observé que les vents du sud produisent sur la fièvre jaune, dans les Antilles, les mêmes effets que le khamsin sur la peste en Égypte. Ainsi, « pendant la domination des vents du sud (à la Martinique), les malades, nous dit M. Moreau de Jonnès, périssent communément le cinquième jour après l'invasion. Dans un autre temps la maladie se prolongeait jusqu'au onzième, au quatorzième, et même jusqu'au vingt-unième jour, ce qui devenait alors le terme heureux du danger, et le commencement de la convalescence. »

Les médecins de Cadix ont aussi judicieusement observé que les vents du sud régnèrent avec constance pendant les quarante jours qui précédèrent l'invasion de l'épidémie de 1800; ce qui ne pouvait manquer d'introduire dans les organisations un relâchement et une atonie qui, joints à l'excessive humidité et à la chaleur étouffante qu'amène ordinairement la température australe, long-temps soutenue de la manière la plus active et la plus puissante, facilitèrent dans cette ville le développement, la marche et les progrès de la contagion.

Par un effet contraire, l'épidémie de Pomègue paraît n'avoir été bornée dans ses limites et ses dangereuses communications, que parce qu'à l'époque de son invasion, le vent du nord, soufflant avec violence autour des bâtimens contagiés, prévint d'abord la formation d'une atmosphère miasmatique, et conséquemment tous les désastres de la grande infection qui en aurait été la suite inévitable, d'après le grand nombre et la proximité des bâtimens qui étaient alors en quarantaine dans cette rade, et qui pouvaient tous recevoir successivement le germe funeste de la contagion, dont le capitaine Noold avait été malheureusement le premier dépositaire après son départ de Malaga.

www.ingramcontent.com/pod-product-compliance
Ingram Content Group UK Ltd.
Pitfield, Milton Keynes, MK11 3LW, UK
UKHW020256230726
13925UKWH00001B/86

9 782013 590839